神经内科疾病诊断与治疗

主 编 张 旭 王海娟 王 霞

吉林科学技术出版社

图书在版编目（ＣＩＰ）数据

神经内科疾病诊断与治疗 / 张旭，王海娟，王霞主编. -- 长春 : 吉林科学技术出版社，2021.7
ISBN 978-7-5578-8346-1

Ⅰ. ①神… Ⅱ. ①张… ②王… ③王… Ⅲ. ①神经系统疾病－诊疗 Ⅳ. ①R741

中国版本图书馆 CIP 数据核字(2021)第 127974 号

神经内科疾病诊断与治疗

主　　编	张　旭　王海娟　王　霞
出 版 人	宛　霞
责任编辑	刘健民
封面设计	长春美印图文设计有限公司
制　　版	长春美印图文设计有限公司
幅面尺寸	185mm×260mm
字　　数	310 千字
印　　张	13.5
印　　数	1—1500 册
版　　次	2021 年 7 月第 1 版
印　　次	2022 年 5 月第 2 次印刷

出　　版	吉林科学技术出版社
发　　行	吉林科学技术出版社
地　　址	长春市净月区福祉大路 5788 号
邮　　编	130118
发行部电话/传真	0431-81629529　81629530　81629531
	81629532　81629533　81629534
储运部电话	0431-86059116
编辑部电话	0431-81629518
印　　刷	保定市铭泰达印刷有限公司

书　　号	ISBN 978-7-5578-8346-1
定　　价	60.00 元

编 委 会

主　编　张　旭（济南重汽医院）

王海娟（曹县人民医院）

王　霞（文登区人民医院）

前　言

　　为了帮助广大临床医师掌握科学的诊断方法，提高临床诊断水平，了解神经内科常见疾病诊疗最新进展，作者在查阅国内外最新资料基础上，编写了此书。本书结合了前神经内科常见疾病的分子流行病学、影像学、病理学、诊断学和治疗学的研究发现，同时基于转化医学和循证医学的研究结论，因此本书内容展现了神经内科常见疾病诊疗的最新的研究进展，对神经内科常见疾病的诊断和治疗具有一定的启示作用。本书的结构为流行病学、病因学、临床表现、临床诊断、鉴别诊断和治疗进展，同时对于最常见的疾病，临床路径标准流程也予以总结呈现。

　　该书的出版，为基础临床医生提供重要的工具书。书中内容全面、条理清晰、简明实用、深入浅出，旨在提高临床医师对症状体征诊断与鉴别诊断思维程序水平和能力。由于时间及水平所限，本书不足之处在所难免，望读者指正。

目　　录

第一章 神经内科常见症状

第一节 意识障碍

意识是指人们对自身和周围环境的感知状态,可通过言语及行动来表达。意识障碍系指人们对自身和环境的感知发生障碍,或人们赖以感知环境的精神活动发生障碍的一种状态。

一、病因

1.颅内疾病

(1)局限性病变:脑血管病如脑出血、脑梗死、暂时性脑缺血发作等;颅内占位性病变如原发性或转移性颅内肿瘤、脑脓肿、脑肉芽肿、脑寄生虫囊肿等;颅脑外伤如脑挫裂伤、颅内血肿等。

(2)脑弥漫性病变:颅内感染性疾病如各种脑炎、脑膜炎、蛛网膜炎室管膜炎、颅内静脉窦感染等;弥漫性颅脑损伤;蛛网膜下腔出血;脑水肿;脑变性及脱髓鞘性病变。

(3)癫痫发作。

2.全身性疾病

(1)急性感染性疾病:各种败血症、感染中毒性脑病等。

(2)内分泌与代谢性疾病(内源性中毒):如肝性脑病、肾性脑病、肺性脑病、糖尿病性昏迷、黏液性水肿性昏迷、垂体危象、甲状腺危象、肾上腺皮质功能减退性昏迷、乳酸酸中毒等。

(3)外源性中毒:工业毒物、药物、农药、植物或动物类中毒等。

(4)缺乏正常代谢物质

①缺氧:血氧分压正常而含氧量降低者有一氧化碳中毒、严重贫血及变性血红蛋白血症等;血氧分压及含氧量降低者有肺部疾病、窒息及高山病等。

②缺血:见于心输出量减少的各种心律失常、心力衰竭、心脏停搏、心肌梗死;脑血管阻力增加的高血压脑病、高黏血症;血压降低等。

③低血糖:如胰岛素瘤、严重肝脏疾病、胃切除术后、胰岛素注射过量及饥饿等。

(5)水、电解质平衡紊乱:如高渗性昏迷、低渗性昏迷、酸中毒、碱中毒、高钠血症、低钠血症、低钾血症等。

(6)物理性损害:如日射病、热射病、电击伤、溺水等。

二、病理生理

意识的内容包括"觉醒状态"及"意识内容与行为"。觉醒状态有赖于所谓"开关"系统-脑干网状结构上行激活系统的完整,而意识内容与行为则有赖于大脑皮质的高级神经活动的完整。当脑干网状结构上行激活系统抑制或两侧大脑皮质广泛性损害时,使觉醒状态减弱,意识内容减少或改变,即可造成意识障碍。

颅内病变可直接或间接损害大脑皮质及网状结构上行激活系统,如大脑广泛急性炎症、幕上占位性病变造成钩回疝压迫脑干和脑干出血等,均可造成严重意识障碍。全身性疾病主要通过影响神经递质和脑的能量代谢而影响意识。例如:肝脏疾病时的肝功能不全,代谢过程中的苯乙胺和醇胺不能完全被解毒,形成假介质(去甲新福林、苯乙醇胺),取代了去甲肾上腺素(竞争性抑制),从而发生肝昏迷;各种酸中毒情况下,突触后膜敏感性极度降低,亦可致不同程度的意识障碍;低血糖时由于脑部能量供应降低及干扰了能量代谢,可致低血糖性昏迷等。

三、临床表现

1.意识障碍

意识状态根据严重程度分为嗜睡、昏睡、浅昏迷、深昏迷、极度昏迷(又称脑死亡)。特殊意识障碍包括去大脑皮质状态、谵妄。

2.意识障碍伴其他症状、体征

(1)呼吸功能紊乱:幕上占位病变呈现潮氏呼吸,渐增、渐减的过度换气功能,与短暂无呼吸规律交替。中脑下部引起中枢性过度换气,深快均匀的过度换气。脑桥引起长吸性呼吸,充分吸气后暂停 2~3 秒再呼气。延髓背侧引起呼吸深浅规律完全不规则。

(2)眼球激动:大脑广泛受损,两眼球来回急速活动。

(3)眼球浮动:脑桥局部病变。双眼迅速向下移动,超过俯视范畴,缓慢回升到正常眼位。

(4)瞳孔变化

①丘脑、丘脑下部受损,可见瞳孔中度缩小,光反射存在。

②中脑不完全损害(天幕疝),可见瞳孔明显扩大,光反射消失。

③脑桥受损,可见瞳孔小如针尖。

④延髓外侧损害,可见同侧瞳孔缩小,光反射存在。

(5)反射变化

①强直性颈反射:提示中脑深部或间脑水平病变。

②强握反射:提示大脑额叶后部损害。

③吸吮反射:提示大脑弥漫性病变。

3.颅内压增高与脑水肿

颅内压增高与脑水肿在意识障碍发展过程中占有和重要地位。

(1)颅内压增高症候群:头痛、呕吐、视神经盘水肿,意识与精神障碍,惊厥-抽搐,或去大脑强直发作。

（2）生命体征变化：急性颅内压增高脑水肿期，生命体征血压、脉搏、呼吸明显变化。而慢性颅内压增高生命体征则无变化。

（3）体温变化：体温调节中枢位于下丘脑。下丘脑前区散热，后区产热。一旦体温调节中枢受损，呈现中枢性高热或低温状态。其次脑干参与体温调节。

（4）胃肠功能紊乱：急性意识障碍易并发消化道出血。

4.脑死亡

系意识障碍发展的最终表现。脑死亡含义指全脑功能不可逆性丧失，或为严重不可逆性缺氧性损害。通常以美国脑死协会哈佛标准为主。包括对外界无任何反应；自发或被动作缺失；自主呼吸停止靠呼吸机维持被动呼吸。同期心跳存在；脑干各种反射消失（角膜、瞳孔反射等）；脑电图呈静息电位脑电图（脑波波幅低于2mV以下）。

四、辅助检查

全面的检查有助于发现病因。如血液（血生化、血常规、血糖、肝功能、肾功能等）、放射线、B超、心电图、脑电图、CT等

五、诊断与鉴别诊断

1.确定是否有意识障碍

通过详询病史及临床检查，意识障的判断多无困难。但在诊断中应注意与一些特殊的精神、意识状态相鉴别。

（1）木僵：见于精神分裂症的紧张性木僵、严重抑郁症的抑郁性木僵反应性精神障碍的反应性木僵等。表现为不言不动，甚至不吃不喝，面部表情固定，大小便潴留，对外界刺激缺乏反应，可伴有蜡样屈曲、违拗症或言语刺激触及其痛处时可有流泪、心率增快等情感反应。缓解后多能清楚回忆发病过程。

（2）癔症发作：起病多有精神因素，患者发病时仍有情感反应（如眼角嘀泪）及主动抗拒动作（如扒开其上眼睑时眼球有回避动作或双睑闭得更紧）。四肢肌张力多变或挣扎、乱动。神经系统无阳性体征。心理治疗可获迅速恢复。

（3）闭锁综合征：由于脑桥腹侧病变，损及皮质延髓束和皮质脊髓束所致。表现为除眼睑及眼球垂直运动外，头面及四肢运动功能丧失，不能说话，貌似意识障碍。但实际意识清楚，可以通过残存的眼睑及眼球运动回答"是"与"否"。见于脑桥肿瘤、血管病及脱髓鞘疾病等。

（4）发作性睡病：是一种不可抗拒的病理性睡眠。常在正常人不易入睡的场合下，如行走、骑车、工作、进食等情况下入睡，持续数分钟至数小时，可被唤醒，多伴有睡眠瘫痪、入睡幻觉及猝倒发作。

2.确定意识障碍的程度或类型

临床分为嗜睡、昏睡、浅昏迷、深昏迷、极度昏迷（又称脑死亡）、去大脑皮质状态和谵妄。也可按Glasgow昏迷量表得分多少评定其意识障碍程度：总分15分，最低3分。13～14分为轻度障碍，9～12分为中度障碍，3～8分为重度障碍（多呈昏迷状态）。

3.确定意识障碍的病因

意识障碍的病因繁多,诊断有时比较困难,但只要注意详询病史及仔细检查多可获得正确诊断。通常具有神经系统定位体征和(或)脑膜刺激征者多为颅内疾病引起,反之,多为颅外全身性疾病引起。

六、治疗

1.病因治疗

迅速查明病因,如脑肿瘤行手术切除、糖尿病用胰岛素、低血糖者补糖、中毒者行排毒解毒等。

2.对症治疗

(1)保持呼吸道通畅,给氧,注射呼吸中枢兴奋药,必要时行气管切开或插管辅以人工呼吸。适当过度通气,降低 $PaCO_2$ 后可使脑血管收缩,中心静脉压降低。脑静脉血回流,促使脑容积减少,颅内压降低。

(2)降温治疗:头部重点降温和持续全身降温,要求体温达 32～33℃为宜,及时注意寒战反应,避免增加脑耗氧量。

(3)控制癫痫发作:急性脑缺血、缺氧后常出现癫痫。据报道局灶性脑缺血患者的癫痫发生率为10%～30%,而全脑缺血患者可增至 30%以上。癫痫发作时影响呼吸功能,增加组织耗氧量,并使颅内压增高,无疑加重脑衰竭患者脑水肿。因而需积极控制癫痫。抗癫痫药物可选用氯硝西泮肌内注射或静脉注射,日量不超过 4mg。10%苯妥英钠 10mL 稀释静脉滴注,控制滴注速度,防止心律失常。苯妥英钠是常用抗癫痫药物,它降低脑耗氧量,减少脑乳酸积聚,还能扩张脑血管,增加脑血流量。其他各种抗癫痫药物可酌情选用或联合应用。

(4)脱水治疗,必须时行脑室穿刺引流等。用 20%甘露醇 1～1.5g/kg 体重,通常静脉快速注入。50%盐水甘油 1～2g/kg 体重,可口饲注入。间歇输血浆以提高胶体渗透压胶水,减轻脑水肿获效显塞米尤其适用于老年患者抢救,20～40mg 静推。

(5)促进微循环改善脑低灌注状态:采用低分子右旋糖酐或输化合物血液代用器稀释血液,降低血黏度,改善微循环。近年来主钙通道阻滞药。

(6)高压氧治疗:无论脑外伤、脑水肿或颅内压增高,在 2～3 压下吸氧,远较一般氧疗效果好。

(7)其他:维持有效的循环功能,给予强心,升压药物,纠正控制过高血压:抗菌药物防治感染、纠正水电解质平衡紊乱,补充营予脑代谢促进剂、苏醒剂等。前者如 ATP、辅酶 A、胞二磷胆碱等,后者如氯酯醒、醒脑静(即安宫牛黄注射液)等。

七、预后

预后不佳,死亡率极高。

第二节 头痛

头痛是指颅内、外疾病刺激疼痛敏感区造成的头颅疼痛。头痛轻者为一般疲劳、紧张表现,也可以是严重疾病的危险信号,如脑肿瘤、高血压脑病、蛛网膜下腔出血等。

敏感组织有:①静脉窦以及脑皮质静脉;②颅底的动脉;③硬脑膜;④脑神经(三叉、舌咽及迷走神经);⑤$C_{1\sim3}$脊神经的分支等。

一、病因及病理生理

常见病因:①大脑基底动脉环及其主要分支的牵引;②颅内与颅外血管的扩张或痉挛;③血管和颅内外结构的炎症;④头皮和颈部肌肉持久的收缩;⑤颅内压的改变、鼻旁窦、眼眶、耳朵和牙髓腔压力的改变;⑥对含有痛觉纤维的神经之间压迫或牵引。

在发生上述头痛过程中有致痛的神经介质参与,如P物质、神经激肽A、5-羟色胺(5-HT)、降钙素基因相关肽(CGRP)、血管活性肠肽(VIP)和前列腺素(PGE)等。此外,精神因素也可引起头痛,可能与疼痛耐受阈值的降低有关。与任何疼痛一样,疼痛的严重程度也因人而异,同一患者的头痛也可因当时的身体和精神状况不同而有所不同。此外,一些疾病中的头痛,其产生机制也常非单一因素引起。如:高血压性头痛既有与血压直接有关的血管性头痛,也有与情绪紧张有关的肌收缩性头痛,而血压恢复正常后,后者能得到缓解。

二、临床表现

1.血管性头痛

(1)偏头痛:为反复发作的血管性头痛,具有复发倾向和刻板式特征。常有家族史,男女比例约1∶3.2。诱发因素包括月经来潮、理化因素毒物及毒物戒断性头痛。

(2)颅内动脉瘤和动静脉畸形:于破裂前表现为症状性偏头痛发作。位于后交通动脉或颈内动脉的动脉瘤可引起同侧眶、额部头痛,可伴有眼肌瘫痪、对侧视野缺损等体征,头部听诊可闻及血管杂音。破裂时出现突发性爆裂样头痛,伴恶心、呕吐、意识障碍、脑膜刺激征、血性脑脊液等蛛网膜下腔出血的表现。

(3)蛛网膜下腔出血:脑膜受血刺激而产生头痛。起病急骤,轻者仅感枕部头痛,并引起背部和下肢疼痛。一般为整个头部剧烈、爆裂样疼痛,随后陷入昏迷。体征可有脑膜刺激征和血性脑脊液。

(4)脑出血和缺血性脑卒中:脑出血患者头痛常为首发症状,很快便出现意识障碍、偏瘫等症状,故少以头痛为主诉。缺血性脑卒中头痛较少见,在大面积脑梗死和伴有颅内高压者可有头痛。

(5)颞动脉炎:中年以上发病,头痛位于头皮浅表部位以及颞部和眼眶周围,呈剧烈的搏动性持续性疼痛,伴烧灼感。颞浅动脉肿大、纡曲、压痛,常伴有视觉障碍、发热、全身酸痛、疲惫、食欲不振等症状。检查可有白细胞增多和血沉增快。

2.非血管性头痛

（1）颅内压增高性头痛：颅内占位性病变如颅内肿瘤、血肿、脓肿、寄生虫病等引起颅内压增高，可引起头痛，早期头痛较局限，间歇性发作，于清晨及用力、咳嗽时加重，后期呈持续性，并伴有喷射状呕吐、视盘水肿、脉缓、血压增高等颅高压的表现。头部影像学检查可确诊。

（2）低颅压性头痛：有两种情况，一是在腰穿后发生，约有30%发生率。二是自发性脑脊液低压性头痛，可能是颅脑外伤、手术、感染导致暂时性脉络丛功能障碍引起。头痛与体位有关，站立时加重，平卧时减轻，可持续数天至数月。

（3）颅内炎症性头痛：可由脑炎、脑膜炎、脑脓肿、脑蛛网膜炎等引起。表现为剧烈的全头痛，伴发热、呕吐、脑膜刺激征及其他神经体征，脑脊液呈炎性变化。

（4）颅外感染性头痛：几乎所有伴有发热的全身感染性疾病都能引起头痛。多在双颞部，为深部钻痛，为细菌毒素或代谢产物引起的颅外动脉扩张所致。热退头痛也自然缓解。

3.中毒、代谢障碍和血液病伴发的头痛

（1）缺氧和动脉血氧张力降低的头痛：如一氧化碳中毒、高原性脑病、缺氧性头痛、睡眠窒息综合征患者的头痛。

（2）高碳酸血症引起脑血流量增加可致头痛：常在慢性肺部疾患中如慢性支气管炎、肺气肿、支气管扩张、哮喘持续状态等发生。改善肺功能可使头痛减轻。

（3）血液透析和低血糖后头痛。

（4）应用或暴露于某种物质如硝酸盐、亚硝酸盐、乙醇、谷氨酸钠等引起的头痛。

（5）宿醉头痛：于大量饮酒次日清晨出现的弥漫性搏动性头痛。

（6）妇科疾病性头痛：经前期紧张症可有周期性头痛，于经前1～2周出现。绝经期头痛系发生于卵巢功能减退的更年期妇女的一种头痛，常伴焦虑、忧郁等神经症，也可能是一种紧张性头痛。

（7）严重贫血、红细胞增多症患者可出现头痛：为脑血流量或血容量增加所致。

4.颅骨的溶骨性疾病或硬化性病灶均可引起头痛

如颅骨的转移癌、多发性骨髓瘤、结核、梅毒性骨炎、佩吉特病、黄色瘤病等均可引起头痛。

5.颈部的疾病

如颈椎病、颈椎骨折可引起头痛。头痛多位于枕部或枕下部，向同侧眼部和前额部扩散，表现为牵拉、刺痛或钝痛，可伴同侧肢体的麻木感和疼痛，转变头位可影响头痛和肢痛。体查椎旁有按痛。影像检查大多可明确诊断。

6.眼科疾病造成头痛

屈光不正可使儿童在进行视力活动后出现前额部头痛；急性或慢性青光眼可呈持续性额部头痛或 偏头痛"；眼眶、眼球感染、肿瘤均可引起剧烈头痛，伴视力障碍、眼球活动受限等。

7.鼻和鼻旁窦疾病也可引起头痛

鼻旁窦炎引起的头痛具有一定的规律性，并伴有发热、流涕、鼻旁窦区压痛。额窦炎、筛窦炎引起的疼痛位于一侧或两侧眉间、内眦部，晨起1～2小时后开始头痛，中午最重，午后减轻。急性上颌窦炎晨起可无头痛，午后开始出现头痛，于晚上逐渐加剧。鼻咽癌可引起一侧颞额部头痛,初为间歇性,逐渐加重为持续性头痛,可能伴有鼻出血、脑神经麻痹、颈部肿块等典型表现。颞颌关节炎可引起剧烈头痛,伴一侧耳部钝痛或下颌痛及下颌活动受限。

8.头面部神经痛、神经炎性头痛

眶上神经炎可引起同侧前额部疼痛,伴眶上切迹处压痛、额区感觉障碍,封闭眶上切迹处可使症状减轻或消失。枕大神经炎可出现枕部疼痛,伴风池穴处压痛、枕部感觉障碍,封闭风池穴可使症状减轻或消失。视神经炎可出现额部头痛和眼球疼痛,伴突然失明和眼球活动时疼痛。

三、辅助检查

包括血常规、梅毒血清试验、血生化分析、血沉与脑脊液检查。如有特殊症状则须做相应的有关检查,如视觉检查(视力,视野,屈光障碍,眼内压)或鼻旁窦 X 线摄片。如果对新近发生的、持续的、反复发生的,或程度进行性加重的头痛不能明确其病因应行 CT 和(或)MRI 检查,特别是有异常神经体征时。

四、诊断原则

解决头痛诊断的关键在于:①对头痛的发病机制有所了解;②对常见的头痛原因及其症状特点有一个系统概括的认识;③重视并掌握一套问诊技巧;④有目的、有重点的进行检查。因此,了解头痛的发生频率、持续时间、定位、严重程度、使头痛改善或加剧的因素、伴发的症状与体征(例如,发热,颈项强直,恶心与呕吐)、配合一些特殊的辅助检查(如脑电图、TCD、CT、MRI、脑脊液、内分泌功能、脑血管造影等)有助于明确头痛的病因。

五、治疗原则

1.对症治疗

可使用除吗啡类以外的止痛药物,如各种解热止痛药,可根据病情顿服或短期 2～3 次/d 服用,严重者可少量服用可待因、颅痛定或二氢埃托啡等。可酌情加用各种镇静药或安定药,对焦虑烦躁者尤宜。有抑郁表现者,加用抗抑郁药。

2.针对头痛发生的机制进行

①纠正颅内压:如颅内压高者给以脱水、利尿药;低颅压者,静脉给以低渗液等。②收缩扩张的血管:如偏头痛发作时,及早使用麦角制剂。对非偏头痛类血管性头痛,则常用含有咖啡因的复方解热止痛药,如 APC、索米通、米格来宁等以改善血管张力。③松弛收缩的肌肉:适用于肌收缩性头痛,如按摩、热疗、痛点奴佛卡因封闭等,或服用弱效安定剂如地西泮等,既有助松弛肌肉,也有助于解除精神紧张。④封闭罹患的颅表神经:用于颅表神经痛。⑤"更新"病变的脑脊液:如蛛网膜下腔出血后的剧烈头痛,可在病情平稳后颅压不高的情况下,酌情放出血性脑脊液 5～10mL,或再注入等量氧气,以促使脑脊液的吸收"更新",常可使头痛迅速缓解。此法也适用于浆液性脑膜炎的头痛。

第三节 颅内压增高

一、颅内压增高综合征

颅内压增高症是临床常见的许多疾病共有的一组症候群。侧卧位测量成年人平均脑脊液压力超过 $200mmH_2O$ 时，称为颅内压增高。颅内压增高有两种类型，即弥漫性颅内压增高和局部性颅内压增高。

(一)病因

1.颅腔狭窄

先天性、增生性、外伤等。

2.颅内占位

性变肿瘤、出血、血肿、脓肿、肉芽肿、寄生虫等。

3.脑血流量增加

脑外伤，颅内血管性疾病，颅内占位性病变，高血压脑病，呼吸道梗阻、呼吸中枢衰竭时 CO_2 积聚(高碳酸血症)等可引起的脑血管扩张、脑血容量增加。

4.脑脊液过多

脉络膜丛乳头状瘤、侧脑室内炎症等使脑脊液循环通路阻塞或脑脊液生成过多；颅内静脉窦血栓形成、蛛网膜下腔出血、蛛网膜粘连等使脑脊液吸收减少。

5.脑水肿

(1)血管源性脑水肿：以脑白质部分水肿为著。常见于脑外伤、脑肿瘤、脑血管意外、脑炎和脑膜炎等病变的脑水肿早期。

(2)细胞毒性脑水肿：以灰质水肿明显。常见于脑缺血缺氧、一氧化碳及有机磷中毒、败血症、毒血症及水电解质失衡等。

(3)间质性脑水肿：见于阻塞性脑积水。

(4)渗透压性脑水肿：血浆渗透压急剧下降，水分子由细胞外液进入细胞内，引起脑水肿。常见于各种低蛋白血症。

(二)病理生理

根据 Monroe-kellie 原理，除了血管与颅外相通外，基本上可把颅腔(包括与之相连的脊髓腔)当作不能伸缩的容器，其总容积是不变的。颅内有三种内容物组成，即脑组织、血液及脑脊液，它们的体积虽都不能被压缩，但在一定范围内可互相代偿。由于颅腔的总容积不变而在不同的生理和病理情况下颅内容物的体积可变，于是就形成了两者之间的矛盾。需要有精确的生理调节来保证两者之间的平衡。如果颅内容物中某一部分体积增加时，就必然会导致其他部分的代偿性缩减来适应。这是维持正常颅内压的基本原理，若超过了一定的限度破坏了这一机制就可导致颅内压增高。三种内容物中，脑组织体积最大，但对容积代偿所起的作用最小,主要靠压缩脑脊液和脑血流量来维持正常颅内压。一般颅腔内容物容积增加5％尚可获得代偿,超过8％～10％时则出现明显的颅内压增高。

(三)临床表现

1.头痛

急性颅内压增高者突然出现头痛,慢性者头痛缓慢发展。多为跳痛、胀痛或爆裂样痛,用力、咳嗽、喷嚏、排便可使头痛加重。平卧或侧卧头低位亦可使头痛加重,坐姿时减轻。早期头痛在后半夜或清晨时明显,随后头痛为持续性伴阵发性加剧。如果头痛突然缓解,有两种可能:一种是出现了颅缝分离,暂时地缓解了颅内压增高,这种情况在小儿多见;另一种情况多见于蝶鞍内肿瘤,当其突破鞍隔后头痛也可立即缓解。

2.呕吐

多在头痛剧烈时发生,常呈喷射状,与进食无关,伴有或不伴有恶心。乳幼儿出现频繁呕吐时,提示第四脑室或颅后窝有占位性病变,有时也见于脑积水或硬膜下血肿。

3.视神经盘水肿

患者多无明显自觉症状,一般只有一过性视力模糊,色觉异常,或有短暂的视力丧失(称为弱视发作)。弱视发作常见于慢性颅内压增高晚期,常与头痛程度平行。如果弱视发作频繁时提示颅内压增高持续存在,最终导致视力永久性丧失。视神经盘水肿早期表现为眼底视网膜静脉扩张、视盘充血、边缘模糊,继之生理凹陷消失,视盘隆起(可达8～10屈光度),静脉中断,网膜有渗出物,视盘内及附近可见片状或火焰出血。

4.脑疝形成

急性和慢性颅内压增高者均可以引起脑疝。生较快,有时数小时就可出现;后者发生缓慢,甚至不发生。常见为小脑幕切迹疝及枕骨大孔疝。

5.意识障碍

颅内压急剧增高时可致昏迷,或呈不同程度的意识障碍,如意识模糊、嗜睡等,慢性颅内压增高时,轻者记忆力减退、注意力不集中,重者可呈进行性痴呆、情感淡漠、大小便失禁。老年及中年患者精神症状多见。

6.其他

癫痫发作、眩晕、一侧或两侧外展神经麻痹、双侧病理反射或抓握反射阳性等。急性或亚急性颅内压增高时,脉搏缓慢(50～60/min),若压力继续增高,脉搏可以增快。颅内压迅速增高时血压亦常增高。呼吸多为频率改变,先深而慢,随后出现潮式呼吸,也可浅而快,过度换气亦不少见。

(四)辅助检查

1.脑脊液检查

压力增高达$1.96kPa$($200mmH_2O$以上,一般不超过$500mmH_2O$)。颜色及其常规检查结果常能获得病因学诊断。

2.实验室检查

X线头颅平片可显示颅内压增高的非特异性改变[颅骨内板压迹增多和(或)鞍背吸收等某些原发病的征象];脑电图可出现弥漫性异常;脑超声检查、脑血管造影、脑核素扫描以及

CT 对病因诊断很有帮助。

（五）诊断

1.本病"三大主征"

头痛、呕吐、视神经盘水肿。

2.脑脊液检查

压力在 1.96kPa 以上者。对疑有严重颅内压增高，特别是急性、亚急性起病，有局限性脑损害症状的患者，切忌盲目穿刺检查。只有在诊断为脑炎或脑膜炎和无局限性脑损害的蛛网膜下腔出血症，方可在充分准备后行腰穿检查。

3.眼底检查

在典型的视盘水肿出现之前，常有眼底静脉充盈扩张、搏动消失，眼底微血管出血，视盘上下缘可见灰白色放射状线条等改变。

4.体征

婴幼儿颅内压增高早期可发现前囟的张力增高，颅缝分离，叩诊如破水壶声音。

5.脱水试验治疗

20％甘露醇 250mL 快速静脉滴注或呋塞米 40mg 静脉推注后，若头痛、呕吐等症状减轻，则颅内压增高的可能性较大。

6.影像学检查

头颅平片可发现颅骨内板压迹增多和（或）鞍背吸收等某些原发病的征象。脑血管造影对脑血管病、多数颅内占位性病变有相当大的诊断价值。有条件可行头颅 CT 扫描和 MRI（磁共振）检查，它对急性、亚急性颅内压增高而无明显视盘水肿者是安全可靠的显示颅内病变的检测手段。

（六）鉴别诊断

各型颅内压增高的病因和病理过程不一样，除基本症候为前述"三大主征"外，其具体表现仍不同。仔细鉴别各型颅内压增高的症候特点，对于病因及预后判断是非常必要的。慢性颅内压增高早期出现的头痛，须与神经血管性头痛相鉴别，后者虽然也可出现呕吐，但不随病情进展而逐渐出现头痛、呕吐、视神经盘水肿"三大主征"，亦无意识障碍等可资鉴别。

（七）治疗

1.一般治疗

（1）限制液体入量：起病及手术后的急性期，摄入量限制在 2000mL 左右，对减轻脑水肿和对抗颅内压增高有帮助。输液速度亦不可过快。

（2）脱水疗法：成人常用 20％甘露醇 250mL，快速静脉滴注，每 4～6 小时 1 次。10％甘油葡萄糖液或 10％甘油生理盐水溶液 500mL 静脉滴注，于 2～3 小时静脉滴完，1～2/d，或按每日 1g/kg 计量，与等量盐水或橘汁混匀，分 3 次口服或鼻饲。甘油静脉滴注或口服多用于慢性颅内压增高患者。高渗性脱水药的剂量应适当掌握，并非越大越好，严重休克、心肾功能不全患者慎用。

（3）利尿：呋塞米 40～60mg 静脉注射或 50％葡萄糖 40mg＋呋塞米 40～60mg 静推 1～3/d，也可加入甘露醇内快速静脉滴注；口服剂量一次 20～40mg，3/d。利尿酸钠，成人一次用量 25～

50mg 加入 10％ 葡萄糖 20mL 中缓慢静脉注射。还可应用醋唑磺胺,成人 0.25～0.5g,2～3/d,口服,用于慢性颅内压增高患者。利尿药和脱水药的应用,因排钾过多,应注意补钾。

(4)肾上腺皮质激素:常用药物有地塞米松 20～40mg 加入 5％～10％ 葡萄糖液 250～500mL 静脉滴注,1/d;或氢化可的松 200～300mg 加入 5％～10％ 葡萄糖 250～500mL 静脉滴注,1/d;短期应用后,改为口服,并逐渐减量停药。

(5)氧疗或含二氧化碳混合气体吸入。

(6)低温疗法:常用脑局部降温,用冰帽或冰袋、冰槽头部降温。也可用冬眠低温疗法。

(7)其他:纠正水电解质、酸碱平衡失调等。

2.病因治疗

主要是剔除致病原因而使颅内压增高恢复正常。

3.手术治疗

减压手术在应用脱水药和利尿药无效后或颅内压增高发生脑危象早期时应用,可选用颞肌下减压、枕下减压。也可行刺引流或脑室分流术。

(八)预后

弥漫性颅内压增高通常预后较好,能耐受的压力限度较高可以通过生理调节而得到缓冲,压力解除后神经功能恢复较快;而局部性颅内压增高调节功能较差,可耐受的压力限度较低,压力解除后神经功能恢复较慢。临床上各种颅内占位性病变引起的颅内压增高都属于这一类。

二、良性颅内压增高综合征

良性颅内压增高症或假脑瘤是指一组有颅内压增高的临床表现,但无颅内占位性病变,脑室或蛛网膜下腔脑脊液通路的阻塞、感染,或高血压脑病的任何证据的高颅压综合征,除了视力可有不同程度影响外,预后通常良好,故冠以"良性"之称。以成年人为多见,女性占优势,肥胖者居多,常有月经的不规则而内,分泌检查正常。

(一)病因

1.内分泌和代谢障碍

如肥胖(可能为肾上腺皮质或雌激素的失调),月经初潮及月经失调;妊娠及产后,甲状腺功能不足,艾迪生病,撤停肾上腺皮质激素时以及慢性肾上腺皮质功能减退等。

2.颅内静脉窦的引流障碍

如中耳炎并发横窦血栓形成、乳突炎、外伤、妊娠、产后及原发性静脉窦血栓形成。

3.药物作用

如维生素 A 过多,以及婴儿服用四环素偶有颅内压增高。

4.其他

如缺铁性贫血、结缔组织疾病等。

(二)临床表现

常有头痛及视觉障碍。头痛为弥漫性,咳嗽及用力时加重。视力减退多为双侧性,病情严重者甚至失明,视力减退系由颅内压增高视盘水肿所引起,视盘水肿为双侧性,严重者可伴有视网膜出血,可出现继发性视神经萎缩,可有视野缺损,常见者为生理盲点扩大,视野呈向心性缩小。

(三)辅助检查

(1)脑脊液压力增高,但脑脊液成分正常。

(2)CT 与 MRI 一般都正常,或者显示脑室系统略小。脑电图正常。

(四)诊断

对于良性颅内压增高的诊断必须慎重,要通过详细、全面的检查,并密切地连续观察与随访,排除了可引起颅内高压的其他原因之后,再根据下列条件做出诊断。

(1)具备颅内压增高的症状及体征,并经脑脊液压力测定,压力至少在 1.96kPa 以上而且至少重复数次都证明压力确属增高,必要时须做连续颅内压描记。

(2)X 线检查,除头颅平片少数有鞍背或鞍底脱钙现象外,成年患者无异常,儿童可有骨缝分离等颅内压增高征象。全脑或脑室造影除少数侧脑室轻度扩大或缩小外,脑室系统不存在梗阻、移位变形、不对称等现象,脑血管造影正常。

(3)脑脊液成分正常。

(4)脑超声波检查无移动,脑核素扫描正常。

(五)治疗

治疗根据病因而定。

1.对症处理

适当的解释与安慰,配合轻镇痛药以治疗头痛。

2.药物治疗

当症状持续不见减轻,可应用乙酰唑胺,每天总量 750mg,分次口服,进行系列性的腰穿释放脑脊液可能有效。肾上腺皮质激素无效,而且能助长体重增加,这些患者中有许多本来就都已属于肥胖;目标应该是使体重减轻,应定期复查视力与视野。

3.手术治疗

若出现生理盲点扩大以外的视野缺损,或虽经内科药物治疗视力仍进展性下降,应考虑采用外科措施来降低颅压。常采用腰段椎管-腹膜腔分流手术与视神经开窗术。

(六)预后

预后通常良好,10%～20%的病例有一次或多次复发,有时候病情稳步进展加重直至引起失明。一旦发生失明,可能成为永久性,各种治疗都无效。

第四节　失语症、失用症、失认症

一、失语症

失语症是脑损害导致的语言交流功能障碍,包括各种语言符号(口语、文字、手语等)表达或理解能力受损或丧失。患者意识清楚、无精神障碍及严重认知障碍,无视觉、听觉缺损和口、咽喉、舌等发音器官肌肉瘫痪及共济失调,却听不懂别人和自己讲的话,也不能表达,不理解或写不出病前会读、会写的字句等。

(一)临床分类

语言表达或理解障碍传统上根据语言损害的临床特点和病变部位进行分类。

1.外侧裂周围失语症

病灶都在外侧裂周围区,共同特点是均有复述障碍。包括:①Broca 失语;②Wernicke 失语;③传导性失语。

2.经皮质性失语

病灶位于分水岭区,又称分水岭区失语综合征,共同特点是复述相对保留。包括:①经皮质运动性失语;②经皮质感觉性失语;③经皮质混合性失语。

3.皮质下失语综合征包括

①丘脑性失语;②底节性失语。

(二)临床常见失语症特点

语言交流的基本形式是口语理解及表达(听、说),文字理解及表达(读、写),口语表达包括复述和命名。脑病变导致的失语症可表现为自发谈话、听理解、复述、命名、阅读、书写等六种基本障碍。

1.Broca 失语

口语表达障碍最突出,呈非流利型口语。表现语量少(每分钟讲话字数少于 50 个)、讲话费力、发音和语调障碍和找词困难等,因语量少仅限于实质词且缺乏语法结构而呈电报式语言,口语理解相对好,对语法词和秩序词句子理解困难,如分不清"狗比马大与马比狗大"有何差异;复述、命名、阅读和书写均不同程度受损。病变位于优势半球 Broca 区(额下回后部),以及相应皮质下及脑室周围白质。

2.Wernicke 失语

口语理解严重障碍最突出,呈流利型口语。表现患者对别人和自己讲的话均不理解或仅理解个别词或短语;表现语量多、讲话不费力、发音清晰、语调正常和有适当的语法结构,患者滔滔不绝地说,但有较多的错语(多为语义错语,如将"帽子"说成"袜子")或不易理解的新语且缺乏实质词而表现空话连篇,难以理解,答非所问;同时可有与理解障碍大体一致的复述和听写障碍,以及不同程度的命名、阅读障碍。病变位于优势半球 Wernicke 区(颞上回后部)。

3.传导性失语

突出特点是复述不成比例受损,表现口语清晰,能自发讲出语义完整、语法结构正常的句子,听理解正常,但却不能复述自发讲话时轻易说出的词或句,或以错语复述(多为语音错语,如将"铅笔"说成"先北");自发谈话常因找词困难有较多的语音错语出现犹豫、中断,命名和朗读中出现明显的语音错语,伴不同程度的书写障碍。病变位于优势半球缘上回皮质或深部白质内弓状纤维。

4.经皮质性失语

因病变位于优势半球不同部位,临床可分为经皮质运动性失语(TCMA)、经皮质感觉性失语(TCSA)、经皮质混合性失语(MTA)。共同特点是复述较其他语言功能不成比例地好。

①TCMA:表现非流利型口语,语言启动及扩展障碍,理解相对好;病变位于 Broca 区前上部。

②TCSA:为流利型,有错语及模仿型言语,理解严重障碍,病变位于颞、顶分水岭区。

③MTA:为非流利型,可有模仿型言语,理解严重障碍,病变为分水岭区大病灶。

5.命名性失语

以命名不能为突出特点。口语表达表现找词困难,缺乏实质词,常描述物品功能代替说不出的词,赘语和空话比较多。言语理解及复述正常或近于正常是与 Wernicke 失语的不同点。病变位于优势半球颞中回后部或颞枕交界区。

6.完全性失语

又称为混合性失语。特点是所有语言功能均障碍,口语表达障碍可表现哑和刻板性语言(只能发出无意义的吗、吧、哒等声音),预后差。患者可逐渐学会结合语境,并通过非口语方式(如表情、手势、姿势、语调变化等)进行交流,病变为优势半球大脑中动脉分布区大面积病灶。

(三)鉴别诊断

临床上失语症须注意与构音障碍区别,二者有本质的不同。构音障碍是纯口语语音障碍,患者具有语言交流必备的语言形成及接受能力,听理解、阅读和书写正常,只是由于发音器官神经肌肉病变导致运动不能或不协调,使言语形成障碍,表现发音困难,语音不清、音调及语速异常等。见于上、下运动神经元病变所致的球麻痹,小脑病变、Parkinson 病以及肌肉疾病如肌营养不良症、重症肌无力等。

(四)治疗

1.传统方法或直接法

针对患者的听、说、读、写等某一言语技能或行为,利用组织好的作业进行训练。

2.实用法或间接法

只着重交流能力的改善,并不限定采用何种交流方式,也不针对患者特定的言语技能或行为,目的在于恢复患者现实生活中的交流技能的方法。

3.代偿法

主要用对侧大脑半球功能或体外仪器设备来补偿言语功能不足的方法。

二、失用症

失用症是脑部疾病患者既无瘫痪、共济失调、肌张力障碍和感觉障碍,也无意识和认知障碍,当企图做有目的或精细动作时不能准确执行所了解的随意动作,或不能在全身动作配合下正确运用部分肢体完成本已形成的习惯动作,如不能完成伸舌、吞咽、洗脸、刷牙、划火柴和开锁等简单动作,但患者在不经意情况下却能自发地做这些动作。完成任一复杂的随意运动,不仅需要上、下运动神经元与小脑系统及锥体外系的整合,还需要有高级神经活动如运动意念(观念)参与,是联络区皮质的功能。一般认为,左侧缘上回是运用功能皮质代表区,发出纤维至同侧中央前回,再经胼胝体到达右侧中央前回。因此,左顶叶缘上回病变产生双侧失用症,从左侧缘上回至同侧中央回间病变引起右侧肢体失用,胼胝体前部或右侧皮质下白质受损时引起左侧肢体失用。

（一）临床类型及表现

1.观念运动性失用症

是最常见的失用症。患者可以自动、反射地完成动作,知道并可说出如何做,但不能按指令完成复杂的随意或模仿动作如伸舌、刷牙等,却可以在进食时无意地自动伸舌舔摄唇边的米粒,日常生活多不受语言影响。病变多位于左侧缘上回,运动区及运动前区病变也可引起,可能是动作观念形成区(缘上回)与执行动作的运动中枢间纤维通路中断所致。

2.观念性失用症

失去执行复杂精巧动作的观念,只能做系列动作中单一或分解动作,不能把各分解动作按次序以及有机地组合成一套完整动作,将动作前后程序弄错,如把应最后做的动作首先执行。模仿动作一般无障碍,可与其他失用症并存。多为左侧顶叶后部、缘上回及胼胝体病变。多为脑部弥漫性病变如中毒、动脉硬化性脑病、帕金森综合征,也见于神经官能症。

3.结构性失用症

是主要涉及空间关系的结构性运用障碍,如排列、建筑和绘画。患者认识各构成部分,理解相互位置关系,但构成完整体的空间分析和综合能力障碍,也可能与视觉性失认有关。多为非优势半球枕叶与角回间联系纤维中断所致。

4.肢体运动性失用症

仅限于上肢远端,失去执行精巧、熟练动作能力,患者执行口令、模仿及自发动作均受影响,如不能书写、扣衣、擦燃火柴等精细动作。为双侧或对侧运动区(4 区及 6 区)及其纤维或胼胝体前部病变所致。

5.面口失用症

不能按指令或模仿完成面部动作,如眨眼、舔唇、伸舌、吹灭火柴等,不经意时自发完成,但运用实物的功能较好。病变局限于左运动皮质面部区,可伴言语失用或 Broca 失语。

6.穿衣失用症

不能正确地穿脱衣裤,多由于右顶叶病变,与视觉空间定向障碍有关,可合并结构性失用、偏侧忽视或失语等。

（二）诊断

失用症只能在没有明显意识障碍、言语障碍(理解障碍)的情况下被诊断。其诊断前提条件还有:患者无任何运动障碍,没有瘫痪、肌张力不全、不随意运动或共济失调,患者也并非各类型痴呆的患者。

（三）治疗

主要是针对脑部原发病的治疗及康复训练。康复训练包括行为训练和康复治疗,目的是教患者一些日常生活活动能力,使其尽可能能生活自理。

三、失认症

失认症是脑损害患者无视觉、听觉、躯体感觉、意识及认知障碍,但不能通过某一种感觉辨认以往熟悉的物体,却能通过其他感觉识别。例如,患者看到手表不知为何物,但触摸表的外形或听表走动的声音立刻就辨认是手表。

（一）临床类型及表现

1.视觉失认

患者无视觉障碍，看到原来熟悉的物品却不能正确识别、描述和命名，包括物品、颜色和面孔失认以及纯失读等。病变位于枕叶、纹状体周围和角回。

2.听觉失认

患者听力正常，却不能辨别原来熟悉的声音。病变位于双侧听觉联络皮质（如精神聋）、双侧颞上回中部皮质。

3.触觉失认

患者触觉、本体觉和温度觉均正常，却不能通过手触摸识别原来熟悉的物体。

4.体象障碍

患者视觉、痛温觉和本体觉完好，却不能感知躯体各部位的存在、空间位置及各组成部分间的关系，表现自体部位失认、偏侧肢体忽视、痛觉缺失和幻肢症等。多见于非优势（右侧）半球顶叶病变。

5.Gerstmann 综合征

表现双侧手指失认、肢体左右失定向、失写和失算。见于优势半球顶叶角回病变。

（二）鉴别诊断

失认和失命名是两种不同的心理障碍，不能命名并不意味着不能认知，能命名只表示认知的一部分。失认症患者对物品的名称、用途的描述、使用方法的演示以及物与物的匹配试验均不能完成，而命名性失语患者除不能称呼名称外，能正确地完成物品的使用及上述试验方法。

（三）治疗

主要是针对脑部原发病的治疗及康复训练。

第二章　脑血管疾病

第一节　概述

心脏通过主动脉弓供应脑的血液。主动脉弓分出无名动脉(现称头臂干)、左颈总动脉和左锁骨下动脉。头臂干上升至胸锁切迹水平再分为右颈总动脉和右锁骨下动脉。锁骨下动脉发出椎动脉。左、右成对的椎动脉和颈内动脉经颈部上升,进入颅腔,对脑供血。

脑动脉供血的基本模式:颅腔被小脑天幕分隔为幕上、幕下结构,幕上结构中的大脑额叶、顶叶和颞叶大部,基底节和下丘脑大部,以及眼部接受颈内动脉的血供。幕下结构包括丘脑大部、脑干和脊髓上部,整个小脑以及内耳接受椎动脉和基底动脉供血。但椎-基底动脉的终末分支——大脑后动脉升至幕上,供应部分颞叶和整个枕叶。故幕上、幕下结构的血供来源并非截然分开的。颈动脉和椎动脉之间,通过颅内、颅外的许多侧支吻合血管,特别是脑底动脉环的形成,使脑的幕上、幕下结构的血供相互融通和调剂,成为统一的整体。

一、脑部血液供应及其特征

脑的血管系统大体可分为动脉系统和静脉系统。动脉系统又可分为颈动脉系统和椎-基底动脉系统,颅脑的血液供应主要来自颈前的两根颈总动脉和颈后的两根椎动脉。脑血管的最大特点是颅内动脉与静脉不伴行。

(一)颈动脉系统(前循环)

颈动脉系统包括颈总动脉、颈外动脉和颈内动脉及其分支。

颈总动脉,左右各一根,分别提供一侧颅脑的供血。右侧的颈总动脉起自头臂干动脉,左侧的颈总动脉直接起自主动脉弓。双侧颈总动脉在气管两侧向上走行,在甲状软骨略上水平分为颈内动脉和颈外动脉,在颈部可以触摸到颈总动脉及其分叉部。

颈外动脉在其经过途中发出9个分支。向前3支:甲状腺上动脉、舌动脉和面动脉。向后3支:胸锁乳突肌动脉、枕动脉和耳后动脉。向内1支:咽升动脉;向上2支:上颌动脉与颞浅动脉。颈外动脉分支供应头皮、颅骨、硬膜及颌面部器官,颈内动脉则向上走行穿颅骨进入颅内,分支供应垂体、眼球及大脑等。

颈内动脉的主要延续性分支为大脑前动脉和大脑中动脉,此外还有眼动脉、脉络膜前动脉等。颈动脉系统主要供应大脑半球前3/5的血液,故又称为前循环。颈内动脉包括颈内动脉颅外段和颈内动脉颅外段,颈内动脉颅外段没有分支,但通常不是笔直的,而是有一定的弧度。

在颅外段的起始处有梭形膨大,为颈动脉窦,是压力感受器,可调节血压。在颈总动脉分叉处后壁上,有一扁椭圆形小体借结缔组织附于壁上,是颈动脉体,可感受血液中的 O_2 和 CO_2,调节呼吸。

大脑前动脉于视交叉外侧、嗅三角后方,以近乎直角的方向自颈内动脉发出,向中线走行,直至大脑纵裂,后在胼胝体上方折向后走行。左右大脑前动脉由前交通动脉相连。大脑前动脉皮质支供应大脑半球内侧面、额叶底面的一部分和额、顶叶上外侧面的上部,中央支供应内囊前肢、部分膝部、尾状核、豆状核前部等。

大脑中动脉是颈内动脉的直接延续,在颈内动脉的分支中最为粗大。大脑中动脉在视交叉外下方向横过前穿质进入大脑外侧沟,再向后外,在岛阈附近分支。大脑中动脉皮质支供应大脑半球上外侧面的大部分和岛叶,中央支供应尾状核、豆状核、内囊膝和后肢的前部。

脉络膜前动脉从颈内动脉或大脑中动脉主干向下发出,沿视束下面向后行,经大脑脚与海马旁回沟之间进入侧脑室下角,终止于脉络丛。供应外侧膝状体、内囊后肢的后下部、大脑脚底的中 1/4 及苍白球等。

(二)椎-基底动脉系统(后循环)

椎-基底动脉系统的主要来源血管为椎动脉,左右各一。

右侧椎动脉发自头臂干动脉,左侧椎动脉发自左锁骨下动脉。椎动脉逐节穿过颈椎横突孔向上走行,至颅骨和第一颈椎之间进入颅内。两侧的椎动脉入颅后汇合形成基底动脉。椎动脉主要分支有脊髓前、后动脉和小脑后下动脉。小脑后下动脉供应小脑下面后部。

基底动脉在脑干的前方向上走行,至大脑半球的底部分叉为双侧的大脑后动脉。主要分支有:①小脑下前动脉,供应小脑下部的前部。②内听动脉,供应内耳迷路。③脑桥动脉,供应脑桥基底部。④小脑上动脉,供应小脑上部。

大脑后动脉在脑桥上缘,由基底动脉发出,绕大脑脚向后,沿海马旁回的沟转至颞叶和枕叶内侧面。皮质支供应颞叶的内侧面、底面和枕叶。中央支供应背侧丘脑、内侧膝状体、下丘脑和底丘脑等。

(三)脑动脉的侧支循环

1.脑底动脉环

(1)Willis 环(大脑动脉环):位于脑底面下方、蝶鞍上方,下视丘及第三脑室下方,灰结节、垂体柄和乳头体周围,由前交通动脉、两侧大脑前动脉始段、两侧颈内动脉末段、两侧后交通动脉和两侧大脑后动脉始段吻合而成。将颈内动脉和椎基底动脉相互联系,继而将前后循环以及左右两侧大脑半球的血液供应相互联系,对调节、平衡这两大系统和大脑两半球的血液供应起着重要作用。当某一动脉血流减少或被阻断时,血液借此得以重新分配和平衡。

(2)延髓动脉环:延髓动脉环为左右椎动脉与脊髓前动脉共同构成。因脊髓前动脉细小,代偿潜能不大。

2.软脑膜内吻合

在大脑半球软膜内,大脑前动脉、大脑中动脉、大脑后动脉皮质支末梢存在着丰富的侧支吻合。吻合网呈带状分布,位于 3 条大脑动脉供血的交错区。

在小脑表现,一侧小脑上动脉、小脑下前动脉和小脑下后动脉分支之间存在着广泛吻合。

两侧对应的小脑动脉之间也存在着丰富的吻合。

此外,大脑前动脉胼胝体动脉和大脑后动脉的胼胝体背侧动脉于胼胝体背侧也有侧支血管吻合,称胼周吻合。

3.脑内动脉吻合

大脑各动脉的中央支从脑底进入脑的深部,供应基底节、后脑、内囊等部位,各中央支之间存在侧支血管吻合,但这些吻合血管属于微动脉吻合和前毛细血管吻合,不足以建立有效的侧支循环,临床上某中央支突然闭塞常表现出相应的功能障碍。若闭塞形成缓慢,可发展侧支循环起到一定的代偿功能。

4.颈内动脉和颈外动脉分支间的吻合

头皮、颅骨、硬膜和脑的动脉系统既相对分隔,又存在着广泛的吻合。在正常情况下,这些吻合血管的血流量很小。当某些血管狭窄或闭塞时,这些吻合血管则起到一定的代偿作用,是调节脑部血液分配的另一重要途径。如颈内动脉分出的眼动脉与颈外动脉分出的颞浅动脉相吻合,大脑前、中、后动脉的皮质支与脑膜中动脉相吻合。

5.颈内动脉与基底动脉间的胚胎遗留血管

在人类胚胎早期,颈内动脉系和椎-基底动脉系之间有原始三叉动脉、原始耳动脉和原始舌下动脉等,这些动脉有的可保留到生后。

(四)静脉系统

脑静脉多不与动脉伴行,其管壁较薄,且无瓣膜。大脑的静脉分为浅深两组,浅组收集脑浅层的血液;深组收集脑深部实质内的血液。两组静脉经硬脑膜静脉窦最终回流至颈内静脉。

浅组分为3组:大脑上静脉有6～12条,引流大脑半球上外侧面和上内侧面的血液,入上矢状窦,其中以中央沟静脉和上吻合静脉较为粗大;大脑中静脉有浅、深之分,大脑中浅静脉引流外侧裂附近的静脉血注入海绵窦,大脑中深静脉引流脑岛的血液注入基底静脉,大脑中浅静脉还借上吻合静脉注入上矢状窦,借一些吻合支与大脑下静脉相连;大脑下静脉有1～7条,引流半球上外侧面、内侧面和下面的血液,注入海绵窦、横窦、岩上窦和基底静脉。

深组主要有3个大干:大脑大静脉由两侧大脑内静脉合成一条粗短的深静脉干,最后注入直窦;大脑内静脉由透明隔静脉和丘脑纹状体静脉汇合而成,位于第三脑室顶部两侧的脉络丛内,左右各一,收集胼胝体、透明隔、尾状核、豆状核、丘脑、侧脑室和第三脑室脉络丛的血液;基底静脉又称 Rosenthal 静脉,由大脑前静脉和大脑中深静脉汇合而成,最后注入大脑大静脉。

人的硬脑膜静脉窦可分为后上群与前下群。后上群包括上矢状窦、下矢状窦、左右横窦、左右乙状窦、直窦、窦汇及枕窦等;前下群包括海绵窦、海绵间窦、左右岩上、岩下窦、左右蝶顶窦及基底窦等。

二、脑血管病的分类

临床常见的急性脑血管病,主要是动脉血管的病变,分为两大类:缺血性脑血管病和出血性脑血管病。前者依据发作形式和病变程度分为脑梗死和短暂性脑缺血发作;后者根据出血部位不同,主要分为脑出血和蛛网膜下腔出血。静脉血管的病变以静脉窦血栓形成较常见。

三、脑血管病的危险因素

与脑血管病发生有密切因果关系的因素称为危险因素,其可以是一种疾病或生理状态。脑血管病的危险因素又可分为可干预与不可干预两种,其中可干预的危险因素根据证据强度的不同,又分为证据充分的可干预危险因素、证据不充分或潜在的可干预危险因素。

不可干预的危险因素系指不能控制和治疗的危险因素,包括:①年龄:是最重要的独立危险因素。如55岁以后,每增加10岁,脑血管疾病发病率增加1倍以上。②性别:男性脑血管疾病的危险度较女性高。③低出生体重。④人种/种族:如黑种人脑血管疾病的发生率明显高于白种人。亚洲人群脑血管病发病率也相对较高。⑤遗传:家族中有脑血管疾病的子女发生脑血管疾病的可能性明显升高。

证据充分的可干预的危险因素包括:①高血压:血压和心血管病的风险呈线性相关,且独立于其他危险因素。②吸烟:吸烟导致脑血管疾病的危险性与吸烟的量成正比,最高可达不吸烟人群的6倍。戒烟可以降低脑血管病的危险性。③糖尿病:系脑血管病常见的独立危险因素。糖尿病患者发生缺血性脑血管病的危险性是普通人群的2~3倍。④心房颤动:心房颤动可以单独增加卒中的风险3~4倍。⑤其他心脏事件:其他类型心脏病也可能增加血栓性卒中的危险,包括扩张型心肌病、瓣膜性心脏病(例如二尖瓣脱垂、心内膜炎、瓣膜修复),以及先天性心脏缺陷(如卵圆孔未闭、房间隔缺损、房间隔动脉瘤)。⑥血脂异常:系脑血管病的重要危险因素。⑦无症状颈动脉狭窄:当狭窄程度加重或发生血流动力学改变时,则可发生缺血性脑血管病。⑧镰状细胞病:20岁镰状细胞病患者卒中的发生率至少为11%,其中相当一部分是通过大脑磁共振发现的"静息"卒中。幼童时期卒中的发生率最高。⑨绝经后激素疗法:绝经后如大量使用激素治疗,卒中危险性升高约40%。⑩饮食和营养:钠的摄入量多伴随卒中危险性增高。同时钾摄入量的增多伴随卒中危险性降低。增加水果和蔬菜的摄入量与降低脑卒中危险性之间存在着剂量效应方式。⑪缺乏锻炼:体育锻炼被证实对卒中能够起到有益的作用,体育活动的部分保护效应可能是通过降低血压,控制心血管疾病其他危险因素,控制糖尿病等机制发挥作用。

证据不充分或潜在可干预的危险因素包括:①代谢综合征:代谢综合征能够预测冠心病、心血管疾病(包括冠心病和卒中)以及因此产生的死亡率。然而,并没有关于卒中特异性危险方面的充分证据。②酗酒:长期、轻中度地饮用葡萄酒可以降低脑卒中的危险度,而重度饮酒增加其危险度。③药物滥用:包括可卡因、苯丙胺、二醋吗啡,与卒中的危险性增加有关。④口服避孕药:与卒中危险性的相关性不高,一些女性特别是既往有血栓病史,可能表现出高危险性。⑤睡眠呼吸紊乱:和一系列其他卒中危险因素相关,对心血管事件不利并且独立作用于卒中危险性。有效地治疗呼吸睡眠暂停综合征可以降低血压,有可能预防卒中。⑥偏头痛:在年轻女性中偏头痛和卒中之间存在关联。⑦高同型半胱氨酸血症:流行病学和前瞻性研究表明血浆同型半胱氨酸水平和卒中之间存在正相关。⑧高脂蛋白a:脂蛋白a类似低密度脂蛋白微粒,可以促进动脉粥样硬化的形成。⑨脂蛋白相关性磷脂酶A2升高:脂蛋白相关性磷脂酶A2是一种与人血浆中的低密度蛋白相关的钙依赖性血清脂肪酶。脂蛋白相关性磷脂酶A2

在血浆中水平升高会导致心血管意外的增加,也可能是卒中的危险因素。⑩高凝状态:缺血性卒中的年轻女性患者血中抗磷脂抗体浓度容易较高。大量的病例对照研究并没有发现其他遗传性血液高凝状态和卒中的关系。⑪炎症:在动脉粥样硬化性心血管疾病病理生理学机制中,炎症反应所起的作用正在研究中。⑫感染:尽管在冠状动脉及颈动脉的斑块中发现了多种细菌,但使用抗生素治疗并未被证实可以降低脑卒中的风险。

四、脑血管病的诊断

脑血管病的诊断依赖于准确的病史采集、临床及辅助检查。但脑血管病的诊断与其他疾病存在一些差异。

(一)病史采集

根据临床是否需要对脑血管病患者紧急处理,可以采取有针对性的病史采集策略。

1.系统化的病史采集

系统的病史采集对于判断脑血管病的病因、发病机制以及采取个体化的诊断和治疗是必不可少的。在脑血管病的病史采集中,应着重下列几点。

(1)要问清首次发作的起病情况:确切的起病时间;起病时患者是在安静的状态还是在活动或紧张状态;是急性起病,还是逐渐起病;有无脑血管病的先兆发作——短暂脑缺血发作;患者有多少次发作,如为多次发作,应问清首次发作的详细情况,以及最近和最严重的发作情况,每次发作后有无意识障碍、智力和记忆力改变、说话及阅读或书写困难、运动及感觉障碍、视觉症状、听力障碍、平衡障碍以及头痛、恶心、呕吐等症状。

(2)询问前驱症状及近期事件:在脑血管病的形成过程中,常有脑血液循环从代偿阶段到失代偿阶段的变化过程,代偿阶段的改变表现在临床上就是本病的前驱症状。如能仔细询问这些前驱症状,找到症状的诱发因素以及病因线索,给予合理治疗,有时可避免或延缓完全性卒中的发生,或可减少病情进展。

(3)伴随疾病:患者有无高血压病、糖尿病、心脏病、高脂血症、吸烟和饮酒情况、贫血等。

(4)用药情况:对有脑血管病病史的患者询问服用药物情况,有些药物可诱发低血压和短暂脑缺血发作,如降压药物、吩噻嗪类衍生物;有的药物可并发脑内出血,如抗凝剂;有时可并发高血压危象和脑血管病。还有一些药物如酒精、降血糖药物、黄体酮类避孕药等也可引起脑血管病,故在询问脑血管病患者时,要仔细询问服用药物情况。

2.快速判断卒中方法

急诊处理时,由于时间紧迫,难以进行详细的病史采集,当患者或家属主诉以下情况时,常提示卒中的可能,应及时采取有效的处理措施,待病情平稳后,再进行详细的病史采集。

提示患者卒中发作的病史:

(1)症状突然发生。

(2)一侧肢体(伴或不伴面部)无力、笨拙、沉重或麻木。

(3)一侧面部麻木或口角歪斜,说话不清或理解语言困难,双眼向一侧凝视。

(4)一侧或双眼视力丧失或视物模糊。

（5）视物旋转或平衡障碍。

（6）既往少见的严重头痛、呕吐。

（7）上述症状伴意识障碍或抽搐。

（二）脑血管病的特殊检查

脑血管病除了进行内科系统及神经科查体外，还有特殊的检查：

1.神经血管检查

神经血管学检查是临床脑血管病检查的最基本内容，是血管检查的开始。标准的临床神经血管检查包括：①供血动脉相关的触诊，主要是颈动脉和桡动脉的触诊，获得动脉搏动强度和对称性的信息。②双上肢血压的同时测量，了解双上肢血压的一致性。③脑血管的听诊，选择钟形听诊器对脑动脉主要体表标志进行听诊，主要听诊区包括颈动脉听诊区、椎动脉听诊区、锁骨下动脉听诊区和眼动脉听诊区，了解血管搏动的声音对称性以及有无杂音。听诊时要注意找到准确的体表标志，杂音的最强部位，通过适当加压可以判断。

2.临床严重程度的评估

准确记录患者的病情严重程度，是有效观察患者病情变化的前提。临床上，常采取一些量表来记录患者的病情。

3.影像学检查

最近几年来，脑血管病的影像学检查得到了长足的进步。尤其在急性期，早期、快速的影像学检查对急性脑血管病患者的诊治至关重要。脑血管病的影像学检查需要注意，不仅需要进行结构影像学的评估，还应进行血管影像学与灌注影像学的评估，主要的检查方法有以下4种。

（1）头颅CT：平扫CT由于应用广泛、检查时间短、检查费用较低，以及可准确检出蛛网膜下隙出血和脑实质出血等优点，仍是评估急性脑血管病最常用的影像学方法。平扫CT还有助于提示由于动脉再灌注损伤而出现的出血转化。在大多数情况下，CT能为急诊治疗的决策提供重要信息。

多模式CT可以提供更多信息，细化脑血管病的诊断。多模式CT通常包括CT平扫（NCCT）、CT灌注成像（CTP）和CT血管成像（CTA）。CTP有助于显示梗死区和缺血半暗带。CTA有助于显示颈内动脉、大脑中动脉、大脑前动脉、基底动脉和大脑后动脉的血管狭窄或闭塞状况，显示颅内动脉瘤和其他血管畸形。

（2）磁共振：在急性脑血管病中，MR平扫用于排除脑内出血以及其他病变，明确有无新梗死灶。磁共振因为限制因素较多，一般不作为检查脑内出血的首选检查。

在急性脑血管病，尤其是缺血性脑血管病中，多模式MRI可以提供更多信息，改善脑血管病的诊断。多模式MRI通常包括 T_1 加权成像（T_1WI）、T_2 加权成像（T_2WI）、T_2^*WI、FLAIR、MR血管成像（MRA）、弥散加权成像（DWI）和灌注加权成像（PWI）。MRA能显示潜在的脑动脉形态异常。PWI有助于显示梗死区和缺血半暗带。

CEMRA用以显示主动脉弓至颅内动脉的形态异常。

MRV用于显示上矢状窦、直窦、横窦、乙状窦及大脑大静脉的狭窄或闭塞的部位和程度。

（3）超声检查：颈动脉彩色超声检查和经颅多普勒超声检查用于筛查动脉血管内病变。

(4)数字减影血管造影(DSA):DSA能动态全面地观察主动脉弓至颅内的血管形态,包括动脉和静脉,是脑血管检查的金标准。

目前,随着影像学技术的快速发展,影像学资料可以为急性脑血管病,尤其是缺血性脑卒中患者的个体化治疗方案提供越来越多的依据。

五、脑血管病的治疗原则

急性脑血管病起病急、变化快、异质性强,其预后与医疗服务是否得当有关,在急性脑血管病的处理时,应注意:①遵循"循证医学(EBM)与个体化分层相结合"的原则;②按照"正确的时间顺序"提供及时的评价与救治措施;③系统性,即应整合多学科的资源,如建立组织化的卒中中心或卒中单元系统模式。

1.临床指南

循证医学是通过正确识别、评价和使用最多的相关信息进行临床决策的科学。循证医学与传统医学相比,最大特点是以科学研究所获得的最新和最有力的证据为基础,开展临床医学实践活动。以循证医学为指导,能够保证临床决策的规范化。但再好的证据也不一定适合所有患者。临床决策的最高原则仍然是个体化。循证医学时代衡量临床医生专业技能的标准是能否将个人的经验与所获取的最新证据有机地结合起来,为患者的诊治做出最佳决策。合格的临床医生应该对研究对象、研究方案、研究结果进行辩证的分析和评价,结合具体病例采用有效、合理、实用和经济可承受的证据。必须真心诚意地服务于患者,临床决策时理应充分考虑患者的要求和价值取向。

2.急诊通道

急性脑血管病是急症,及时的治疗对于病情的发展变化影响明显。

缺血性卒中溶栓治疗的时间窗非常短暂。脑卒中发病后能否及时送到医院进行救治,是能否达到最好救治效果的关键。发现可疑患者应尽快直接平稳送往急诊室或拨打急救电话由救护车运送到有急救条件的医院。在急诊,应尽快采集病史,完成必要的检查,做出正确判断,及时进行抢救或收住院治疗。通过急诊绿色通道可以减少院内延误。

因为紧急医疗服务能提供最及时的治疗,所有发生急性卒中的患者应启用这一服务,如拨打120或999电话。患者应被快速转运到能提供急诊卒中治疗的最近的机构以便评估和治疗。对于疑似卒中的患者,紧急医疗服务(EMS)应当绕过没有治疗卒中资源的医院,赶往最近的能治疗急性卒中的机构。但据调查,急性卒中患者接受EMS的比例较低,仅约29%。

初步评价中最重要的一点,是患者的症状出现时间。

不能为了完成多模式影像检查而延误卒中的急诊治疗。

3.卒中单元

卒中单元是一种多学科合作的组织化病房管理系统,旨在改善住院卒中患者管理,提高疗效和满意度。卒中单元的核心工作人员包括临床医生、专业护士、物理治疗师、职业治疗师、语言训练师和社会工作者。它为卒中患者提供药物治疗、肢体康复、语言训练、心理康复和健康教育。

卒中单元被认为是治疗脑卒中最有效的办法。哥本哈根一项权威性的临床对照研究试验证实：卒中单元和普通病房比较，住院期死亡的危险性降低了 40%，尤其严重卒中患者可降低 86%，丧失生活能力的危险性降低 50%，严重患者达 83%，并且缩短了患者的平均住院时间 2 周。卒中单元对任何卒中患者都有好处，治疗和康复的有效性明显，这与溶栓、抗凝及神经保护剂等受治疗时间窗限制明显不同。Meta 分析发现在目前所有缺血性脑卒中的治疗中，最为有效的方法是卒中单元（OR 值为 0.71），其次是溶栓（OR 值为 0.83）、抗血小板（OR 值为 0.95）和抗凝（OR 值为 0.99）。另外，卒中单元有利于二期预防的宣教。

按照收治的患者对象和工作方式，卒中单元可分为以下 4 种基本类型。

(1)急性卒中单元：收治急性期的患者，通常是发病 1 周内的患者。强调监护和急救，患者住院天数一般不超过 1 周。

(2)康复卒中单元：收治发病 1 周后的患者。由于病情稳定，康复卒中单元更强调康复，患者可在此住院数周，甚至数月。

(3)联合卒中单元：也称综合卒中单元，联合急性和康复的共同功能。收治急性期患者，但住院数周，如果需要，可延长至数月。

(4)移动卒中单元：也称移动卒中小组，此种模式没有固定的病房。患者收到不同病房，由一个多学科医疗小组去查房和制订医疗方案，因此没有固定的护理队伍。也有学者认为，此种形式不属于卒中单元，只是卒中小组。

六、脑血管病的预防

与卒中的治疗相比，脑血管病的预防对人类健康的影响更大。Sacco 在 2006 年的 Feoberg 论坛上，提出了新的脑血管病的预防策略，应进行全面的血管危险评估。完善如下几个方面的评价：

(1)心脑血管疾病传统的危险因素（例如吸烟、缺乏锻炼、高血压病和糖尿病等）。

(2)亚临床事件的评估，包括亚临床脑损害（例如无症状梗死、白质高信号和微出血等）和亚临床血管疾病（例如颈动脉斑块、动脉内-中膜增厚等），这些亚临床的表现可能是从无症状性血管事件至症状性血管事件的中间环节，有利于准确评估疾病的进展情况。

(3)与血管疾病相关的生物标记物和基因指标（例如纤维蛋白原、C-反应蛋白、同型半胱氨酸等），也有利于对血管危险因素的全面评估。

根据全面的血管评估结果，建议一个准确预测卒中发生的测量方法，有益于识别哪些人群是卒中的高危人群，并对所有可干预的危险因素进行适当的干预。

脑血管病的预防包括一级预防和二级预防。

脑血管病的一级预防系指发病前的预防，即通过早期改变不健康的生活方式，积极主动地控制各种危险因素，从而达到使脑血管病不发生或推迟发病年龄的目的。我国是一个人口大国，脑血管病的发病率高。为了降低发病率，必须加强一级预防。

脑卒中的复发相当普遍，卒中复发导致患者已有的神经功能障碍加重，并使死亡率明显增加。首次卒中后 6 个月内是卒中复发危险性最高的阶段，所以在卒中首次发病后有必要尽早开展二级预防工作。

二级预防的主要目的是为了预防或降低再次发生卒中的危险,减轻残疾程度,提高生活质量。针对发生过一次或多次脑血管意外的患者,通过寻找脑卒中发生的原因,治疗可逆性病因,纠正所有可预防的危险因素,这在相对年轻的患者中显得尤为重要。

此外,要通过健康教育和随访,提高患者对二级预防措施的依从性。

第二节　短暂性脑缺血发作

短暂性脑缺血发作(TIA)经典的定义是 1964 年第四届普林斯顿会议上确定的,是指由于大脑局灶性缺血产生相应区域的神经功能缺失症状,并在 24 小时内症状完全缓解。这个定义近年来随着影像学的发展越来越受到质疑。以弥散加权磁共振(DWI)为基础的多中心 TIA研究报告(包括 10 个中心共 808 例 TIA 患者)的综合分析显示,60% 的 TIA 发作时间持续不足 1 小时,发作超过 6 小时的患者仅占 14%;33% 的患者 DWI 存在新发梗死灶,如果发作持续超过 6 小时,近一半的患者在 DWI 上存在高信号。因此,美国心脏/卒中协会提出新的 TIA定义:TIA 是由于局部脑、脊髓、视网膜缺血导致一过性神经功能障碍,且无急性梗死证据。还有提出以急性神经血管综合征或脑发作代替 TIA 来表述这种急性的尚未定性的脑血管事件。

一、病因

任何导致缺血性脑梗死的疾病都可诱发 TIA,两者的病因基本一致。血液供应障碍的原因有以下三个方面。

1.血管病变

最常见的是动脉粥样硬化和在此基础上发生的血栓形成。其次是高血压伴发的脑小动脉硬化。其他还有各种血管炎、血管发育异常、动脉夹层、手术、穿刺等导致的血管壁损伤等。血管壁病变处内膜受损,血小板等黏附聚集形成血栓。或者动脉粥样硬化的斑块破裂形成栓子阻塞血管。

2.血液成分的异常

血液中的成分如红细胞、血小板、胆固醇、纤维蛋白原等含量的增加,导致血液黏稠度增加,血流速度减慢,容易在血管狭窄处形成血栓。血液中出现的异常的栓子如来自心脏的栓子、气体栓子、脂肪栓子等可造成脑栓塞。

3.血流改变

脑血流量的调节受许多因素的影响,最重要的就是血压的变化,当平均动脉压低于70mmHg 和高于 180mmHg 时,由于血管本身存在的病变如管腔狭窄,脑血管自动调节功能丧失,局部血流供应发生障碍。

二、发病机制

TIA 发病机制主要分为血流动力学型和微栓塞型。

血流动力学型 TIA 是在动脉严重狭窄基础上因血压波动而导致远端一过性脑缺血,血压低于脑灌注代偿的阈值时发生 TIA,血压升高脑灌注恢复时症状缓解。颈内动脉管径≤1.5mm 时(正常 5～10mm,平均 7mm,女性偏小),可出现视网膜或脑循环的血液动力学改变,95％的分水岭区缺血是这一原因。一小部分人群由于颈动脉或基底动脉狭窄导致其由卧位或坐位改为立位时出现由于血流下降导致的 TIA 发作。睡醒后发作的 TIA 提示潜在卒中的可能。有时运动或姿位性 TIA 提示主动脉弓的狭窄(如 Takayasu 动脉炎)以及主动脉弓夹层,有时也可能是颈动脉的狭窄。过度换气导致的 TIA 提示 moyamoya 病。

微栓塞型 TIA 又分为动脉-动脉源性和心源性。其发病基础主要是动脉或心脏来源的栓子进入脑动脉系统引起血管阻塞,如栓子自溶则形成微栓塞型 TIA。如果栓子移动,阻塞远端血管,由于侧支循环的代偿或者处于亚功能区,则表现为 DWI 高信号但无临床神经功能缺损现象的 TIA。纤维蛋白-血小板栓子可能是部分 TIA 的原因,但很难解释为什么每次都进入同一血管。而且栓塞一般会遗留组织损伤导致的症状或体征,很难完全恢复。单独一次发作且持续时间较长的 TIA 应考虑栓塞的可能。有些报道称栓塞导致的 TIA 症状从异常到正常的波动可持续 36 小时。

眼底显微镜观察到在一过性黑矇发作时,存在视网膜动脉血流的减少和静脉血流的中断从而形成火车厢式的血流改变,或者有视网膜动脉的白色血栓,但难以区分是原位血栓形成还是血小板或纤维蛋白栓子栓塞。

单次发作且持续时间超过 1 小时和多次不同形式发作均提示栓塞,而短暂(2～10 分钟)、重复、刻板的 TIA 发作提示为大动脉的动脉粥样硬化和血栓形成。

贫血、红细胞增多症、血小板增多症、高脂血症、高球蛋白血症导致的血黏度增加、镰状细胞贫血、高或低血糖血症也可导致 TIA,临床可表现为血管狭窄的症状,但其实血管壁本身是正常的。抗磷脂抗体综合征患者也可发生 TIA。极少数情况下,TIA 与运动、激怒、兴奋及剧烈咳嗽相关。

三、临床表现

TIA 总的临床特点是,起病突然,持续时间短,可反复发作,能完全缓解。TIA 一般持续几分钟至 1 小时,多数持续 2～15 分钟,如果时间更长多提示栓塞。根据不同的发病机制,TIA 的临床表现有不同的特点。血流动力学型 TIA 的表现较为刻板,因为系同一个血管供血区发生缺血,所以每次 TIA 的发病形式基本一致。微栓塞型 TIA 的表现较为多样,与每次发作时栓子的大小、栓塞的部位、侧支循环代偿的状态等因素有关。

1.颈内动脉系统 TIA

颈内动脉系统 TIA 的症状包括视觉受损或半球病变。视觉受损是同侧性的,感觉运动障碍是对侧的。仅少数发作是视觉和半球病变同时或相继发生,多数都是单独出现的。半球病变主要是大脑中动脉远端或临近区域的缺血,导致对侧上肢和手的麻木无力。但是临床上会呈现不同的症状组合,如面部和嘴唇、嘴唇和手指、手指、手和足。除了无力以外,有时上肢还会不规律地抖动,类似痫性发作,有时还呈现短暂的运动失调。其他少见的症状还包括意识障碍、失语和失算(优势半球受损)。非优势半球受损可出现体像障碍和其他颞顶叶症状。头痛不是 TIA 的特征。

视觉症状中,短暂单眼失明(TMR)或一过性黑蒙是最常见的。多数的黑蒙很短暂,持续5～30秒,表现为视野内的明暗度逐渐下降(或增加)逐渐演变为单眼完全的无痛性失明。症状的消退也缓慢。有时表现为楔形的视野缺失、突发的全面视物模糊或者灰色或明亮的视物模糊。TMR 的发作更倾向于刻板的重复发作。同向偏盲 TIA 提示后动脉狭窄,有时与 TMR 不易区分。

一过性黑蒙的卒中风险没有半球 TIA 高,特别是年轻一些的患者。Poole 和 Ross Russell 观察 110 例一过性黑蒙的患者(排除胆固醇栓塞),随访 6～19 年,6 年后病死率是21%,主要死亡原因是心脏病,而卒中发生率是 13%(年龄匹配的人群预计的卒中发生率为3%～15%)。观察期结束存活患者 43% 没有一过性黑蒙的复发。颈动脉正常的患者只有1/35 有卒中发作,而颈内动脉闭塞或狭窄的患者卒中发生率为8/21。Benavente 等认为随访3 年内没有类似糖尿病风险的患者,卒中发生率不足 2%,但有动脉粥样硬化危险因素的老年患者卒中发生率可达 24%。

2.椎-基底动脉系统 TIA

与前循环 TIA 相比,椎-基底动脉 TIA 是非刻板发作,且持续时间较长,最终多导致梗死。后循环 TIA 的表现变化多端,原因是这一循环体系具有多个感觉运动传导束。眩晕、复视、构音障碍、双侧面部麻木、共济失调、单侧或双侧的无力和麻木是后循环受累的特征。孤立的、短暂的眩晕、复视或头痛与 TIA 的关系应严格区分。

孤立的眩晕与 TIA 的关系需要仔细考虑,反复短暂发作的眩晕,持续 1 分钟或更短时间,而且眩晕的强度也有波动的眩晕可能是脑干缺血的表现。详细询问病史有助于分析判断。有些主诉眩晕的患者最后证实为前循环 TIA,因此这个症状对于分析是否为后循环受累是不可靠的。椎-基底动脉 TIA 的其他表现包括步态不稳、向一侧偏斜、视物交错或暗视、视物模糊、管状视野、部分或全盲、瞳孔改变、上睑下垂、凝视障碍、构音障碍、失声。不常见的症状包括偏瘫、头鸣或耳鸣、头面部疼痛或其他特殊的头部感觉、呕吐、呃逆、倾斜感、记忆丧失、行为紊乱、困倦、短暂意识丧失(罕见)、听力受损、聋、单侧抽搐、幻觉、双眼球不共轭。跌倒发作多是由于晕厥、痫性发作导致。

椎-基底动脉 TIA 的特点是每次发作形式不同或在同样背景下有所变化,如这次是手指和面部麻木无力,下次可能仅是手指的异常;或者此次有眩晕和共济失调,而其他发作中又出现了复视。在动脉硬化血栓形成性基底动脉病变中,可以出现任何一侧的肢体受累。在 10 秒至 1 分钟或几分钟内,后循环区可同时出现双侧受累,或渐进的从一侧区域到另一个区域的病变,比癫痫的蔓延速度要慢,一次发作可突然中止或者逐渐消失。由于症状的复杂多变导致鉴别诊断也很宽泛,但是一次发作中汇集如此多的症状强烈提示后循环 TIA 的诊断。

3.腔隙性 TIA

由于小的穿支血管阻塞导致的 TIA 的特点是发作呈间歇性(磕磕绊绊的或结结巴巴的),发作间隙可以完全正常。对医生来说,困难的是难以区分是小血管还是大血管的短暂阻塞。

Donnan 等在 1993 年提出"内囊警示综合征"的概念,是指逐渐加重的面部、上肢和腿的无力,最终以内囊区梗死为终点的发作。腔隙性 TIA 的症状可以是在数小时或数天内波动或恢复,而且发展成卒中的可能性大。部分发作类似皮层 TIA,但很罕见。

四、鉴别诊断

诊断 TIA 最重要的是病史典型而神经系统检查正常(因多数患者就诊时临床症状已消失)。中老年患者突然出现局灶性脑功能损害症状,符合颈内动脉或椎-基底动脉系统及其分支缺血表现,并在短时间内症状完全恢复(多不超过 1 小时),应高度怀疑为 TIA。MRI 灌注成像(PWI)/MRI 弥散成像(DWI)、CT 灌注成像(CTP)和单光子发射计算机断层扫描(SPECT)有助于 TIA 的诊断。

TIA 在临床上的重要性在于预防以后的 TIA 再发和发生脑梗死,因此需找出病因,但进一步的病因诊断较复杂。检查时须注意有无一侧颈、颞浅、桡等动脉搏动减弱、颈动脉或锁骨上窝处是否有杂音。有关心脏病变的检查以发现动脉硬化、心瓣膜病及心肌疾病。血流动力学测定以确定有无血液黏稠度及血小板聚集性增加。颈椎 X 线平片以除外颈椎骨质增生对椎动脉的压迫。超声多普勒、脑血管造影(DSA)、CTA、MRA 等可发现颅内动脉狭窄或闭塞等情况。EEG、CT 或 MRI 检查大多正常,部分病例(发作时间＞20 分钟)在 MRI 弥散加权(DWI)可显示片状缺血灶。SPECT 可发现局部脑灌注量减少程度及缺血部位;正电子发射断层扫描(PET)可显示局灶性代谢障碍。TIA 应与以下情况鉴别:

1.可逆性脑缺血发作

它是一个临床诊断范畴,包括三个概念:一是 TIA;二是可逆性缺血性神经功能缺损(RIND):是指缺血性局灶性神经精神障碍在 3 周之内完全恢复者;三是完全恢复性脑缺血发作(SFR):是指局灶性神经障碍持续 24 小时以上至四周才完全恢复者。三者的区别仅在于发作的持续时间不同。可逆性脑缺血发作包括局灶性神经症状在四周之内完全恢复的各种脑缺血发作,即 TIA、RIND 和 SFR。

2.癫痫

有意识障碍,TIA 无;系兴奋发作,表现为抽搐、感觉异常,而 TIA 为功能抑制,表现为瘫痪、感觉缺失,且脑电图有局部脑波异常。

3.偏头痛

其先兆期易与 TIA 混淆不清,而偏瘫性偏头痛难以与 TIA 鉴别。偏头痛多见于青春期,发作时常有视觉先兆,然后偏侧头痛,伴恶心、呕吐等自主神经功能紊乱症状。其发作时间可长达数日,常有家族史,无局灶性神经症状。

4.梅尼埃病

老年少见。除眩晕、耳鸣、眼震颤、渐进性耳聋外,无其他脑神经病损,从无运动或感觉障碍,且每次发作持续时间常超过 24 小时。而椎-基底动脉系统 TIA 除眩晕外,总伴有其他脑神经及脑干缺血征象,发作时伴运动或感觉障碍,及共济失调。

5.癔症

癔症性黑蒙、瘫痪、耳聋等有时需与 TIA 鉴别,但前者发作常有精神刺激,持续时间较久,症状多变,有明显的精神色彩。但另一方面,不要轻易将体征消失的 TIA 误诊为神经症。

五、TIA 的评估

急诊和专科医生应重视 TIA,2010 年 Stroke 发表的关于 TIA 近期和远期缺血性卒中事件发生风险的一个综合性分析结果表明,TIA 患者短期内再发缺血性卒中事件的风险很高,TIA 发生 1 个月内再发风险是无 TIA 病史者的 30.4 倍;1～3 个月内再发风险是 18.9 倍,由此可见,TIA 应该作为一个紧急的缺血性事件及早处置。对 TIA 进行评估预判就显得极为重要。

TIA 评估方法主要有 ABCD^2、ABCD 和 California 评分等,Lancet 发表的文章认为 ABCD2 预测 90 日内再发卒中风险的效能最好,表 2-2-1 是具体评分方法。

表 2-2-1 ABCD^2 评分(最高分 7 分)

	TIA 的临床特征		得分
A	年龄	＞60 岁	1
B	血压	SBP＞140mmHg 或 DBP＞90mmHg	1
C	临床症状	单侧无力伴言语障碍	2
		仅有言语障碍不伴无力	1
D	持续时间	＞60 分钟	2
		10～59 分钟	1
D	糖尿病	存在	1

六、影像学检查和实验室检查

原则是:对待 TIA 应该同脑梗死一样进行充分的影像学和实验室方面的评估,TIA 患者如果及时解决潜在的导致卒中的危险因素,可以避免或减轻未来发生严重卒中的可能,必须予以充分的重视和及时的诊治。

影像学评估不仅能够帮助医生明确诊断,而且对预后的判断和治疗方法的选择也有很重要的意义,因此 AHA 和英国皇家医师协会都推荐对 TIA 尤其是 ABCD^2 评分 4 分以上的患者进行充分的影像学评估。

检查内容包括:病灶性质的确定包括头颅 CT 扫描、MRI 尤其是 DWI 的检查,血管及血流状态的检查包括颈动脉超声、TCD、CTA、MRA 和 DSA,心脏超声以及经食管心脏超声等。

美国 AHA 推荐意见:①TIA 患者应尽早进行影像学评估。②发病 24 小时内需进行 MRI 包括 DWI 的检查,如果无条件,必须做 CT 检查。③疑似 TIA 患者必须进行颅内外血管的无创检查,以确定有无血管狭窄,如果发现血管狭窄,应该进行 DSA 检查。

实验室检查包括血常规、尿常规、生化指标尤其血糖和血脂的检查、凝血功能等,如果是特殊原因的卒中还应该检查免疫、炎性指标,如 ANA、ANCA、HIV、梅毒血清学指标等,以及特殊的凝血因子。心脏超声以及必要时的经食管心脏超声、24 小时心电图、颈动脉超声、常规的胸片、腹部 B 超等。这些都有助于查找发病的原因和危险因素。

七、治疗

TIA 是卒中的高危因素,应给予足够重视,积极筛查病因及危险因素,全面评估,积极给予相应治疗,同时应遵循个体化原则。

(一)病因治疗

1.高血压

对于发病前未经降压治疗的 TIA 患者,若发病后数日收缩压≥140mmHg 或舒张压≥90mmHg,应给予降压药物治疗。若有高血压病史并曾经接受降压治疗,为了预防脑卒中复发或其他血管事件,应在发病初期的数天内恢复降压治疗。

2.血脂异常

对于有动脉粥样硬化病因、低密度脂蛋白胆固醇≥100mg/dL 的 TIA 患者,无论其有无其他动脉粥样硬化性心血管疾病,均应使用他汀类药物强化降脂治疗以降低脑卒中和心血管事件的风险;对于假定有动脉粥样硬化病因、低密度脂蛋白胆固醇<100mg/dL 的 TIA 患者,无其他动脉粥样硬化性心血管疾病的证据,仍推荐使用他汀类药物强化降脂治疗以降低脑卒中和心血管事件的风险。

3.糖代谢紊乱

TIA 患者应通过空腹血糖、糖化血红蛋白或口服葡萄糖耐量试验筛查糖尿病。并通过综合临床情况确定筛查的项目和时机,认识到疾病在急性期可能引起暂时的血糖紊乱。一般来说,在发病后短期内糖化血红蛋白的结果可能较其他筛查试验更为准确。

4.肥胖

TIA 患者应测量体重指数筛查肥胖症,尽管控制体重有助于降低心血管事件的风险,但其对 TIA 患者的获益尚不明确。

5.缺乏体育运动

对于有能力并愿意增加运动量的缺血性脑卒中患者,推荐采取综合的、行为导向的运动方案。

6.营养

对于有 TIA 病史的患者,应给予营养评估,以判断是否有营养过剩或营养不良;对于有 TIA 病史的患者,若合并有营养不良,应接受个体化的营养辅导,不应常规补充单一维生素或复合维生素;对于有 TIA 病史的患者,需要减少钠盐的摄入(<2.4g/d),若进一步减少钠盐摄入(<1.5g/d)则可产生更明显的降压效果;对于有 TIA 病史的患者,需要指导他们以地中海式饮食(强调多吃蔬菜、水果、全麦食品、低脂乳制品、家禽、鱼类、豆类、橄榄油和坚果,并限制糖和红肉的摄入)取代高脂饮食。

7.睡眠呼吸暂停

在 TIA 患者中睡眠呼吸暂停的发生率非常高,并且已证明对普通人群进行睡眠呼吸暂停的相关治疗将改善他们的预后,因此对于缺血性脑卒中患者,可以给予睡眠监测。对于合并睡眠呼吸暂停的 TIA 患者可考虑进行持续气道正压通气治疗改善预后。

8.心房颤动

对于 TIA 患者,若没有其他明显病因,应在事件发生后 6 个月内进行约 30 天的心率监测,明确是否有房颤的发生。对阵发性或永久性房颤患者,可应用维生素 K 拮抗剂、阿哌沙班、达比加群预防脑卒中复发。对于合并房颤的 TIA 患者,不能口服抗凝药时,推荐单用阿司匹林治疗。

9.高同型半胱氨酸血症

高同型半胱氨酸血症对近期发生缺血性脑卒中或 TIA 且血同型半胱氨酸轻度到中度增高的患者,补充叶酸、维生素 B_6 以及维生素 B_{12} 可降低同型半胱氨酸水平。但目前尚无足够证据支持降低同型半胱氨酸水平能够减少脑卒中复发风险。

10.高凝状态

对于刚发病的缺血性脑卒中患者,若存在凝血功能检测异常,且患者没有进行抗凝治疗则推荐进行抗血小板治疗。

11.吸烟、饮酒

医护人员强烈建议每个有吸烟史的 TIA 患者进行戒烟并建议 TIA 患者避免接触烟雾环境(被动吸烟)。咨询辅导、尼古丁替代制品和口服戒烟药物有助于患者戒烟。对于有缺血性脑卒中、TIA 或出血性脑卒中的大量饮酒者,应戒酒或减少乙醇摄入量。

(二)药物治疗

1.抗血小板药物

使用抗血小板制剂能预防动脉粥样硬化所致的血栓性 TIA 进一步发展为卒中。首选阿司匹林,其用量开始 300mg/d,2 周后改为 80mg/d。阿司匹林对血小板的作用取决于药物的吸收率。当服用阿司匹林过程中仍有发作或因为消化道不良反应,患者不能耐受治疗时改为氯吡格雷 75mg/d。盐酸噻氯匹定能阻止二磷酸腺苷(ADP)凝聚血小板,但腹泻、中性粒细胞减少是噻氯匹定常见的不良反应,但均为可逆性,故建议每 2 周全血细胞计数,以便早期发现不良反应。氯吡格雷抑制 ADP 凝聚血小板,不良反应较噻氯匹定少,因此其应用较为广泛。对于发病 24 小时内且 $ABCD^2$ 评分≥4 分的非心源性 TIA 患者可给予阿司匹林联合氯吡格雷的双重抗血小板治疗,双抗治疗持续时间不超过 3 周。对存在颅内大动脉粥样硬化性严重狭窄的急性非心源性 TIA 患者,可考虑给予阿司匹林联合氯吡格雷的双重抗血小板治疗,双抗治疗持续时间不超过 3 个月。

2.抗凝药

不主张常规抗凝治疗 TIA。当怀疑心源性栓子引起,既往大血管狭窄,症状频繁发作或症状持续时间前组血管超过 8 分钟,后组血管超过 12 分钟时,可实行抗凝治疗。此时在全部检查过程完成前应使用抗凝治疗。慢性心房纤颤者可使用华法林,其在老年人群更有效。机械性心瓣膜存在是抗凝治疗适应证。颅外颈内动脉内膜剥脱,严重的颈内动脉狭窄需行内膜剥脱术,抗磷脂抗体综合征,脑静脉窦血栓形成等所致 TIA 对抗凝治疗反应良好。

3.钙拮抗剂

使用钙拮抗剂能阻止细胞内钙超载,防止血管痉挛,增加血流量,改善微循环。尼莫地平20～40mg,3 次/日;盐酸氟桂利嗪 5～10mg,每日睡前日服一次。

4.其他

可应用中医中药,也可用改善循环药物。如患者血纤蛋白原明显升高,可以考虑应用降纤药物如巴曲酶、降纤酶、蚓激酶等。

(三)手术和介入治疗

常用方法包括颈动脉内膜切除术和动脉血管成形术。对 2～4 周内发生有症状的、大脑半球性、非致残性颈动脉缺血事件且同侧颈动脉狭窄程度为 70%～90% 的患者可行颈动脉内膜切除术,对于有症状的视网膜短暂性缺血患者也可能有益。颈动脉手术可能适用于同侧颈动脉狭窄程度为 50%～69% 且不伴严重神经学缺陷的颈动脉区域 TIA 患者。同侧颈动脉狭窄程度<50% 的颈动脉区域 TIA 患者,不建议行颈动脉内膜切除术。

第三节　脑梗死

因脑动脉急性闭塞所致的脑组织坏死称为脑梗死。脑梗死不是一类同质性的疾病,因为导致脑梗死的疾病可以完全不相同,譬如心脏疾病、脑动脉自身疾病以及血液系统疾病都可以导致脑梗死。因此,在脑梗死发生之前心脏、脑动脉或血液系统已经有异常改变,尽早发现这些异常改变可更有效地采取预防卒中的措施。在急性脑梗死发生后,也要尽快采取相应检查进行病因学诊断,才能更好地进行急性期治疗和采取更适宜的二级预防措施。

一、病因和病理

脑梗死的病因主要是血液供应障碍。血管壁、血液成分和血压的改变均可造成脑供血动脉缺血,其中最常见的是脑动脉粥样硬化,其次是各种原因造成的脑栓塞。动脉粥样硬化性脑梗死是脑部供应动脉病变引起脑局部血流量减少与侧支循环及血流量的代偿性增加这两种对立的病理生理过程之间矛盾发展的结果。动脉粥样硬化和血栓形成并不一定使脑血流量减少,脑血流量减少并不一定就发生脑梗死,即使发生了脑梗死也并不一定就引起临床症状。因为脑的病变和功能障碍的程度还要取决于:血供不足的发生快慢与时间长短,受损区域的大小与功能,以及个体血管结构形式和侧支循环的有效性等因素。

脑动脉粥样硬化主要发生在供应脑部的大动脉和中等动脉,管径约 500μm 以上,是全身动脉粥样硬化的组成部分。脑动脉粥样硬化好发于颈动脉起始段、颈内动脉近分叉处和虹吸段、大脑中动脉起始段、椎动脉、基底动脉和主动脉弓。一组 432 例老年人体解剖研究发现,有至少一根以上颅外颈动脉的完全或几乎完全闭塞的个体占 9.5%。多组研究报道约 10% 的个体因动脉硬化或血栓形成而致使一根以上主要颅外动脉闭塞,20% 的个体动脉有超过 50% 的狭窄程度;近 24% 的脑缺血患者中,超过 2/3 的病例在一根以上主要颅外动脉有 50% 以上的狭窄。脑动脉粥样硬化最严重的部位在颈内动脉近分叉处和基底动脉的上段,基底动脉的中、下段和椎动脉、大脑中和后动脉则较轻。通过研究脑、冠状动脉和周围血管的动脉粥样硬化,动脉粥样硬化的程度随年龄增长而加重,男性在 40~50 岁年龄段显著,女性则在 60 岁年龄段,而 70 岁年龄段男性超过女性。虽然颈部动脉易发生动脉粥样硬化,但通常无症状性颅内动脉的动脉粥样硬化程度低于颅外动脉、冠状动脉和周围血管动脉,颅内动脉的动脉粥样斑块与高血压相关。多普勒超声研究发现 75~84 岁白种男性,近 50% 存在动脉粥样硬化斑块并伴有轻度狭窄,仅仅 6.1% 的个体存在 50% 以上狭窄。在伴有严重周围血管病、冠状动脉或多种危险因素的 2009 例无症状患者的多普勒超声研究中,周围血管动脉粥样硬化患者中 32.8% 有颈动脉异常,而冠状动脉异常者和多种危险因素者中仅有 6.8% 和 5.9%,其中仅仅 4% 的有 50% 以上的颈动脉狭窄,而 80% 以上的狭窄是极罕见(1%)。虽然在年轻人梗死者中,动脉粥样硬化不是常见的病因,但在一组 45 岁以下卒中患者病因研究中,发现 31% 的患者有明显的动脉粥样硬化。国外研究认为在白种人中颅内动脉粥样硬化不如颅外动脉粥样硬化常见,众多研究表明黑人、亚洲人和糖尿病患者颅内动脉粥样硬化累及大脑中动脉十分常见。国内华山医院连续住院的 312 例脑梗死患者中,颈动脉超声检查也发现 48% 的患者伴有颈动脉内膜增生等异常,而颅外段颈内动脉内膜增生等异常者仅有 17.4%。

脑动脉的粥样硬化和全身各处的动脉粥样硬化相同,主要改变是动脉内膜深层的脂肪变性和胆固醇沉积,形成粥样硬化斑块及各种继发病变,使管腔狭窄甚至闭塞。管腔狭窄需达 80%~90% 方才影响脑血流量。硬化斑块本身并不引起症状。如病变逐步发展,则内膜分裂、内膜下出血(动脉本身的营养血管破裂所致)和形成内膜溃疡。内膜溃疡处易于发生血栓形成,使管腔进一步变狭或闭塞,硬化斑块内容物或血栓的碎屑可脱入血流形成栓子。硬化动脉可因管壁弱化,形成梭形动脉瘤。动脉瘤内可形成血栓而闭塞血管,或因梭形扩大压迫周围神经组织而引起各种临床症状。如动脉瘤破裂,则引起脑内或蛛网膜下腔出血。

大体病理检查时,可见硬化血管呈乳白色或黄色,粗细不匀,管壁变硬,血管伸长或弯曲,有的部分呈梭形扩张,血管内膜下可看到黄色的粥样硬化斑块。有的血管改变明显,但脑部却无甚异常。有的脑部表现为脑回变窄,脑沟深宽,脑膜增厚而不透明。脑回表面可有颗粒状或虫咬样萎缩区。脑重量减轻。切面上可见脑室扩大,灰质变薄,白质内可见血管周围间隙扩大,并有灶性硬化小区。

发生脑梗死处的脑组织软化、坏死,并可发生脑水肿和毛细血管周围点状渗血。后期病变组织萎缩,坏死组织由格子细胞所清除,留下有空腔的瘢痕组织,空腔内可充满浆液。动脉硬化性脑梗死一般为血供不足引起的白色梗死。但有时亦可成为出血性梗死,如:①梗死的病因为栓塞时;②由于低血压而形成的梗死,当血压回升后,梗死区重新获得血液的灌流时;③偶尔见于经过抗凝治疗者,称为红色梗死。

二、病理生理

动脉粥样硬化性脑血栓形成引起急性局灶性脑缺血,基础研究揭示缺血性损害机制的主要病理生理变化集中在以下方面。

1.缺血半暗区和治疗时间窗脑血流量测定的研究

研究发现缺血中心区和缺血周边区血流量不同,一定时间内在周边区血流下降而氧和葡萄糖代谢仍保留,因此称这部分受影响而仍存活的区域为缺血半暗区,半暗区细胞存在的时间为治疗时间窗。而且,缺血后大部分周边区的血流可自发恢复(有时可高于正常水平,为高灌注状态),但如不在治疗时间窗内恢复灌注,则周边区内细胞仍无法存活。不同的血流灌注,半影区细胞存活的时间也不同,如局部脑血流下降到极低水平[0~6mL/100(g·min)]约10分钟,半影区组织则不可逆损害;而局部脑血流下降在15mL/100(g·min)水平,则脑组织的缺血耐受时间明显延长。

实验动物模型揭示,脑缺血时不同的脑血流水平可发生不同的病理生理变化,说明了缺血性脑损害的不同阈值。在沙土鼠和大鼠模型,蛋白质合成是梗死周边向中心发展的敏感指标,血流在 $0.55mL/(g·min)$ 时蛋白质合成抑制 50%,在 $0.35mL/(g·min)$ 时完全抑制;此血流也是 mRNA 合成的阈值 $0.25\sim0.35mL/(g·min)$ 范围;相同的水平糖利用发生改变,在 $0.35mL/(g·min)$ 糖利用增加,$0.25mL/(g·min)$ 时明显下降,在其上限糖利用的激活提示初期的乳酸集聚和酸中毒;低于 $0.26mL/(g·min)$ 水平,组织酸中毒则极为显著,并伴有磷酸肌醇 PCr 和 ATP 的下降;PCr 耗尽的阈值[$0.18\sim0.23mL/(g·min)$]高于 ATP 的血流水平[$0.13\sim0.14mL/(g·min)$]。细胞外和组织中的离子改变,决定了细胞膜的去极化,其血流的阈值均较低,在 $0.10\sim0.15mL/(g·min)$。局灶性脑缺血周围的代谢和离子失调的次序是:最初蛋白质合成抑制[$0.55mL/(g·min)$],继而 RNA 合成抑制并刺激无氧糖酵解[低于 $0.35mL/(g·min)$],能量状态崩溃[$0.20mL/(g·min)$],细胞膜去极化[低于 $0.15mL/(g·min)$]。从功能失调的角度看,首先是 EEG 变慢,继而 EEG 和诱发电位的波幅降低,完全的 EEG 活动抑制发生在 $0.15\sim0.23mL/(g·min)$ 时,诱发电位的消失和出现自发单位电活动发生在 $0.15\sim0.25mL/(g·min)$ 时。神经病学研究提示猴子可逆性偏瘫的血流值为 $0.23mL/(g·min)$,而 $0.17\sim0.18mL/(g·min)$ 时则为不可逆损害。综观上述血流阈值,功能失调的血流低于蛋白质合成抑制的,甚至低于无氧糖酵解的血流,均在能量代谢危机的阈值内,表明功能的抑制源于能量崩溃。

局灶性脑缺血代谢失调的后果是细胞的渗透压升高,水从细胞外进入细胞内,这种细胞外间隙水体积的改变可利用电阻抗或弥散 MRI 检测,两项检查对细胞体积变化极为敏感。猫脑血管阻塞2小时,血流在 $0.30mL/(g·min)$ 时电阻抗信号上升,而弥散 MRI 检测信号增高则在 $0.41mL/(g·min)$,此两项检查的血流阈值改变远高于伴随于缺氧细胞膜去极化的脑水肿的阈值[$0.10mL/(g·min)$]。而弥散 MRI 检测已在临床开始作为超早期脑梗死的诊断手段。

缺血半暗区确切定义是围绕梗死中心的缺血组织,其电活动中止,但仍保持正常的离子平衡和结构完整的区域。缺血半暗区存在时间的长短和范围取决于局部脑血流下降的程度和速度,实际上对半暗区研究认识的加深,缺血半暗区的定义和含义有所进展。

多年来的研究已经基本明确缺血再灌注损伤的各个环节,关于缺血半暗区的界定也更为全面。

2.缺血半暗区和治疗时间窗

缺血半暗区的概念最早由 Astrup 于 1977 年提出,其将缺血半暗区定义为:围绕在不可逆性损伤周边的区域,表现为电生理活动消失,但尚能维持自身离子平衡的脑组织。关于半暗区还有其他多种定义方法:①血流半暗区:当脑血流下降但维持在正常水平 40% 以上时,出现脑电功能障碍。当脑血流下降到 30% 时达到细胞的电衰竭阈值,此时神经传导功能消失。当脑血流下降至正常水平的 15%～20% 时,则达到神经细胞的膜衰竭阈值。电衰竭和膜衰竭之间的脑组织称为缺血半暗区,为位于最严重缺血区和正常灌注区之间的中间区;②代谢半暗区:PET 检查发现表观扩散系数正常而脑氧代谢率异常的区域;③分子半暗区:认为梗死中心与正常脑组织之间,不同时间内多种基因表达的不同导致了选择性神经元死亡,出现变性蛋白质、低氧带和扩散性抑制等情况,出现多分子半暗区;④远隔区域损伤:近年来,有学者将远隔部位的缺血和功能联系不全也归入半暗区范畴。虽然有上述不同的界定方法,但最常用的仍是以血流状况定义的半暗区。

半暗区细胞存活的时间为治疗时间窗。缺血后大部分周边区的血流可自发恢复(有时可高于正常水平,为高灌注状态),但如不在治疗时间窗内恢复灌注,则周边区内细胞仍无法存活。

半暗区定义的最重要的意义就是指导临床治疗,特别是溶栓治疗以及治疗时间窗的观察。近年来 CT、MRI 等各种影像学技术对半暗区的研究为临床治疗提供了非常有益的信息。尤其是超时间窗溶栓,基本都是根据影像学的结果进行选择。各种影像学技术由于具有不同的工作原理,所以对半暗区的界定不同,大体可以分为定量研究和半定量研究两种,其中正电子发射体层摄影术(PET)、氙气增强 CT(XeCT)是可以对脑血流量进行完全定量研究的方法,而功能磁共振技术、单光子发射计算机成像(SPECT)和 CT 灌注成像(CTP)均为半定量分析方法。下面主要介绍一下各种影像学方法对半暗区的界定。

(1)PET 对半暗区的界定:PET 可以发现卒中早期的病理生理改变,提供重要生理指标的定量图,如:局部脑血流量(rCBF)、局部脑摄氧分数(OEF)、局部脑氧代谢率(CMRO$_2$)和局部脑葡萄糖代谢率等多种指标,可以同时显示关于解剖、血流和代谢的信息。在缺血早期,PET 显示为 rCBF 下降,CMRO$_2$ 保持正常而 OEF 升高,提示组织仍有存活可能,这种代谢与血流的不平行就是缺血半暗区的特征。随着缺血时间的延长,OEF 降低,反映组织发生了不可逆损伤。

(2)XeCT 对半暗区的界定:XeCT 原理是在一定时间内脑组织所摄取的气体量为动脉血带入脑的量与随静脉血从组织中流出量之间的差值。患者在行普通 CT 检查时通过面罩吸入氧和氧气的混合气体,通过计算机进行参数图像的计算得到脑血流图像,选择感兴趣的层面和区域,可得到该区域的绝对血流量值。XeCT 仅能提供解剖和血流方面的信息,有学者将半暗区界定为:围绕缺血中心的脑组织 rCBF 为 7～20mL/(g·min)。

(3)功能磁共振对半暗区的界定:功能磁共振包括弥散加权磁共振(DWI)和灌注加权磁共振(PWI)以及磁共振波谱分析(MRS)等。DWI 观察的指标是表观弥散系数(ADC),DWI 显示的异常病变多代表不可逆损伤区;PWI 观察的指标是平均通过时间(MTT)、相对 CBF 以及脑血容量。动物实验证实,PWI 可于脑血管闭塞后立即发现相应的脑灌注下降,是最早显示脑梗死的方法之一。PWI 还可以显示脑灌注不足但尚未发生梗死的区域。缺血早期，ADC下降，MTT 延长，相对 CBF 以及脑血容量均下降。缺血早期 PWI 多大于 DWI，PWI 和 DWI 结合可以判断缺血半暗区的范围，MRI 技术对半暗区的界定为：围绕异常弥散中心的弥散正常而灌注减少的组织，即 PWI 与 DWI 的不匹配区，也有学者将之定义为 MTT 延长 73%、相对脑血容量降低 29% 的区域。

还有通过磁共振血管造影（MRA）与 DWI 的不匹配定义半暗带，方法为：MRA 显示大脑中动脉 M_1 段闭塞而 DWI 所示梗死体积<25mL 者，或 MRA 显示大脑中动脉 M_1 段狭窄而 DWI 所示梗死体积<15mL 者，发现存在 MRA-DWI 不匹配的患者更能够从溶栓治疗中受益。

MRS 能够发现组织内是否存在着某些化学物质，可用于判断病变的性质和代谢状况。脑组织在长回波时间下主要有四个峰：①N-乙酰天冬氨酸（NAA）峰：是神经元及轴索的标志。②肌酸（Cr）峰：因其含量在各种病理状态下较稳定，故常用作参考值比较其他代谢产物的变化。③胆碱峰（Cho）：与细胞膜磷脂的分解和合成有关。④乳酸峰（Lac）：来源于葡萄糖无氧代谢产物乳酸，当机体有短暂缺氧时，常可测到此峰。Lac 升高且 NAA 正常或轻度下降（<14%）的区域提示为缺血半暗区；Lac 升高以及 NAA 明显下降的区域（16%～34%）可能为不可逆损伤区。

（4）SPECT 对半暗区的界定：SPECT 运用放射性示踪剂显示血流的变化，是一种可靠的测量 CBF 的方法，能在症状出现最初几个小时内发现 CBF 的改变，此时 CT 甚至 MRI 可能还是阴性的，但是为半定量研究方法。将症状出现后的 3～6 小时内摄取比为对侧相应区域的40%～70% 的区域界定为半暗区。

（5）CTP 对半暗区的界定：CTP 通过静脉内团注对比剂，使用快速扫描技术观察对比剂在第一次通过脑组织时的脑组织密度变化的情况，脑组织的密度变化即血液内造影剂浓度的变化，可反映出脑组织的血流动力学改变。Koenig 等计算患侧与健侧 rCBF、rCBV 的比值，发现相对 rCBF 为 0.48、相对 rCBV 为 0.6 是梗死组织与半暗区组织的鉴别指标，其预测有效率分别是 74.7% 和 83.1%。

也有研究认为 CBF 比值<0.20 提示不可逆性损伤，CBF 比值为 0.20～0.35，则提示可逆性损伤，可进行溶栓治疗。此外还有其他的方式，如非增强 CT 上的低密度影提示为缺血核心区，而密度正常或肿胀区域内伴 CBV 增高的区域为半暗带。CBV 的下降是最终梗死区的预测指标，血管闭塞区内 MTT 的延长预示其将发展成梗死区等等。不同的参数组合可以从不同的角度界定半暗带和最终梗死区。

3.脑缺血性损害的瀑布效应

急性脑缺血后神经组织的细胞能量代谢衰竭、细胞膜去极化而膜内、外离子平衡紊乱，继而兴奋性氨基酸和神经递质释放，通过各种渠道导致细胞内钙离子的超载，激活细胞的蛋白酶、磷脂酶和过氧化系统，产生蛋白质水解和各种自由基，损伤神经组织。这些改变几乎是同时或在极短的时间内次序发生，故称之为瀑布效应。钙离子在触发脑缺血后继发性神经元损害中起了十分重要的作用，Martin 等研究表明，脑缺血或缺氧的早期（3～10 分钟），由于钾离子传导的改变引起进行性、显著的神经细胞膜电位的下降（去极化），导致突触间谷氨酸盐释放,激活谷氨酸能受体,从而打开钙通道,致使神经细胞内钙离子超载。胞内钙离子超载可使细胞内线粒体功能丧失,ATP 产生明显减少,而 ATP 依赖的离子泵功能丧失。由于膜磷脂过氧化而细胞内活性氧含量显著增加,激活钙离子依赖的蛋白水解酶。这些变化共同引起神经细胞肿胀、细胞器溶解、细胞外膜的破裂及局部针对溢出的细胞组分的炎性反应。

脑血流的下降和随后的低氧引起 ATP 水平的急剧下降,导致钠钾泵衰竭,从而细胞膜去极化和离子平衡失调。细胞膜去极化引起电压门控钙通道开放,钙离子进入细胞内。神经元内钙离子达到高摩尔浓度时将激活一系列钙依赖性系统,包括钙依赖性激酶、磷脂酶和蛋白酶,这些系统持续的激活能导致即刻或迟发性神经元死亡。同样,突触前钙离子浓度增高引起谷氨酸盐释放,作用于兴奋性氨基酸(EAA)受体,导致进一步的突触后钠离子和钙离子内流;兴奋性氨基酸受体的激活也可通过磷酸肌醇刺激引起钙离子从细胞内贮存逸出,加重钙超载。在猫局灶缺血时,细胞内钙浓度改变与最终的组织学和脑电功能改变相关;脑血流与细胞内钙浓度也有一定关系,局部脑血流量低于正常的 20％时,细胞内钙浓度开始增高并在再灌注期仍居高不下,最后脑电恢复差并有严重的组织学损害。

许多研究提示,兴奋性氨基酸受体与钙离子通道偶联并与神经细胞变性坏死关系密切,表明具有兴奋性毒性作用,阻断其兴奋性作用可能减轻缺血性脑损害的程度。20 世纪 70 年代初期,有学者发现外源性谷氨酸盐对胎鼠有神经毒性作用,并发现其结构类似于 N-甲基-D-天冬氨酸(NMDA)。80 年代发现在脑缺血时脑细胞外谷氨酸盐水平增高,阻断谷氨酸盐受体的NMDA 部位可抑制 NMDA 导致的神经毒性作用;而且兴奋性毒性使突触后 EAA 受体的谷氨酸盐激活,切断进入易损神经元的谷氨酸盐能传入纤维有神经保护作用。兴奋性毒性的分子机制尚未完全清楚,但是兴奋性氨基酸受体的激活,是由最初的钠离子及其更重要的钙离子内流,去极化神经元,而进一步激活钙离子通过 EAA 受体进入神经元内,钙离子在胞内积聚触发了兴奋性毒性的瀑布反应。亲代谢谷氨酸盐受体激活,通过激活 G 蛋白系统,导致蛋白激酶 C(PKC)增加而蛋白激酶 A(PKA)减少,这些第二信使在兴奋性毒性瀑布反应如 EAA受体和电压门离子通道的开放中起重要作用,最终将激活即刻早期基因(IEGs),产生一氧化氮(NO)、酸中毒、酯酶及核酸内切酶激活,损害神经组织。

三、临床表现

动脉粥样硬化性脑血栓形成的临床表现为一组突然发生的局灶性神经功能缺失症候群,损害的症状主要根据受累及脑动脉的供血分布而定,不同供血区域损害的特征性症状出现的概率不同。

1.局灶性神经功能缺失征群

临床神经功能缺失的基础是脑缺血导致神经解剖结构的损害,依照血管供应的神经解剖结构的功能,可以将脑血管病分为以下数种血管综合征。

(1)大脑前动脉征群:大脑前动脉供应大脑皮质的内侧面,包括支配对侧小腿的运动和感觉皮质、膀胱抑制或排尿中枢。大脑前动脉供血区缺血将出现对侧小腿的瘫痪和感觉缺失,因反射性排尿抑制的损害引起急迫性排尿。临床此综合征不常见,可能是因为大脑血流主要流向大脑中动脉。

(2)大脑中动脉征群:在缺血性脑血管病中,大脑中动脉病变最多见。大脑中动脉供应绝大部分的大脑皮质(外侧面)和深部皮质下结构。大脑中动脉皮质支分上侧分支,供应支配对侧面部、手和手臂的运动、感觉皮质和优势半球的语言表达区;皮质下侧分支则供应视放射、视皮质(黄斑视力)和部分感觉皮质及优势半球的语言感受区。发自近大脑中动脉主干的豆状核纹状体动脉(豆纹动脉)则供应基底节、内囊膝部和后肢的下降运动传导束(对侧面部、手、手臂和下肢)。

大脑中动脉上侧皮质支损害时,出现对侧面部、手和手臂的偏瘫及相应的偏身感觉缺失,但是不伴有同向偏盲。如损害优势半球,可以出现 Broca's 失语(损害语言的表达)。单独大脑中动脉下侧皮质支病变少见,导致对侧同向偏盲,对侧肢体的图形、实体和空间感觉的障碍,可有疾病否认、肢体失认、穿着失用、结构失用等显著的皮质感觉的损害特征。如损害优势半球,可以出现 Wernicke's 失语(损害语言的感受);如损害非优势半球,临床表现可出现急性精神混乱状态。

大脑中动脉分叉处,即分出皮质上下侧支或(和)大脑中动脉的病变,临床症状重,合并上、下侧皮质支综合征的表现,往往面部、上肢重于下肢,优势半球损害则完全性失语(表达和感受语言障碍)。

大脑中动脉主干(发出豆状核纹状体动脉前)损害,临床表现出整个供血区的障碍,对侧偏身的瘫痪和感觉缺失,因内囊受损,上、下肢损害程度无明显差异。

(3)颈内动脉征群:颈内动脉来源于颈部颈动脉,其分支除前面讨论的大脑前、中动脉外,尚发出眼动脉供应视网膜。颈内动脉病变程度依侧支循环的情况而定,侧支循环多数是缓慢进展的动脉阻塞而代偿的结果。有作者认为缺血性脑血管病中约 1/5 颅内或颅外颈内动脉阻塞。近 15%病例,颈内动脉的进行性动脉粥样硬化阻塞前,有短暂性脑缺血发作(TIAs)的先兆或同侧眼动脉缺血导致一过性单眼黑矇。颈动脉阻塞可以是无症状性的。有症状的颈动脉综合征类似大脑中动脉综合征。

(4)大脑后动脉征群:一对大脑后动脉发自基底动脉的尖端,供应枕叶皮质、颞叶内侧面、丘脑和中脑头端。通常由于栓塞发生在基底动脉的尖端,可以阻塞一侧或双侧后动脉,栓子可崩解而不出现症状,或部分的大脑后动脉梗阻。

临床大脑后动脉闭塞导致对侧视野的同向偏盲,而黄斑视力保存(黄斑视力的枕叶皮质由中动脉和后动脉双重供血)。大脑后动脉起始段闭塞影响中脑上端,出现眼球运动异常,包括垂直凝视麻痹、动眼神经麻痹、核间性眼肌麻痹和眼球垂直分离性斜视。大脑后动脉闭塞影响优势侧半球(多数是左侧)枕叶,特征性表现为命名性失语、失读症(而无失写)和视觉失认。视觉失认是由于胼胝体损害切断了右侧视皮质和左侧语言皮质的联系。双侧大脑后动脉闭塞引起皮质盲和因颞叶损害的记忆障碍。

(5)基底动脉征群:基底动脉起自双侧椎动脉(某些个体仅仅有一支椎动脉),行进于脑干腹侧,并于中脑水平分叉为大脑后动脉。基底动脉分支供应枕叶、颞叶内侧面、丘脑内侧、内囊后肢和整个脑干及小脑。

基底动脉血栓形成往往因为累及多组分支动脉,临床表现通常不一致。如累及椎动脉(单侧或双侧)其表现类似基底动脉血栓形成,在颈椎关节硬化的病例中,可以因头部转动导致一过性椎动脉暂时性闭塞,出现脑干功能障碍的症状和体征。另外,发出椎动脉前的锁骨下动脉闭塞可以引起锁骨下动脉盗血综合征,往往是全身动脉硬化的一部分,并不提示椎-基底动脉的卒中。

发生在基底动脉近端的血栓形成,影响脑桥背侧部分,出现单侧或双侧滑车神经麻痹,水平性眼球运动异常,并可有垂直性眼震和眼球沉浮,瞳孔缩小而光反射存在(下降的交感神经传导束损害),偏瘫或四肢瘫和昏迷多见。基底动脉综合征易混淆于脑干出血,但临床 CT 或 MRI 可以明确鉴别。

如损害脑桥腹侧部(不影响脑桥背侧),临床出现四肢瘫痪,而意识完好,患者仅仅利用眼睛闭合和垂直眼球运动来示意,通常称为闭锁综合征。此状态多与昏迷混淆,EEG 可有助于鉴别。

发生在基底动脉远端的闭塞,影响中脑上行网状结构、丘脑和大脑脚,通常出现特征性的意识障碍和单侧或双侧动眼神经麻痹、偏瘫或四肢瘫,临床称为基底动脉尖综合征,有时与天幕疝影响中脑的状况相混淆。此类情况多见于栓塞性病变。

(6)椎-基底动脉长旋分支征群:椎-基底动脉长旋分支是小脑后下动脉、小脑前下动脉和小脑上动脉,供应脑干背外侧,包括位于背外侧的脑神经核和进出小脑传导束的小脑脚。常见的是小脑后下动脉闭塞导致的延髓背外侧综合征,表现同侧的小脑性共济失调、Horner 征和面部感觉缺失,对侧痛、温度觉损害,眼球震颤,眩晕,恶心呕吐,呃逆,吞咽困难和构音障碍,无运动障碍。

小脑前下动脉闭塞导致脑桥下端外侧部的损害,常见同侧面部肌肉瘫痪、凝视麻痹、耳聋和耳鸣,无 Horner 征、呃逆、吞咽困难和构音障碍。

脑桥上端外侧部的损害多由于小脑上动脉闭塞,临床表现相似小脑前下动脉闭塞的表现,但是无听神经损害,而出现视动性眼球震颤和眼球反侧偏斜,对侧出现完全性感觉障碍(包括触觉、振动觉和位置觉)。

(7)椎-基底动脉旁中央分支征群:椎-基底动脉旁中央分支行径于脑干腹侧至四脑室底,供应脑干的内侧面,包括大脑脚内侧、感觉传导通路、红核、网状结构和内侧的脑神经核(Ⅲ、Ⅳ、Ⅵ、Ⅻ)。

2.脑梗死的临床分型

(1)OCSP 分型:主要分为四种类型。

①完全前循环梗死(TACI):大脑高级功能障碍、同侧视野损害、同侧面部或上肢、下肢中至少两个部位的运动和(或)感觉障碍。

②部分前循环梗死(PACI):只表现完全前循环中所列三方面中的两项,或只表现大脑高级功能障碍,或较腔隙性梗死中所规定的更局限的(如局限于一个肢体或面部和手但不是整个肢体)运动/感觉障碍。

③后循环梗死(POCI):同侧脑神经麻痹伴对侧运动/感觉障碍、双侧运动/感觉障碍、眼球会聚异常、小脑症状不伴同侧的长束症状(如共济失调性轻偏瘫)或单侧同向视野缺损。

④腔隙性脑梗死(LACI):分纯运动性、纯感觉性、感觉运动混合性、共济失调轻偏瘫、构音

障碍手笨拙综合征 5 种。

（2）TOAST 分型：主要是根据病因进行分型，分为：

①心源性：最常见，其栓子来源见表 2-3-1。

表 2-3-1   心源性栓塞的栓子来源

高度危险的栓子来源	中度危险的栓子来源
机械心脏瓣膜	二尖瓣脱垂
二尖瓣狭窄伴心房纤颤	二尖瓣环状钙化
心房纤颤	二尖瓣狭窄不伴心房纤颤
病态窦房结综合征	心房间隔缺损
4 周之内的心肌梗死	卵圆孔未闭
左心房或左心耳血栓	心房扑动
左心室血栓	单独出现的心房纤颤
扩张型心肌病	生物心脏瓣膜
左心室区段性运动功能不良	非细菌性血栓性心内膜炎
左心房黏液瘤	充血性心力衰竭
感染性心内膜炎	左心室区段性运动功能减退
	4 周之后,6 个月之内的心肌梗死

②大动脉粥样硬化性卒中：这一类别要求颈动脉超声波扫描或多普勒扫描确认颈内动脉闭塞或狭窄达到血管横截面积的 50%，通过血管造影或磁共振血管造影发现的颈动脉，大脑前、中、后动脉，椎-基底动脉狭窄达到血管横截面积的 50%。

③腔隙性脑梗死：具备以下三项标准之一者即可确诊：a.具有典型的腔隙性梗死综合征，且影像学检查发现与临床表现相符的、最大径＜1.5cm 的病灶的卒中；b.具有典型的腔隙性梗死综合征，但影像学未发现相应病灶的卒中；c.具有非典型的腔隙性脑梗死综合征，但影像学检查发现与临床表现相符的、最大径＜1.5cm 的病灶的卒中。

④其他原因引发的缺血性卒中：这一类别包括由其他明确原因引发的脑梗死（高凝状态、血液系统疾病、吸食毒品等）。

⑤原因不明的缺血性卒中：这一类别包括不能归于以上类别的缺血性脑卒中。

3.特殊类型的脑梗死

主要包括脑小血管病和分水岭梗死。

（1）脑小血管病：近年来出现了小血管病（SVD）的概念。脑小血管病是指累及直径 30～800μm 范围内，没有侧支吻合的解剖终末动脉，病变微小动脉的直径主要分布在 100～400μm 之间，其供血区域在脑深部白质及脑干，临床表现为静息性脑梗死、各种腔隙综合征、血管性认知功能障碍、步态异常和老年情感障碍，影像学表现为腔隙性脑梗死灶、脑白质疏松、微出血及血管周围间隙扩大的一组脑小血管本身病变性疾病。

血管病变主要是玻璃样变、脂质玻璃样变、纤维素样坏死、淀粉样物质沉积。主要的病因有动脉硬化、脑淀粉样血管病、遗传相关性血管病和炎症或免疫介导性血管炎以及放射性血管病。导致动脉硬化的原因主要有高血压、糖尿病、高龄。脑淀粉样血管病导致淀粉样物质沉积。遗传(单基因突变)相关性血管病包括：伴皮质下梗死和白质脑病的常染色体显性遗传性脑动脉病(CADASIL)，伴皮质下梗死和白质脑病的常染色体隐性遗传性脑动脉病(CARASIL)，常染色体显性遗传性视网膜血管病伴有白质脑病(AD-RVLC)，遗传性肾病、动脉瘤和肌肉痉挛(HANAC)，线粒体脑肌病(MELAS)，Fabry病等。炎症或免疫介导性血管炎包括：坏死性血管炎、过敏性紫癜、冷球蛋白血症血管炎、皮肤白细胞破碎性血管炎、原发性中枢神经系统血管炎、Sneddon综合征、Susac综合征、结缔组织病相关的血管炎、感染相关的血管炎及放射性损伤导致小血管纤维素样坏死。这里主要介绍两种遗传学小血管病CADASIL和CARASIL。

①CADASIL：突变基因：CADASIL由位于19p的Notch 3基因变异导致，该基因编码一个单通道跨膜受体。Notch 3基因于1919年在果蝇体内发现，该基因的部分功能缺失会在果蝇翅膀的边缘造成缺口，Notch基因由此而得名。动物模型实验研究表明Notch 3基因可能从以下4个方面影响心血管系统：血管重构、血管稳定性、动静脉发生选择、心脏发育。1955年，法国学者Vas Bogaert首先描述CADASIL为"在两姐妹中快速发生的Binswanger病"。后来陆续报道了许多家系。CADASIL在65岁以下伴白质脑病的腔隙性脑梗死的病例中占2%，在50岁以下者中占11%。

临床表现：CADASIL的临床表现多种多样，但其基本特征为：伴有先兆的偏头痛、皮质下缺血事件、情绪障碍、淡漠及认知功能缺损。这些表现的发生年龄、持续时间和发生频率均不同。20%～40%的CADASIL患者有伴先兆的偏头痛，是普通人群的5倍。皮质下缺血事件(TIA和缺血性卒中)是CADASIL最常见的表现，见于60%～85%的患者，缺血事件通常是皮质下，67%的患者为腔隙综合征。大多数患者在数年内有2～5次复发卒中，逐渐引起步态困难，伴或不伴尿失禁、假性延髓麻痹。20%的CADASIL患者存在情绪障碍，通常为重度抑郁，有些会表现为躁狂发作。认知功能缺损是CADASIL的常见临床表现。多数病例最早的症状是执行功能和处理速度下降。此外有10%的患者有癫痫发作，也有发生脊髓梗死和颅内出血的报道。5种主要临床表现均可独立发生，但大部分会相继出现。

影像学特征：MRI显示脑白质和基底节区对称性白质病变和腔梗灶，局限性病变主要位于半卵圆中心、丘脑、基底节和脑桥内，尤其是颞叶前部和外囊。颞叶前部受累可达89%～97%，为本病的主要特征，同时可伴有脑萎缩。MRI显示双侧对称性白质病变、颞极病变、合并新发梗死(DWI)。

诊断标准：基因测试是诊断CADASIL的金标准。皮肤血管活检特征为小动脉血管壁增厚导致管腔狭窄、肥大的内皮、中膜到外膜非淀粉样颗粒状嗜锇物质及平滑肌细胞形态学改变为特征。颗粒状嗜锇物质是CADASIL特殊的超微结构特征，位于血管基底膜。皮肤样本的Notch3单抗免疫染色可以揭示血管壁上聚集Notch3蛋白，有高度的诊断敏感性(85%～95%)和特异性(95%～100%)。

CADASIL的诊断标准：

A.必须条件：a.遗传学：明确三代以上脑血管事件和痴呆遗传病史；b.发病年龄：中年以前发病，60%为28～38岁，平均40岁；c.血管事件：反复发生TIA或腔隙性脑梗死；d.常无高血压、糖尿病等常见的卒中危险因素；e.痴呆和精神障碍：在卒中基础上，逐渐出现心境障碍、抑郁、认知功能减退和痴呆。

B.伴随条件：a.偏头痛：30%～40%患者发病早期伴偏头痛发作；b.影像学：常见脑室旁白质疏松、脑萎缩和多发腔隙性梗死。

C.确诊条件：a.病理检查：脑、皮肤和神经活检电镜可见嗜锇颗粒（GOM）；b.基因分析：在19p13染色体上发现Notch 3基因突变。

确诊CADASIL：4条以上必须条件＋1条确诊条件；

可能CADASIL：4条以上必须条件＋1条以上伴随条件；

可疑CADASIL：至少3条必须条件＋1条以上伴随条件。

②CARASIL：突变基因：CARASIL是常染色体隐性遗传性脑动脉病及动脉硬化伴皮质下梗死及白质脑病（CARASIL）的简称，也称青年发病的Binswanger样白质脑病伴秃头和腰痛。目前发现该疾病与染色体10q（10q25.3-q26.2）的基因（HTRA1）的突变有关。该基因与TGF-β家族的信号传导有关，由于基因突变导致酶活性下降从而失去对TGF-β信号通路的抑制，导致血管病变。Fukutake等在总结17例病例报告的基础上，鉴于当时国际上已存在伴有皮层下梗死和白质病变的常染色体显性遗传性脑动脉病（CADASIL）这一病名，且两者在临床、影像、病理改变有很多相似性，而后者符合隐性遗传特征，故将其命名为CARASIL。

病理改变：主要的病理改变是脑白质广泛脱髓鞘，U形纤维保存，少突胶质细胞及星形胶质细胞减少。不同病例的脑白质病变可在额叶、额顶、枕叶或颞顶叶，胼胝体亦可见萎缩及多数软化灶，病变可沿锥体束累及大脑脚和脑桥基底部。脑白质直径100～400μm的小动脉及细小动脉可见内膜纤维化、玻璃样变、内弹力层断裂、管径狭窄及闭塞等。脑底部大血管无异常或轻度动脉粥样硬化。

诊断标准：a.40岁前出现症状，临床呈进行性（有时可短暂性停顿）智能低下、锥体束征、锥体外系症状和假性延髓麻痹等，影像学病变以弥漫性皮质下白质为主；b.早年（10～20岁）出现秃头或广泛头发稀疏；c.急性反复腰痛，伴变形性脊椎病或椎间盘突出；d.血压＜140mm/90mmHg，未服过降压药；e.无肾上腺白质营养不良等脑白质的疾病。

具备以上5项为确诊病例；第2或第4项中一项不清，具备其他4项为可能病例，确诊病例的同胞，且双亲近亲结婚，有脑病表现或有第2、3两项，为可疑病例。

以下几项可作为诊断参考：a.双亲或祖父母近亲结婚的遗传背景；b.卒中或阶段性恶化进展方式；c.CT/MRI显示弥漫性脑白质病变，基底核及大脑白质腔隙性梗死。

CARASIL需要与CADASIL鉴别，主要依据为基因检测结果。CADASIL电镜下见到在平滑肌细胞基底膜有嗜锇颗粒沉积是确定诊断的依据。本病仍需与肾上腺脑白质营养不良、异染色性白质脑病、淀粉样血管病变、血管炎鉴别。

治疗：这两种单基因脑小血管病没有明确的治疗方法，主要是对症治疗、改善智能、预防卒中复发。抗凝和抗血小板药物的效果不明确。

（2）分水岭梗死：分水岭梗死或边缘区梗死，是指相邻两个血管供血区交汇处区域由于血流动力学异常或者微栓子栓塞造成的梗死。分水岭梗死约占脑梗死的10%。分水岭梗死又分为皮质型梗死和皮质下型梗死。大脑半球、小脑、脑干均可发生分水岭梗死。其发病原因是低血压和(或)低血容量、颈动脉狭窄或闭塞、微栓塞等。皮质型梗死多是由于栓塞导致,有时合并有血流动力学异常,而皮质下梗死主要是源于血流动力学异常。而小的皮质下分水岭梗死常常伴有更大范围的灌注下降,可能只是冰山的一角,预示着潜在的卒中风险,必须进行详细的影像学评估。

临床表现:①发病前的状态或诱因有助于对分水岭梗死的判断。如体位改变时(从卧位到立位)、吃饭中、运动中、深呼吸或剧烈咳嗽状态下发病;发病时血压低(用降压药或药物加量、合并使用其他药物加强降压、麻醉、心脏手术、失血或贫血等),如果合并血管狭窄则更容易诱发分水岭梗死。②特殊的临床表现,如有意识丧失而无局灶性体征的梗死;眼脑综合征(单侧一过性黑矇和对侧肢体或单个肢体运动障碍);肢体摇晃(脑电图正常);罕见的有视网膜间歇性反应不良(强光照射后短暂的失明)等。由于皮层受累多见,故癫痫的发病率比普通脑梗死更高。也可出现轻度的半球性认知功能障碍。

预后:由于分水岭梗死多与血管狭窄相关,其病死率高于普通的脑梗死,年病死率可达9.9%(普通脑梗死年病死率为2.3%)。

四、影像学和实验室检查

检查内容包括:病灶性质的确定,包括头颅 CT 扫描、MRI 尤其是 DWI 的检查,血管及血流状态的检查包括颈动脉超声、TCD、CTA、MRA 和 DSA,病因学检查如心脏超声以及经食管心脏超声等。

影像学检查可以发现脑梗死的大小、部位、血管分布,也可以发现梗死后出血。脑部影像学检查影响着短期及长期治疗决策的制定,如溶栓患者的选择和超时间窗溶栓患者的选择、后续抗栓药物的选择。此外,现代影像学可获得有关缺血性损伤部位、可逆程度、颅内血管状况及脑血流情况的信息。

1.CT 早期梗死征象

包括 MCA 高密度征和灰白质界限不清,这两个指征也是神经功能恶化的独立的危险因素。

2.CTA 显示病变血管

CTA 可显示脑供血动脉颅外段和颅内段大血管的状况,包括有无血管狭窄、斑块形成和侧支循环情况。

3.多模式灌注 CT 显示改变和相关信息

灌注 CT 显示 CBF、CBV、MTT 和 TTP(达峰时间),有助于半影区的判断。

4.DWI 和 ADC 图确认急性期病灶

超急性、急性期脑梗死在 DWI 上表现为高信号,其 ADC 值较对侧相应区域明显下降,表现为低信号;随时间延长 rADC 由低到高,于 8~14 天出现假性正常化,于慢性期高于正常水平。而 DWI 上的高信号持续时间较长,可达 30 天左右。

5.磁敏感磁共振(SWI)和 T_2*W 梯度回波成像

磁敏感磁共振(SWI)和 T_2*W 梯度回波成像可发现微出血改变在脑小血管病中非常需

要判断颅内的微出血情况,近年来主要是通过两种序列磁敏感磁共振(SWI)和 $T_2 * W$ 梯度回波成像进行微出血方面的判断。

6.DSA 是血管介入治疗前的必须检查

DSA 能动态实时观察脑血管的结构状况和脑血流供应情况,是评估侧支循环的最佳选择,也是进行血管内介入治疗前的必须选择。DSA 对动脉夹层的诊断和治疗选择具有决定性的指导作用。

7.实验室检查

发病后应立即检查的指标包括全血细胞计数、血糖、电解质、肝肾功能、凝血时间等。低血糖可引起局灶性神经系统症状及体征,这些临床表现与卒中类似,而高血糖与疾病的预后不良有关。对于服用华法林或肝病患者需测定 PT/INR。其他后续检查主要是病因学方面的检查,如蛋白 C、蛋白 S、免疫和炎性指标、基因检测等。

8.其他检查

包括胸片、12 导联心电图、24 小时心电图监测、心脏超声、腹部 B 超和四肢血管超声有助于伴发病变的判断和分析。

五、诊断与鉴别诊断

1.诊断

(1)中年以上的高血压及动脉硬化患者。

(2)静息状态下或睡眠中急性起病,一至数日内出现局灶性脑损害的症状和体征。

(3)能用某一动脉供血区功能损伤来解释。CT 或 MRI 检查发现梗死灶可明确诊断。

(4)有明显感染或炎症性疾病史的年轻患者需考虑动脉炎致血栓形成的可能。

2.鉴别诊断

(1)出血性卒中:有 10% 左右的脑出血患者发病时意识清晰,血压可无明显升高,可不出现头痛、呕吐等情况,临床难以区分,但 CT 扫描能第一时间区分这两种病变,是首选的影像学检查。

(2)颅内占位性病变:少数的脑肿瘤、慢性硬膜下血肿和脑脓肿的患者可以突然起病,表现局灶性神经功能缺失,而易与脑梗死相混淆。

(3)颅脑外伤:脑卒中发病时患者常有突然摔倒,致有头面部损伤。如患者有失语或意识不清,不能自述病史时,尤应注意鉴别。

(4)小血管病变与脱髓鞘病变的鉴别:两者的临床和影像学有相似之处,但是从危险因素、发病情况、影像学特征、脑脊液检测等多方面可进行两者的鉴别。

鉴别诊断的方法主要是根据临床表现和影像学检查,如磁共振增强扫描、PWI 扫描、MRS 等有助于脑梗死与肿瘤、脓肿等的鉴别。必要时需结合脑脊液检查发现脱落细胞、寡克隆带等特殊检查方法进一步明确诊断。

六、脑梗死的预防

卒中的危险因素分为可控性因素和不可控性因素。后者主要包括年龄和性别。可控性因素较多,Lancet发表的22个国家的研究分析包括出血在内的卒中的危险因素,按照人群归因风险比的高低将导致卒中的主要十种因素依次排名,分别是:高血压史、缺乏体育锻炼、腰臀比、APOB/APOA1的比值、吸烟、饮食不合理、心脏病变、抑郁、糖尿病、心理压力、酗酒。因此,应逐条控制这些危险因素,才能达到预防复发的目标。

1.控制血压

正常血压在120/80mmHg以下,糖尿病患者血压维持在130/80mmHg以下,轻度血管狭窄血压维持在140/90mmHg以下,一侧颈内动脉严重狭窄超过70%,收缩压维持在130~150mmHg,双侧颈内动脉狭窄超过70%,收缩压维持在150~170mmHg,在解除血管狭窄后,逐渐将血压降到正常。

2.体育锻炼

每天不少于30分钟的运动。

3.控制体重

男性腰臀比小于0.9,女性小于0.8。

4.调节血脂

LDL控制在2.6mmol/L以下,合并糖尿病、冠心病、代谢综合征、吸烟者LDL<2.07mmol/L。

5.戒烟。

6.合理饮食

控制摄盐量,每日不超过6g,减少饱和脂肪酸的摄入。

7.治疗心脏病

控制心脏节律和心率,治疗心脏的原发病。

8.心理干预和药物治疗,减轻抑郁。

9.控制血糖

空腹控制在6.0mmol/L以下,餐后血糖控制在10.0mmol/L以下,糖化血红蛋白7.0%以下。

10.限制饮酒

男性每日饮酒小于1瓶啤酒或4两红酒、1两白酒,女性要减半。

11.女性避免使用口服避孕药和绝经期后的雌激素替代治疗。

12.高同型半胱氨酸血症患者口服维生素B_6、B_{12}和叶酸。

13.抗栓药物

包括抗血小板药物阿司匹林和抗凝药物华法林,具体选择如下:①45岁及以上的女性患者,脑出血的风险小、胃肠道耐受好者,建议服用低剂量阿司匹林,但其作用非常有限;出于心肌梗死一级预防的目的,男性可以考虑服用低剂量阿司匹林,但其不能减少缺血性卒中的风险。②非瓣膜性房颤患者,如年龄小于65岁、没有血管危险因素,可建议服用阿司匹林。③非瓣膜性房颤患者,如年龄在65~75岁、没有血管危险因素,除非禁忌,建议服用阿司匹林或口服抗凝剂(INR 2.0~3.0)。④非瓣膜性房颤患者,如年龄大于75岁,或者虽不到75岁,但有高血压、左心室功能不全、糖尿病等危险因素,建议口服抗凝剂(INR 2.0~3.0)。⑤房颤患者,如不能接受口服抗凝剂,建议服用阿司匹林。⑥房颤患者,如有机械性人工瓣膜,建议接受长期抗凝。INR 目标值因人工瓣膜类型不同而异,但不能低于 2～3。⑦无症状性颈内动脉狭窄超过 50％的患者,建议服用低剂量阿司匹林,以降低发生血管事件的风险。

七、治疗

（一）急性期的治疗

1.一般治疗

卒中一般支持治疗的主要目的是尽量维持患者的内环境稳定,为卒中的特异性治疗和卒中康复创造条件。卒中的所有早期治疗可以在卒中单元中进行。目前认为,它是组织化卒中管理较好的形式。常规的一般治疗包括:纠正低氧血症、及时处理心脏病变、积极控制感染和体温升高(＞38℃给予降温)、重视营养支持等。

卒中早期的高血压处理仍没有定论,普遍认为急骤降压有可能加重卒中。作为溶栓前准备,应使收缩压＜180mmHg、舒张压＜100mmHg。血压持续升高,收缩压≥200mmHg 或舒张压≥110mmHg,或伴有严重心功能不全、主动脉夹层、高血压脑病,可予以谨慎降压治疗,并严密观察血压变化,必要时可静脉使用短效药物(如拉贝洛尔、尼卡地平等)。

约 40％的患者存在脑卒中后高血糖,预后不良。在血糖超过 11.1mmol/L 时给予胰岛素治疗。低血糖可直接导致脑缺血损伤和水肿加重,同样对预后不利。因此,血糖低于 2.8mmol/L时给予 10％～20％葡萄糖口服或注射治疗。

2.溶栓治疗

从 1995 年 NINDS 实验开始,到 2008 年 ECASSⅢ研究,国际上多项随机、双盲、对照研究证实了超早期 t-PA 静脉溶栓治疗(0.9mg/kg,最大剂量 90mg,其中 10％在最初 1 分钟内静脉推注,其余持续滴注 1 小时)的有效性,时间窗由 3 小时延长到了 4.5 小时。我国“九五”攻关课题“急性缺血性脑卒中 6 小时内的尿激酶静脉溶栓治疗”证实了尿激酶(100～150WU,溶于生理盐水 100～200mL,持续静脉滴注 30 分钟)的治疗作用,并已在国内广泛应用。在有条件的医院,介入动脉溶栓可以将 t-PA 的溶栓时间延长到 6 小时,尽管这还需要更大规模的临床研究来验证。溶栓治疗的主要风险是颅内出血,约占 6％。溶栓适应证的严格把握有助于减少这一并发症。

3.抗血小板治疗

多项大样本研究证实了脑卒中后 48 小时内口服阿司匹林(150～300mg/d)的疗效。阿司匹林能显著降低随访期末的病死率或残疾率,减少复发,但会轻度增加症状性颅内出血的风险。对不能耐受阿司匹林者,可考虑选用氯吡格雷等抗血小板治疗。

4.恶性大面积脑梗死的减压治疗

严重脑水肿和颅内压增高是急性重症脑梗死的常见并发症。对于发病 48 小时内,60 岁以下的恶性大脑中动脉梗死伴严重颅内压增高、外科减压术可以降低死亡率和致残程度。对压迫脑干的大面积小脑梗死患者也可考虑积极外科干预。

5.其他治疗

多项抗凝治疗的研究发现,它不能降低卒中病死率和致残率,但对于严重偏瘫的患者,抗凝治疗可以用于防治下肢静脉血栓形成和肺栓塞。有关降纤、扩容、神经保护、中医药的卒中治疗研究正在进行,但目前还没有足够的证据广泛应用于临床。

(二)卒中的二级预防

即卒中复发的预防,应该从急性期就开始实施。卒中二级预防的关键在于对卒中病因的诊断及危险因素的认识,针对不同病因,对不同复发风险的患者进行分层,制订出具有针对性的个体化的治疗方案。

1.危险因素控制

它主要包括:①对于高血压患者,在参考高龄、基础血压、平时用药、可耐受性的情况下,降压目标一般应该达到≤140/90mmHg,理想应达到≤130/80mmHg。②糖尿病血糖控制的靶目标为HbA1c<6.5%,但对于高危 2 型糖尿病患者要注意血糖不能降得过低,以免增加死亡率。③胆固醇水平升高或动脉粥样硬化性患者,应使用他汀类药物,目标 LDL-C 水平降至2.07mmol/L(80mg/dL)以下或使 LDL-C 下降幅度达到 30%～40%。④戒烟限酒、增加体育活动、改良生活方式。

2.大动脉粥样硬化患者的非药物治疗

这种卒中是复发率最高的分型。尽管高危因素的药物控制可以降低该类卒中的复发,但是部分内科治疗无效的患者需要考虑介入或者外科干预治疗。主要包括:①症状性颈动脉狭窄 70%～99% 的患者,可考虑颈动脉内膜剥脱术(CEA),术后继续抗血小板治疗。②对于无条件做 CEA 时、有 CEA 禁忌或手术不能到达、CEA 后早期再狭窄、放疗后狭窄可考虑行颈动脉支架置入术(CAS)。支架置入术前给予氯吡格雷和阿司匹林联用,持续至术后至少 1 个月。

3.心源性栓塞的抗栓治疗

心源性栓塞所致卒中的二级预防基础是抗凝,从传统的口服华法林到凝血酶抑制药,依从性好的患者可以将卒中复发的概率降低 2/3。华法林的目标剂量是维持 INR 在 2.0～3.0,而凝血酶抑制药则可以不必检查 INR。对于不能接受抗凝治疗的患者,可以使用抗血小板治疗。

4.非心源性卒中的抗栓治疗

大多数情况均给予抗血小板药物进行二级预防。药物的选择以单药治疗为主,氯吡格雷(75mg/d)、阿司匹林(50～325mg/d)都可以作为首选药物;有证据表明氯吡格雷优于阿司匹林,尤其对于高危患者获益更显著,但是会大幅度增加治疗花费。长期应用双重抗血小板药物(>3 个月),可能会增加出血风险,但对于有急性冠状动脉疾病(例如不稳定型心绞痛,无 Q 波心肌梗死)或近期有支架成形术的患者,可以联合应用氯吡格雷和阿司匹林。

5.其他特殊情况

一些卒中具有非常见的病因,此类患者需要根据具体病因学进行处理。动脉夹层患者发生缺血性卒中后,可以选择抗凝治疗血小板或抗血小板治疗。常用抗凝治疗的方法为:静脉肝素,维持 APTT 50～70 秒或低分子肝素治疗;随后改为口服华法林抗凝治疗(INR 2.0～3.0),通常使用 3～6 个月。药物规范治疗后仍有复发的患者可以考虑血管内治疗或者外科手术治疗。

不明原因的缺血性卒中/TIA 合并卵圆孔未闭的患者,多使用抗血小板治疗。如果合并存在下肢静脉血栓形成、房间隔瘤或者存在抗凝治疗的其他指征,如心房颤动、高凝状态,可以华法林治疗(目标 INR 2.0~3.0)。

伴有高同型半胱氨酸血症(空腹血浆水平≥16μmol/L)的卒中患者,每日给予维生素 B_6、维生素 B_{12} 和叶酸口服可以降低同型半胱氨酸水平。尽管降低同型半胱氨酸水平在卒中一级预防中的证据较充分,其是否可以降低卒中复发证据仍需进一步研究。

(三)康复

原则上在卒中稳定后 48 小时就可以由专业康复医生进行。有条件的医院可以在脑卒中早期阶段应用运动再学习方案来促进脑卒中运动功能恢复。亚急性期或者慢性期的卒中患者可以使用强制性运动疗法(CIMT)。减重步行训练可以用于脑卒中后 3 个月后轻到中度步行障碍的患者。卒中后进行有效的康复能够减轻功能上的残疾,是脑卒中组织化管理中不可或缺的关键环节。

第四节　脑栓塞

由于异常的物体(固体、液体、气体)沿血液循环进入脑动脉或供应脑的颈部动脉,造成血流阻塞而产生脑梗死,称为脑栓塞,亦属于缺血性卒中。脑栓塞占卒中发病率的 10%~15%。从近代有关脑栓塞的概念来看这显然是远远低于实际发生的情况。只要产生栓子的病原不消除,脑栓塞就有反复发病的可能。2/3 的复发均发生在第一次发病后的 1 年之内。

一、病因及发病机制

1.病因

按栓子来源不同可分为:

(1)心源性脑栓塞:是脑栓塞中最常见的,约 75% 的心源性栓子栓塞于脑部,引起脑栓塞的常见心脏疾病有心房颤动、心脏瓣膜病、感染性心内膜炎、心肌梗死、心肌病、心脏手术、先天性心脏病(来自体循环静脉系统的栓子,经先天性心脏病如房间隔缺损、卵圆孔未闭等的异常通道,直接进入颅内动脉而引起脑栓塞为反常栓塞)、心脏黏液瘤等。

(2)非心源性脑栓塞:动脉来源包括主动脉弓和颅外动脉(颈动脉和椎动脉)的动脉粥样硬化性病变、斑块破裂及粥样物从裂口逸入血流,能形成栓子导致栓塞;同时损伤的动脉壁易形成附壁血栓,当血栓脱落时也可致脑栓塞;其他少见的栓子有脂肪滴、空气、肿瘤细胞、寄生虫卵、羊水和异物等。

(3)来源不明:少数病例利用现在检查手段和方法查不到栓子的来源。

2.发病机制

正常人体血液呈流态,血液中的有形成分能通过变形顺利通过微循环,若血液内成分如红细胞聚集,形成缗线物,也容易阻塞血管。人体血液循环中某些异物随血液流动,如来源于心脏的栓子、上述血凝块、动脉粥样硬化脱落的斑块、脂肪细胞及气泡等称为栓子,栓子进入脑循环,绝大多数(73%~85%)栓子进入颈内动脉系统,因大脑中动脉实际上是颈内动脉的直接延伸,大脑中动脉及其分支容易受累,左侧大脑是优势半球,血液供应更丰富,所以左侧大脑中动脉最易受累。椎-基底动脉的栓塞仅占10%左右,大脑前动脉栓塞几乎没有,大脑后动脉也少见。一般栓子脱落容易阻塞脑血管是因为脑部的血液供应非常丰富,脑重占体重的2%。而在正常氧分压和葡萄糖含量下,有心脏总输出量20%的血液进入脑血液循环。脑的血液来自两侧的颈动脉和椎-基底动脉系统。颈动脉系统主要通过颈内动脉、大脑中动脉和大脑前动脉供应大脑半球前3/5及部分间脑。椎-基底动脉系统主要通过两侧的椎动脉、基底动脉、小脑上动脉、小脑前下和后下动脉及大脑后动脉供应大脑半球后2/5、部分间脑、脑干及小脑。当栓子阻塞脑血管后,引起局部脑组织发生缺血、缺氧,脑组织软化、坏死。栓子停留一段时间后可溶解,破碎并向远端移位,原阻塞的血管恢复血流,因受损的血管壁通透性增高,可有大量红细胞渗出血管,使原来缺血区有血液渗出,形成出血性脑梗死。脑组织容易引起缺血后坏死,是因为脑代谢活动特别旺盛,对能量要求最高,而脑组织几乎无氧及葡萄糖储备,能量完全由循环血流连续供应。两大供血系统通过两侧大脑前动脉间的前交通动脉和大脑中动脉与大脑后动脉间的后交通动脉互相沟通,并在脑底形成Willis环。此动脉环对颈动脉与椎-基底动脉两大供血系统之间,特别是两侧大脑半球血液供应的调节和平衡及病态时对侧支循环的形成极为重要,如果血栓逐渐形成,侧支循环容易建立。脑栓塞时由于栓子突然阻塞动脉,侧支循环常难迅速建立,引起该动脉供血区产生急性脑缺血,当栓塞脑血管局部受机械刺激时,可引起程度不同的脑血管痉挛,所以起病时脑缺血的范围较广,症状多较严重。因此出现的临床症状不仅与栓塞部位有关,而且与血管痉挛的范围有关。当血管痉挛减轻、栓子碎裂、溶解,移向动脉远端,以及侧支循环建立后,均可导致脑缺血范围缩小,症状减轻。

二、病理变化

脑栓塞可以发生在脑的任何部位,由于左侧颈总动脉直接起源于主动脉弓,故发病部位以左侧大脑中动脉的供血区较多,其主干是最常见的发病部位。由于脑栓塞常突然阻塞动脉,易引起脑血管痉挛,加重脑组织的缺血程度。因起病迅速,无足够的时间建立侧支循环,所以栓塞与发生在同一动脉的血栓形成相比,病变范围大,供血区周边的脑组织常不能免受损害。

脑栓塞引起的脑组织缺血性坏死可以是贫血性、出血性和混合性梗死,出血性更为常见,占30%~50%。脑栓塞发生后,栓子可以不再移动,牢固地阻塞管腔或栓子分解碎裂,进入更小的血管,最初栓塞动脉的血管壁已受损,血流恢复后易从破损的血管壁流出,形成出血性梗死。

在栓子的来源未消除时,脑栓塞可以反复发作。

三、临床表现

任何年龄均可发病,患者发病前多有风湿性心脏病、心房颤动或大动脉粥样硬化等病史;一般发病无明显诱因,也很少有前驱症状,急性起病,症状常在数秒或数分钟之内达高峰,多为完全性卒中,偶尔病情在数小时内逐渐进展,症状加重,可能是脑栓塞后有逆行性的血栓形成;

根据栓塞部位不同,临床表现也不完全相同:

1.大脑中动脉的栓塞

最常见,主干闭塞时引起病灶对侧偏瘫、偏身感觉障碍和偏盲,优势半球主干栓塞可有失语、失写、失读。如梗死面积大时,病情严重者可引起颅内压增高、昏迷、脑疝、甚至死亡;大脑中动脉深穿支或豆纹动脉栓塞可引起病灶对侧偏瘫,一般无感觉障碍或同向偏盲,优势半球受损,可有失语。大脑中动脉各皮质支栓塞可引起病灶对侧偏瘫,以面部和上肢为重,优势半球可引起运动型失语、感觉性失语、失读、失写、失用;非优势半球可引起对侧偏身忽略症等体象障碍。少数半球栓塞可出现局灶性癫痫。

2.大脑前动脉栓塞

可产生病灶对侧下肢的感觉和运动障碍,对侧中枢性面瘫、舌肌瘫及上肢瘫痪,亦可发生情感淡漠、欣快等精神障碍及强握反射,可伴有尿潴留。

3.大脑后动脉栓塞

可引起病灶对侧同向偏盲或上象限盲,病灶对侧半身感觉减退伴丘脑性疼痛,病灶对侧肢体舞蹈样徐动症,各种眼肌麻痹等。

4.基底动脉栓塞

最常见症状为眩晕、眼球震颤、复视、交叉性瘫痪和交叉性感觉障碍,肢体及躯干共济失调。若基底动脉主干栓塞可出现四肢瘫痪、眼肌麻痹、瞳孔缩小,常伴有面神经、展神经、三叉神经、迷走神经及舌下神经的麻痹及小脑症状等,严重者可迅速昏迷、四肢瘫痪、中枢性高热、消化道出血甚至死亡。

5.其他脏器栓塞

由于栓子顺血流流动,根据流动的部位不同,可以引起相应的器官的梗死,所以临床上常有其他部位栓塞的征象,如视网膜、皮肤、黏膜、脾脏、肾脏等栓塞的临床表现。

四、辅助检查

1.针对脑栓塞的辅助检查

(1)脑CT扫描:脑CT扫描表现与脑梗死相似,即发病24小时后CT可见栓塞部位有低密度梗死灶,边界欠清,并有一定的占位效应。脑CT对于明确梗死部位、大小及周围脑水肿情况有较大价值。若为出血性梗死,可见在低密度灶内可见高密度出血影。对于患病早期和怀疑病变部位在颅后窝或病变部位较小者应选择脑MRI检查。

(2)脑MRI检查:能较早发现梗死灶及小的栓塞病灶,对脑干及小脑病变脑MRI检查明显优于CT。早期梗死灶在MRI上表现为T_1低信号,T_2高信号,脑MRI弥散成像能较早反映新的梗死病变。

(3)脑脊液检查:一般不作为缺血性脑血管病的常规检查,脑栓塞患者脑脊液检查多数正常,出血性梗死时脑脊液中可有红细胞增多,脑水肿明显者,可有脑脊液压力增高。

(4)DSA、MRA和TCD检查:可提示栓塞血管,如血管腔狭窄、动脉粥样硬化溃疡、血管内膜粗糙等。DSA能够发现较小的血管病变并及时给予介入治疗;脑MRA无创,简单,可以了解大血管的病变,帮助了解血管闭塞的部位及程度;血管超声检查经济、方便,能够及早发现大血管的异常并可探及微栓子的信号。

2.针对栓子来源的辅助检查

(1)心电图或 24 小时动态心电图:能了解有无心律失常如房颤、心肌梗死等。

(2)超声心动图:能了解心脏瓣膜病变、二尖瓣脱垂、心内膜病变、心肌情况等,经食道超声心动图还可了解异常心脏结构判断有无反常栓塞。

(3)颈动脉超声:能显示颈总动脉及颈内外动脉有无管壁粥样硬化斑块及管腔狭窄等。

(4)血常规:对于感染性疾病有指导意义,如果血象增高提示可能有感染性疾病存在。

(5)X 线检查:胸片检查可以发现胸部疾病如气胸、肺脓肿及心脏扩大等疾病,必要时做胸部 CT 扫描。

(6)眼底检查:主要是眼底视网膜动脉粥样硬化的表现,有时可发现眼底动脉血栓改变。

(7)其他检查:可根据栓子来源的不同选择相应的辅助检查,如肾脏、骨骼等检查。

五、诊断及鉴别诊断

1.诊断

本病诊断主要依靠临床特点及相应的辅助检查:本病任何年龄均可诱发,以青壮年较多见,病前多有风湿性心脏病、心房颤动及大动脉粥样硬化等病史。临床上有时不容易区分栓子来源,可参考 STAF 评分。脑栓塞患者多起病急,症状常在数秒或数分钟内达高峰,多数患者有神经系统体征,可表现为偏瘫、失语等局灶性神经功能缺损。头颅 CT 在发病 24 小时内可无明显异常,但脑 CT 扫描阴性不能排除脑栓塞,发病 24～48 小时后可见栓塞部位有低密度梗死灶,边界欠清晰,并可有一定的占位效应;头 MRI 有助于早期发现小的栓塞病灶,对于脑干和小脑病变的显示 MRI 要明显优于 CT。

2.鉴别诊断

本病需要与动脉粥样硬化性脑梗死、脑出血等急性脑血管病鉴别。脑 CT 扫描有助于出血性与缺血性脑血管病的鉴别,在排除出血性脑血管病后,主要是与动脉粥样硬化性脑梗死鉴别。

(1)动脉粥样硬化脑梗死:多发生在中年以后,是由于脑血管自身粥样硬化导致的狭窄或闭塞引起相应血管供应区脑组织缺血、坏死、软化而产生偏瘫、失语等神经功能缺损症状,多起病缓慢,常在安静或睡眠状态下发病,发病前可有先兆,如短暂性脑缺血发作等,多伴有高血压、糖尿病、冠心病和动脉硬化等,脑 CT 扫描不易与脑栓塞区别,但脑栓塞者在影像上的表现更易伴有出血。

(2)脑出血:脑出血多有高血压、动脉瘤、动静脉畸形的病史,一般在情绪激动或剧烈活动中起病,病情进展快,可出现头痛、呕吐等颅高压的症状及脑膜刺激征等。脑 CT 扫描可见高密度出血灶,据此可与缺血性脑血管病鉴别。

六、治疗

治疗包括针对脑栓塞本身的治疗及针对原发病即栓子来源的治疗。

1.一般治疗

急性期应卧床休息,保持呼吸道的通畅和心脏功能;注意营养状况,保持水和电解质的平衡;加强护理,防止肺炎、泌尿系感染和压疮等的发生。

2.脑栓塞本身的治疗原则

是要改善脑循环、防止再栓塞、消除脑水肿、保护脑功能。针对栓子来源的不同进行对症治疗:

(1)抗凝及溶栓治疗:对于心源性栓塞者,推荐早期、长期抗凝治疗,房颤患者危险分层可参考CHADS2评分,抗凝治疗禁忌及非心源性栓塞者不推荐抗凝治疗,建议抗血小板治疗;溶栓类药物(如尿激酶、链激酶等)亦可能仅在早期发挥作用。

(2)对症治疗:出现颅高压可给予脱水剂减轻脑水肿,防止脑疝形成,以降低病死率。常用高渗脱水剂有甘露醇、甘油果糖等,也可用利尿剂如呋塞米等;血压明显升高者可适当给予降压治疗;在急性期还可适当应用一些神经保护剂保护脑细胞。

(3)出血性梗死的治疗:当发生出血性脑梗死时,要立即停用溶栓、抗凝和抗血小板聚集的药物,防止出血加重和血肿扩大,适当应用止血药物,治疗脑水肿,调节血压;若血肿量较大,内科保守治疗无效时,考虑手术治疗;对感染性栓塞应使用抗生素,并禁用溶栓和抗凝药物,防止感染扩散;在脂肪栓塞时,可应用肝素、低分子右旋糖酐(不能用于对本药过敏者)、5%的碳酸氢钠及脂溶剂(如酒精溶液等),有助于脂肪颗粒的溶解。

(4)康复治疗:早期进行积极的康复治疗,有助于神经功能缺损症状的早期恢复。

3.外科治疗

颈动脉内膜切除术(CEA)对防治脑栓塞也有一定的疗效。对伴有重度颈动脉狭窄(即狭窄程度大于70%)者可酌情予CEA,不推荐发病24小时内紧急CEA治疗;脑水肿明显时,采用颅骨开窗减压或切除部分坏死组织对大面积脑梗死可能挽救生命。

4.介入治疗

包括颅内外血管PTA及血管内支架置入(CAS)或与溶栓结合治疗。对伴有颈动脉狭窄程度大于70%者,可考虑行血管内介入治疗术。

七、预防

预防主要是进行抗凝和抗血小板治疗,能防止被栓塞的血管发生逆行性血栓形成和预防复发,同时要治疗原发病,纠正心律失常,针对心脏瓣膜病和引起心内膜病变的相关疾病,进行有效治疗,根除栓子的来源,防止复发。护理上注意让患者急性期应卧床休息,防止栓子脱落再次栓塞,同时由于长期卧床还要注意吞咽功能及口腔的护理,防止吸入性肺炎,泌尿系感染,压疮,下肢深静脉血栓形成等。

八、预后

脑栓塞的预后取决于栓塞脑血管的大小、部位和栓子的数量,以及原发病的严重程度。急性期病死率为5%～15%,多死于严重脑水肿引起的脑疝、肺炎和心力衰竭等。脑栓塞容易复发,10%～20%在10天内发生第2次栓塞,复发者病死率更高。

第三章　脊髓疾病

第一节　急性脊髓炎

急性脊髓炎是由免疫或感染等原因所诱发的脊髓急性炎症,是脊髓的一种非特异性炎性病变,而中毒、血管病、代谢疾病、营养障碍、放射性损害所引发的脊髓损伤,通常被称为脊髓病。炎症常累及几个髓节段的灰白质及其周围的脊膜、并以胸髓最易受侵而产生横贯性脊髓损害症状。临床特征为病损平面以下的肢体瘫痪,传导束性感觉缺失和自主神经功能损害,如尿便功能障碍。部分患者起病后,瘫痪和感觉障碍的水平均不断上升,最终甚至波及上颈髓而引起四肢瘫痪和呼吸肌麻痹,并可伴高热,危及患者生命安全,称为上升性脊髓炎。

一、病因

病因至今尚未明确,1975 年亚洲流感流行后,该病发病率一度明显增高,证明本病与病毒感染相关。常见于 2 型单纯疱疹病毒、水痘——带状疱疹病毒及肠道病毒,对亚洲流感后患者流感 A、B 病毒抗体滴度测定和患者脑脊液病毒抗体及特异性 DNA 的测定均显示病毒对脊髓的直接损害可能是主要原因,但尚未直接从病变脊髓或脑脊液中分离出病毒。推测病毒感染的途径可能为长期潜伏在脊神经节中的病毒在人体免疫力下降时,沿神经根逆行扩散至脊髓而致病,或者病毒感染其他身体部位后经血行播散至脊髓。根据其病前多有上呼吸道感染、腹泻、疫苗接种等病史,目前多数学者倾向于认为本病更可能与病毒感染后所诱导的自身免疫反应有关,而外伤和过度疲劳可能为诱因。

二、病理

本病可累及脊髓的任何节段,但以胸段最为常见(74.5%),其次为颈段和腰段。病损为局灶性或横贯性亦有多灶融合或散在于脊髓的多个节段,也可累及脑干或大脑,但较少见。病变多累及脊髓灰白质及相应的脊膜和神经根,多数病例以软脊髓、脊髓周边白质为主。肉眼观察受损节段脊髓肿胀、质地变软、软脊膜充血或有炎性渗出物。切面可见受累脊髓软化、边缘不整、灰白质界限不清。镜下可见软脊膜和脊髓内血管扩张、充血,血管周围炎性细胞浸润,以淋巴细胞和浆细胞为主,有时也可见少量中性粒细胞;灰质内神经细胞肿胀、碎裂,虎斑消失,尼氏体溶解,胞核移位,白质中髓鞘脱失、轴突变性,病灶中可见胶质细胞增生。早期患者病变主要集中在血管周围,有炎细胞渗出和髓鞘脱失,病变严重者有坏死,可融合成片状或空洞,在这个过程中亦可以看到胶质细胞增生,以小胶质细胞增生为多见,若吞噬类脂质则成为格子细胞而散在分布于病灶中。后期病变部位萎缩,并逐渐形成纤维瘢痕,多伴星形胶状细胞增生,脊髓萎缩变细;脊膜多伴原发或继发改变,多表现为血管内皮细胞肿胀,炎细胞渗出,血管通透性增加,后期则可出现血管闭塞。

三、临床表现

一年四季均可发病,以冬春及秋冬相交时为多,各年龄组和职业均可患病,以青壮年和农民多见,无明显性别差异,散在发病。

患者多在脊髓症状出现前数天或1~4周可有发热、全身不适或上呼吸道感染或腹泻等症状,或有疫苗接种史。起病急,常先有背痛或胸腰部束带感,随后出现双下肢麻木、无力等症状,伴尿便障碍。多数患者在数小时至数天内症状发展至高峰,出现脊髓横贯性损害症状。临床表现多变,取决于受累脊髓节段和病变范围。

1.运动障碍

以胸髓受损害后引起的截瘫最常见,一方面可能胸段脊髓较长,损害概率较大;另一方面由于 T_4 为血管供应交界区,容易缺血而受到炎症损伤,因此胸髓病变以 T_4 部位多见。表现为双下肢截瘫,早期主要表现为脊髓休克现象,呈弛缓性瘫痪,病变水平以下肢体肌张力降低,腱反射减弱或消失,病理征多为阴性,腹部及提睾反射消失。一般认为该现象的产生是由于脊髓失去高级神经中枢的抑制后,短期内尚未建立独立功能,因此出现的一种暂时性的功能紊乱。休克期持续时间差异较大,从数天到数周不等,也有多达数月的情况,后者少见。一般持续3~4周,其时间跨度与脊髓损伤程度和并发症密切相关,脊髓损伤完全者其休克期较长,并发尿路感染、压疮者,休克期更长,甚至数月至数年无法恢复。经过积极治疗后,脊髓自主功能可逐渐恢复,并逐渐过渡到痉挛性瘫痪,即瘫痪肢体肌张力由屈肌至伸肌逐渐增高,腱反射逐渐增高,肌力恢复始于远端,如足趾,逐渐膝、髋等近端关节运动逐步恢复,甚至可恢复行走能力。若脊髓损害完全,休克期后可以出现伸性反射、肌张力增高,但肌力恢复较差,尽管其脊髓本身神经兴奋性有恢复,甚至高于正常水平。脊髓损伤不完全的患者,下肢可表现为内收、足内旋,刺激下肢皮肤可引起肢体的抽动。严重损伤患者,在其足底、大腿内侧或腹壁给予轻微刺激,即可引起强烈的肢体痉挛,伴出汗、竖毛,甚至出现二便失禁,临床上称该现象为"总体反射"。该类型患者预后大多不良。部分患者并发症较少,但截瘫长期恢复不佳,反射消失,病理征阴性,可能与脊髓供血障碍或软化相关。

如颈髓受损则出现四肢瘫痪,并可伴有呼吸肌麻痹而出现呼吸困难。若病变部位在颈膨大,则出现双上肢弛缓性瘫痪和双下肢中枢性瘫痪,胸段病变引起双下肢中枢性瘫痪,腰段脊髓炎胸腹部不受累,仅表现双下肢弛缓性瘫痪,骶段病变则无明显肢体运动障碍和锥体束征。

2.感觉障碍

损害平面以下肢体和躯干的各类感觉均有障碍,重者完全消失,呈传导束型感觉障碍,系双脊髓丘脑束和后索受损所致。有的患者在感觉缺失上缘常有1~2个节段的感觉过敏带,病变节段可有束带样感觉异常。少数患者表现为脊髓半切综合征样的感觉障碍,出现同侧深感觉和对侧浅感觉缺失,主要是因为脊髓炎的局灶性损伤所致。骶段脊髓炎患者多出现马鞍区感觉障碍、肛门及提睾反射消失。另有一些儿童患者由于脊髓损伤较轻而无明显的感觉平面,恢复也较快。随着病变恢复,感觉障碍平面会逐渐下降,逐渐恢复正常,但恢复速度较运动功能恢复更慢。甚至有些患者终身遗留部分感觉功能障碍。

3.自主神经障碍

脊髓休克期,由于骶髓排尿中枢及其反射的功能受到抑制,排尿功能丧失,因膀胱对尿液充盈无任何感觉,逼尿肌松弛,而呈失张力性膀胱,尿容量可达 1000mL 以上;当膀胱过度充盈时,尿液呈不自主地外溢,出现尿失禁,称之为充盈性尿失禁或假性尿失禁。此时需给予导尿。在该期患者直肠运动不佳,常出现大便潴留,同时由于肛门内括约肌松弛,还可出现大便失禁。当脊髓休克期过后,随着脊髓功能逐渐恢复,因骶髓排尿中枢失去大脑的抑制性控制,排尿反射亢进,膀胱内的少量尿液即可引起逼尿肌收缩和不自主排尿,谓之反射性失禁。如病变继续好转,可逐步恢复随意排尿能力。随着脊髓功能恢复,大便功能可逐渐正常。在脊髓休克期,如果膀胱护理不得当,长期引流,无定期地膀胱充盈,在脊髓恢复期可出现尿频、尿急、尿量少,称为痉挛性小膀胱或急迫性尿失禁。个别患者由于脊髓损伤较重,长期弛缓性瘫痪,膀胱功能难以恢复正常。痉挛性屈曲性截瘫者常有便秘,而长期弛缓性瘫痪者结肠运动和排便反射均差。此外,损害平面以下躯体无汗或少汗、皮肤干燥、苍白、发凉、立毛肌不能收缩;截瘫肢体水肿、皮肤菲薄、皮纹消失、趾甲变脆,角化过度。休克期过后,皮肤出汗及皮肤温度均可改善,立毛反射也可增强。如是颈髓病变影响了睫状内脏髓中枢则可出现 Horner 征。

急性上升性脊髓炎少见,但病情凶险,在数小时至数日内脊髓损害即可由较低节段向上发展,累及较高节段,临床表现多从足部向上,经大腿、腹胸、上肢到颈部,出现瘫痪或感觉障碍,严重者可出现四肢完全性瘫痪和呼吸肌麻痹,而导致呼吸困难、吞咽困难和言语不能,甚至累及延髓而死亡。当上升性脊髓炎进一步累及脑干时,出现多组脑神经麻痹,累及大脑可出现精神异常或意识障碍,病变超出脊髓范围,称为弥漫性脑脊髓炎。

四、辅助检查

1.实验室检查

急性期周围血白细胞总数可稍增高,合并感染可明显增高。腰穿查脑脊髓液压力多正常,少数因脊髓肿胀至椎管轻度阻塞,一般无椎管梗阻现象。外观多无明显异常,脑脊液细胞总数特别是淋巴细胞和蛋白含量可有不同程度的增高,但也可正常,多以淋巴细胞为主。脑脊液蛋白定量正常或轻度升高,葡萄糖及氯化物正常。蛋白和白细胞数的变化多于脊髓的炎症程度和血脑屏障破坏程度相一致。

2.X 线和 CT

脊柱 X 线片常无明显异常改变,老年患者多见与脊髓病变无关的轻、中度骨质增生。CT多用于除外继发性脊髓疾病,如脊柱病变引起的脊髓病,脊髓肿瘤等。

3.MRI

磁共振成像能早期显示脊髓病变的性质、范围、程度,是确诊急性脊髓炎最可靠的方法,其分辨率和准确率均优于 CT。急性期可见病变部位水肿、增粗,呈片状长 T_1 长 T_2 异常信号,信号均匀,增强可有斑片状强化,也可早期发现多发性硬化的病理变化。

4.视觉诱发电位、脑干诱发电位

多用于排除脑干和视神经的早期损害。对鉴别视神经脊髓炎作用明显。

五、诊断和鉴别诊断

多青壮年发病,病前两周内有上呼吸道感染、腹泻症状,或疫苗接种史,有外伤、过度疲劳等发病诱因。急性起病,迅速出现肢体麻木、无力,病变相应部位背痛和束带感,体检发现:①早期因"脊髓休克期"表现为弛缓性瘫痪,休克期后病变部位以下支配的肢体呈现上运动神经元瘫痪;②病损平面以下深浅感觉消失,部分可有病损平面感觉过敏带;③自主神经障碍:尿潴留、充盈性尿失禁、大便失禁。休克期后呈现反射性膀胱、大便秘结,阴茎异常勃起等。辅助检查发现:①急性期外周血白细胞计数正常或稍高。②脑脊液压力正常,部分患者白细胞和蛋白轻度增高,糖、氯化物含量正常。③脊髓 MRI 示病变部位脊髓增粗,长 T_1 长 T_2 异常信号。

根据急性起病,病前的感染史,横贯性脊髓损害症状及脑脊液所见,不难诊断,但需与下列疾病鉴别:

1.周期性麻痹

多有反复发作病史,但无传导束型感觉障碍及二便障碍,发病时离子检查可见血钾低于正常($<3.5mmol/L$),补钾后症状迅速缓解,恢复正常。

2.脊髓压迫症

常见的有脊髓硬膜外血肿、脓肿、脊柱转移瘤和脊柱结核。脊髓肿瘤一般发病慢,逐渐发展成横贯性脊髓损害症状,常有神经根性疼痛史,多呈进行性痉挛性瘫痪,感觉障碍呈传导束型,常从远端开始不对称减退,脑脊液细胞多正常,但蛋白增高,与椎管梗阻有关,属于髓外压迫,硬膜外脓肿起病急,脓肿所在部位压痛明显,但常有局部化脓性感染灶、全身中毒症状较明显,瘫痪平面常迅速上升,脊髓造影可见椎管有梗阻,属髓外硬膜外压迫。

3.吉兰-巴雷综合征

与急性脊髓炎休克期相似,表现为急性起病的四肢弛缓性瘫痪,不同之处在于该综合征感觉障碍应为末梢型而非传导束型,运动障碍远端重,脑脊液可见蛋白、细胞分离现象。

4.急性脊髓血管病

脊髓前动脉血栓形成呈急性发病,剧烈根性疼痛,损害平面以下肢体瘫痪和痛温觉消失,但深感觉正常。脊髓血管畸形可无任何症状,也可表现为缓慢进展的脊髓症状,有的也可表现为反复发作的肢体瘫痪及根性疼痛,且症状常有波动,有的在相应节段的皮肤上可见到血管瘤或在血管畸形部位所在脊柱处听到血管杂音,须通过脊髓造影和选择性脊髓血管造影才能确诊。

5.视神经脊髓炎

急性或亚急性起病,兼有脊髓炎和视神经炎症状,常有复发缓解,如两者同时或先后相隔不久出现,易于诊断。与急性脊髓炎相比,首次发病后脊髓功能恢复较差,胸脊液白细胞数、蛋白量有轻度增高。常规行视觉诱发电位及 MRI 检查可帮助早期明确诊断。

6.急性脊髓灰质炎

儿童多见，多有发热、腹泻等前驱症状后，出现不完全、不对称性的软瘫，无传导束型感觉障碍及尿便障碍。

7.脊髓出血

多急性起病，起病时多诉背部突发剧痛，持续数分钟或数小时后出现瘫痪，可有感觉障碍，二便无法控制，腰穿脑脊液呈血性。

六、治疗措施

针对病因制定治疗方案，有明确病原感染者，需针对病原用药；大多急性脊髓炎以炎性脱髓鞘损害为主要病理改变，因此治疗重点在于早期调节免疫，努力减轻脊髓损害，防止并发症，促进功能恢复。

1.皮质类固醇疗法

本病急性期治疗应以激素为主，早期静脉给予甲泼尼龙 1g/d，3～5 天后减量，也可选用地塞米松 10～20mg 或者氢化可的松 100～300mg 静脉滴注，10～14 天为 1 个疗程，每天一次；以后可改为泼尼松 30～60mg/d 或者地塞米松 4.5mg/d 口服，病情缓解后逐渐减量，5～6 周停用。应注意给予补充足够的钾盐和钙剂，加强支持，保证足够的入液量和营养，必要时给予抗生素预防感染，对于高血压、糖尿病、消化系统溃疡患者应谨慎使用。

2.脱水

有研究显示脊髓炎早期脊髓水肿肿胀，适量应用脱水药，如 20％甘露醇 250mL 静脉滴注，bid；或 10％葡萄糖甘油 500mL 静脉滴注，qd，可有效减轻脊髓水肿，清除自由基，减轻脊髓损伤。

3.免疫球蛋白

可调节免疫反应，通过中和血液的抗髓鞘抗体及 T 细胞受体，促进髓鞘再生及少突胶质细胞增生。一般 0.4g/(kg·d)，缓慢静脉滴注，连续 5 天为 1 个疗程。对急性期的危重症患者尤为适合，不良反应少，偶有高黏血症或过敏反应。

4.改善血液循环，促进神经营养代谢

可给予丹参、烟酸、尼莫地平或低分子右旋糖酐或 706 代血浆等改善微循环、降低红细胞聚集、降低血液黏稠度；同时可给予神经营养药物如 B 族维生素、维生素 C、胞磷胆碱、三磷腺苷、辅酶 A、辅酶 Q_{10} 等药物口服，肌内注射或静脉滴注，有助于神经功能恢复。

5.抗感染治疗

预防和治疗肺部及泌尿系统感染。患者大多有尿便障碍，导尿常会继发泌尿系统感染。危重患者，尤其是上升型脊髓炎患者多有呼吸肌麻痹，肺部感染多见，同时由于激素治疗，进一步影响了患者的免疫力，容易感染。因此，根据感染部位和细菌培养结果，尽早选择足量敏感抗生素，以便尽快控制感染。部分学者主张常规应用抗病毒药如板蓝根、阿昔洛韦、利巴韦林等。

6.血液疗法

对于激素治疗收效甚微且病情急进性进展的患者可应用血浆置换疗法,该法可以将患者血液中自身抗体和免疫复合物等有害物质分离出来,再选用正常人的血浆、白蛋白等替换补充,减轻免疫反应,防止损害进一步加重,改善肌力,促进神经肌肉功能恢复,但所需设备及费用比较昂贵,难以普遍使用。相对经济的方法包括新鲜血浆输注疗法,200～300mL,静脉滴注,2～3次/周,可提高患者免疫力,也可缓解患者病情,减轻肌肉萎缩,但疗效较血浆置换差。

7.中药治疗

可给予板蓝根、板蓝根、金银花、赤芍、杜仲、牛膝、地龙等药物,清热解毒、活血通络,促进肢体恢复。

8.康复治疗

早期康复训练,促进肌力恢复,被动运动,防止关节挛缩,以改善机体血液循环,有助于功能恢复及改善预后。

七、防治并发症

1.维护呼吸功能

上升性脊髓炎常因呼吸肌麻痹而出现呼吸困难,危及患者生命.因此保持呼吸道通畅,防治肺部感染,成为治疗成功的前提,应按时翻身、变换体位、协助排痰,对无力咳痰者必要时及时做气管切开,如呼吸功能不全、可酌情使用简易呼吸器或人工呼吸机。

2.压疮的防治

(1)压疮的预防和护理:

①避免局部受压。每2小时翻身1次,动作应轻柔,同时按摩受压部位。对骨骼突起处及易受压部位可用气圈、棉圈、海绵等垫起加以保护,必要时可使用气垫床或水床等。

②保持皮肤清洁干燥,勤翻身、勤换尿布,对大小便失禁和出汗过多者,要经常用温水擦洗背部和臀部,在洗净后敷以滑石粉。

③保持床面平坦、整洁、柔软。

(2)压疮的治疗与护理:主要是不再使局部受压,促进局部血液循环,加强创面处理。局部皮肤红肿、压力解除后不能恢复者,用50%乙醇局部按摩,2～4次/d,红外线照射10～15分钟,1/d。皮肤紫红、水肿、起疱时,在无菌操作下抽吸液体、涂以甲紫、红外线照射,2/d。水疱破裂、浅度溃烂时,创面换药,可选用抗生素软膏,覆盖无菌纱布。坏死组织形成、深度溃疡、感染明显时,应切除坏死组织,注意有无无效腔,并用1∶2000高锰酸钾或过氧化氢或1∶5000呋喃西林溶液进行清洗和湿敷,创面换药,红外线照射。创面水肿时,可用高渗盐水湿敷。如创面清洁、炎症已消退,可局部照射紫外线,用鱼肝油纱布外敷,促进肉芽生长,以利愈合,如创面过大,可植皮。

3.尿潴留及泌尿道感染的防治

尿潴留阶段,在无菌操作下留置导尿管,每4小时放尿1次。有研究认为为预防感染,可用1∶5000呋喃西林溶液或4%硼酸溶液或生理盐水冲洗膀胱,2/d,但也有学者认为该法对预防尿道感染不仅无效,有可能有害,因此不主张对膀胱进行冲洗。切忌持续开放尿管,以免膀胱挛缩,容积减少。鼓励患者多饮水,及时清洗尿道口分泌物和保持尿道口清洁。每周更换导管一次。泌尿道发生感染时,应选用抗生素。若膀胱出现节律性收缩,尿液从导管旁渗出时,应观察残余尿量,若残余尿量在 100mL 左右时,拔除导尿管。

4.直肠功能障碍的护理

鼓励患者多吃含粗纤维的食物和食酸性食物,多吃蔬菜瓜果,无法正常进食者应尽早鼻饲饮食,保证患者营养。对便秘患者应及时清洁灌肠,并可服缓泻药,防止肠麻痹。对大便失禁患者应及时识别排便信号,及时清理。

5.预防肢体挛缩畸形,促进功能恢复

瘫痪肢体应保持功能位,早期被动活动,四肢轮流进行,应及时地变换体位和努力避免发生肌肉挛缩,促进瘫痪肢体功能恢复。如患者仰卧时宜将其瘫肢的髋、膝部置于外展伸直位,避免固定于内收半屈位过久。棉被不宜过重,注意防止足下垂,并可间歇地使患者取俯卧位,以促进躯体的伸长反射。瘫痪下肢可用简易支架,早期进行肢体的被动活动和自主运动,并积极配合针灸、按摩、理疗和体疗等。

八、预防及预后

增强体质,预防上呼吸道感染或其他感染对防治本病意义重大,一旦发病应尽早就诊和治疗,鼓励患者积极配合治疗。急性脊髓炎患者如发病前有发热、腹泻、上感等前驱症状,脊髓损伤局限,无压疮、呼吸系统及泌尿系统感染等严重并发症,治疗及时有效,通常多数在 3～6 个月可治愈。如脊髓损伤较重,并发症较多,治疗延误,则往往影响病情恢复,或留有不同程度的后遗症。上升性脊髓炎如治疗不力,可于短期内出现呼吸功能衰竭。因此,患者应及时诊治。对本病的诊治专科性较强,劝告患者及其家庭应到有条件的神经疾病专科诊治。关于本病与多发性硬化的关系在疾病早期尚难肯定,有少数病者以后确诊为多发性硬化,因此,应长期进行随访观察。

第二节　脊髓血管疾病

脊髓血管疾病分为缺血性、出血性及血管畸形三大类。发病率远低于脑血管疾病,对脊髓血管病的基础和临床研究亦滞后于脑血管病。虽然两者的疾病谱相似,都可发生出血、缺血、畸形、炎症等病变,但脊髓血液循环有着完全不同的特点,决定了它的临床表现及治疗的明显不同。

(1)脊髓循环呈节段性供血,自颈颅交界到圆锥通常有 6～8 根主要根髓动脉为脊髓提供血流,其充分的侧支循环使脊髓对缺血的耐受性明显高于脑组织。节段性供血的不利因素是在两根动脉供血区域之间存在一个血供的"分水岭"(如 T_4 和 L_2 水平),这一区域血供相对较少,因而更易受到缺血性的损害。实验证明颈段和腰段脊髓血流量明显高于胸段,特别是上胸段。

（2）根髓动脉大多起自肋间动脉和腰动脉，胸、腹腔大动脉的压力变化将直接影响脊髓血供，如手术操作、大动脉的阻断均可反应为脊髓缺血。

（3）脊髓静脉回流入胸腰腔，且回流静脉缺乏静脉瓣，胸腹腔的炎症、肿瘤等病变常能轻易侵入椎管腔静脉丛。可以理解，为什么硬脊膜外转移性肿瘤多来自胸腹腔的原发灶。胸腹腔压力的突然变化，可以直接反应为椎管内静脉压力升高，成为椎管内出血的原因之一。

（4）脊髓供血动脉均穿过骨性孔道进入椎管腔，因而这些动脉可因脊椎骨折和椎间盘突出等原因而造成供血动脉被阻断，并因此产生脊髓缺血性损害。脊髓前动脉亦可因后纵韧带钙化等机械因素造成脊髓缺血。

（5）脊髓位于骨性管道之内，且神经结构紧密，即使是较小的血管损害亦可能造成严重的神经功能障碍。近20年来，由于MRI的问世，选择性血管造影及介入治疗的广泛应用，显微外科技术的发展，特别是对脊髓显微解剖及血流动力学的研究成果，使人们对脊髓血管病有了更正确认识，使治疗更趋合理。

一、脊髓缺血

（一）病因

动脉硬化是脊髓缺血的主要原因，而且近年来缺血性脊髓病的发生率趋于上升，对高龄人群的影响更明显。由于血供不足可以造成短暂的脊髓缺血的症状，严重者可发展成为永久性脊髓损害。其他病因产生的短暂性血压过低，可以使上述病理过程加重或加速发展。由于脊髓血供大多数来自肋间动脉和腰动脉，主动脉的血流障碍可直接减少脊髓供血，主动脉病变如夹层动脉瘤、损伤和主动脉手术时临时阻断，均可使脊髓缺血加重，甚至产生脊髓软化，造成永久性截瘫。

（二）病理

临床及实验均证实脊髓对缺血有较好的耐受性。在实验室条件下，狗的脊髓可耐受20～26分钟的缺血而不致造成永久性神经损害。间歇性供血不足既可因适当的治疗和休息而得到缓解，又可因继发性缺血加重而致病情恶化。轻度神经损害在供血恢复后可完全消失。严重缺血则造成永久性的脊髓梗死。

（三）症状

下肢远端无力和间歇性跛行为其特点。下肢无力情况在行走后更加明显，同时可以出现下肢腱反射亢进及病理反射。休息或使用扩血管药物可使无力现象缓解，病理反射也消失。病情继续进展则造成永久性损害，下肢无力不再为休息和药物治疗所缓解，并出现肌肉萎缩、共济失调和感觉障碍，晚期出现括约肌功能障碍。

（四）诊断

虽然近年来本病的发生率有所上升，但较之其他脊髓疾病依然较低。因此，当出现脊髓功能损害时，应首先考虑其他常见的脊髓疾病，以免延误诊断。根据足背动脉搏动的存在可以与周围血管疾病所造成的间歇性跛行相区别。

（五）治疗

主要针对动脉硬化治疗。轻病例早期增强心脏输出功能和服用扩血管药物都有助于症状的缓解；血压较低的患者可使用腹部束紧的办法，以改善脊髓的血液循环状况。任何原因造成的短暂性低血压均可能使症状加重，应尽量避免。

二、脊髓动脉血栓形成

（一）病因

动脉硬化是老年人动脉血栓形成的主要原因。结节性动脉周围炎、糖尿病、大动脉夹层动脉瘤等也可能成为致病原因。梅毒及结核性动脉炎曾经是动脉血栓形成的主要原因。但是，脊髓动脉血栓形成的机会远较脑动脉少。从 200 例脑动脉硬化的尸检中，仅发现 2 例伴有动脉硬化性脊髓病。而 235 例进行性脊髓病的高龄患者中，几乎均有脊髓动脉硬化的表现。轻微损伤能够引起脊髓前动脉血栓形成已被尸检证实。但应首先考虑到椎间盘突出、脊髓肿瘤等对动脉压迫所致的闭塞或出血。轻微损伤导致脊髓血管畸形闭塞或出血的报道亦不鲜见。

（二）病理

肉眼观察可见脊髓动脉呈节段性或区域性闭塞，动脉颜色变浅。病变的早期有脊髓充血水肿，可以发生脊髓前部或后部的大片梗死，这要依脊髓前或是脊髓后动脉受累而定。脊髓梗死的范围可达数个乃至十几个节段。组织学改变取决于发病时间的长短和侧支循环建立的情况。

（三）临床表现

1.脊髓前动脉综合征

起病突然，亦有数小时或数日内逐步起病者。剧烈的疼痛为最早出现的症状，少数病例为轻微的酸痛。疼痛的部位一般在受累节段上缘相应的水平，偶尔与受累节段下缘相符合。颈部脊髓前动脉闭塞，疼痛部位在颈部或肩部。瘫痪出现之后，疼痛仍可持续数日到数周。瘫痪一般于最初数小时内发展到顶峰，很少有延迟到数日者。个别病例瘫痪发生后旋即好转，数日后再度恶化。瘫痪可以是不对称的，早期表现为脊髓休克，肌张力减低；腱反射消失。脊髓休克过去以后，病变相应节段出现松弛性瘫痪，病变水平以下为痉挛性瘫痪，肌张力增高，腱反射亢进，并出现病理反射。早期就有大小便功能障碍。感觉分离是其特征性表现：痛觉和温觉丧失而震动觉和位置觉存在。侧支循环建立后，感觉障碍很快得到改善。

当动脉闭塞发生在胸段，则仅有相应节段的肌肉瘫痪，常缺乏感觉分离现象。

腰段受累主要表现为下肢远端的轻瘫、括约肌功能障碍，缺乏感觉分离的特征。感觉消失区有皮肤营养障碍。

如果闭塞仅累及脊髓前动脉的小分支，可能发生局部小的软化灶，临床表现为单瘫或轻度截瘫，不伴有感觉障碍。

2.脊髓后动脉血栓形成

脊髓后动脉有较好的侧支循环，因而对血管闭塞有较好的耐受性。当脊髓后动脉闭塞时，经常没有广泛的神经损伤，所以也不构成综合征。临床表现为深反射消失、共济失调、神经根痛和病变水平以下的感觉丧失,但括约肌功能常不受影响。

(四)诊断与鉴别诊断

能够造成横断性或部分性脊髓损害的疾病很多,因而为脊髓动脉血栓形成的诊断带来困难。急性脊髓炎的感觉丧失是完全的,没有感觉分离现象,同时伴发热及脑脊液中炎性细胞增加等感染征象,有助于鉴别诊断。如果怀疑有脊髓肿瘤或出血,可借助于腰椎穿刺、脊髓造影、CT 或 MRI 加以鉴别。

(五)治疗

脊髓动脉血栓形成与脑血栓形成的治疗原则相同。对截瘫患者应注意防止发生压(褥)疮和尿路感染。

三、自发性椎管内出血

椎管内出血不常见。可伴发于外伤特别是脊椎骨折时,或伴发于脊髓血管畸形或椎管内肿瘤等,亦可因腰穿或硬脊膜外麻醉而起病。医源性因素(如使用抗凝药)或与凝血相关的疾病可使椎管内出血的概率明显增加。患者可因日常活动,如排便、翻身、咳嗽甚至握手等轻微动作而诱发椎管内出血。

(一)硬脊膜外血肿

1.症状

椎管内血肿大部分为硬脊膜外血肿,血肿几乎全部位于背侧。早期症状为突然发生的背痛,数分钟到数小时之内出现神经根刺激症状,并迅速出现神经损害症状,继而逐步发生脊髓圆锥受累的表现。

2.诊断

除根据典型症状外,腰穿和脑脊液检查、脊髓造影加高分辨率 CT 扫描均有助于确诊。MRI 的诊断意义最大,有条件时可作为首选诊断手段。

3.鉴别诊断

包括所有能引起急性背痛和根性损害的疾病。硬脊膜外脓肿及急性椎间盘突出,虽然症状类似,但其感染和外伤史是重要鉴别点。

4.治疗与预后

预后与脊髓损害的程度、患者的年龄及处理是否及时有关。硬脊膜外血肿多采用尽早椎板减压清除血肿的办法。术后近 50% 病例可望部分或完全恢复。

(二)硬脊膜下血肿

发病率低于硬脊膜外血肿。虽然理论上有可能性,但临床上很少有硬脊膜内、外同时发生血肿者。除损伤因素外,硬脊膜内血肿的发病大多与抗凝治疗有关,少数与腰穿、肿瘤出血有关。

1.症状

起病与临床表现和硬脊膜外血肿极其相似。急性背痛和根性症状是其特点,继之以病变节段以下的截瘫。

2.诊断

脑脊液动力学检查常显示蛛网膜下腔梗阻,甚至出现抽不出脑脊液的"干池"现象。脊髓造影、CT 及 MRI 是明确诊断的重要依据。

3.治疗

椎板减压和(或)血肿引流使 30%～50% 的患者可望恢复。

(三)脊髓型蛛网膜下腔出血

自发性脊髓型蛛网膜下腔出血的发病率很低,不及外伤性蛛网膜下腔出血的 1%。常见的出血原因为脊髓动静脉畸形、血管瘤(包括感染性动脉瘤、海绵状血管瘤等)、主动脉缩窄症及脊髓肿瘤,其中许多病例在接受抗凝治疗中发病。

1.症状

突然起病的背痛并迅速出现截瘫,当血液进入颅内时可产生与颅内蛛网膜下腔出血相似的表现。

2.诊断

症状典型者诊断不难。腰穿可获得血性脑脊液。脊髓造影和 MRI 有助于明确病因。本病需与快速累及脊髓的其他脊髓病相鉴别。

3.治疗

如有血肿存在应考虑椎板减压术,同时需注意纠正凝血功能障碍和病因治疗。

(四)脊髓内出血

脊髓内出血(又称出血性脊髓炎)很罕见。通常的致病原因有:①脊髓动静脉畸形;②血友病或其他凝血障碍性疾病;③髓内肿瘤;④脊髓空洞症;⑤其他不明原因。

脊髓内出血起病突然,以剧烈的背痛为首发症状,持续数分钟到数小时后疼痛停止,代之以截瘫、感觉丧失、大小便失控和体温升高。上颈段受累时可发生呼吸停止,重症者可于数小时之内死亡。度过脊髓休克期后出现痉挛性截瘫。轻者可于发病后数日或数周后恢复。但多半会遗留下或轻或重的神经损害,且存在复发的可能性。

急性期主要是对症处理,保持呼吸道通畅,防止并发症。同时注意病因学检查,以确定进一步的诊治方案。

四、脊髓血管畸形

脊髓血管畸形常与其他原因所致的脊髓病相混淆。其临床表现的多变性给诊断带来许多困难。近年来,对脊髓血流动力学和选择性脊髓血管造影的深入研究,使人们对这种疾病有了更正确的认识,治疗也更趋合理。

脊髓血管畸形的分类比较混乱和复杂,常用的有 Heros 的分类,Anson 和 Spetzler 的 4 型分类,以及 Spetzler 等新的分类系统等。首都医科大学宣武医院根据影像学及临床资料,分析病变的解剖部位、血管构筑、病理生理特点,结合文献中各种分类的优缺点,对以往的分类方法进行改进和补充,提出了新的脊柱脊髓血管畸形的分类标准。

脊髓血管畸形对临床的影响取决于许多因素,而且这些因素可以单独起作用或相互叠加。

①缺血:是引起脊髓损害症状的主要因素之一,缺血可以是盗血、静脉高压所致脊髓低灌注状态的结果,缺血对神经功能的影响是长期渐进的。②压迫作用:常来自扩张的引流静脉或动静脉畸形血管团或海绵状血管瘤。脊髓对压迫的反应很敏感,因而导致神经损害。③出血:可使脊髓血管畸形呈卒中样起病或病情突然恶化。海绵状血管瘤的多次髓内小量出血,可表现为临床症状的反复发作。④血栓形成:血黏度升高,血流淤滞及血管损伤可能是造成血栓形成的基础。动脉血栓形成造成脊髓急性缺血,而静脉受累则加重了静脉淤滞使脊髓低灌注和受压状况进一步恶化。

(一)脊髓海绵状血管畸形

脊髓海绵状血管畸形,以往称为脊髓海绵状血管瘤,是隐匿性脊髓血管畸形的一种。在CT尤其是磁共振发明后,其病例报道明显增多。其发生率文献报道不一,约占脊髓血管性疾病的3%～16%。自然史尚不明确,其年出血危险性约为4.5%,一旦破裂出血后,其再出血的年发生率将高达66%。发病年龄5～78岁,以30～50岁多见,男女比例2:1。

病因起源及机制同颅内海绵状血管瘤,是一种不完全外显性的常染色体显性遗传疾病,目前多认为是起自毛细血管水平的血管畸形。

1.病理

根据发生位置病变可分为Ⅰ型:髓内型,最多见;Ⅱ型:硬膜内髓外型;Ⅲ型:硬膜外型,最少见;Ⅳ型:椎体型,亦较多见。血管瘤可发生于脊髓的不同节段,好发于颈、胸段,绝大多数位于脊髓背侧。

病变位于脊髓腔内的分叶状薄壁窦样结构,其间没有神经组织,窦内充满血液,病灶内有时可见数目不等的片状出血及坏死囊变灶。病变常位于脊髓表面,有时部分突出到脊髓外,呈紫红色或红褐色,界限清楚。显微镜下脊髓海绵状血管畸形为由单层柱状上皮所组成的窦样结构,由于血管壁菲薄且有明显透明样变性,缺乏弹力纤维和平滑肌,当管腔内血流增加时容易破裂出血。

2.临床表现

Gristante 和 Zevgaridis 等报道本病有如下临床特点:①病变可多发并有家族史;②女性多见;③中青年多见。椎管内的 CA 由于代偿空间小,主要症状是局部的神经压迫引起的感觉、运动以及括约肌功能障碍。根据发病特点分为 4 型:①急性起病型:发病后症状迅速加重,严重者可以出现偏瘫或截瘫,可能与出血造成髓内血肿有关。患者病情进展快,神经功能迅速减退,后果严重。②反复发作型:急性起病,但症状并不十分严重,且有一定缓解,数周或数月后症状又突然加重。可能由于反复微小出血或畸形血管内血栓形成,出现间断,反复发作性神经功能障碍,发作间期神经功能有不同程度的恢复,这是海绵状血管瘤的一个主要特点。③慢性进行型:反复小量出血和出血后反应性胶质增生、再管腔化、钙化等使海绵状血管瘤体积增大以及脊髓微循环功能失调,均可能是症状恶化的原因。④无症状型:偶然发现。

3.诊断

MRI 是脊髓海绵状血管瘤最有价值的诊断方法,可以清晰显示不同时期出血成分的信号变化。瘤腔内的反复慢性出血和新鲜出血内含稀释的游离正铁血红蛋白,使其在所有成像序列中均呈高信号,病灶内胶质间隔和沉积的含铁血黄素表现为网格状长 T_1W、短 T_2W 信号带,T_2W 最明显,典型者可呈"牛眼征"。陈旧血栓以及反应性胶质增生呈长 T_1W、长 T_2W 信号,由此病灶呈桑葚状混杂信号。

4.治疗

目前,手术切除病灶是治疗脊髓海绵状血管畸形的首选方法。与脑海绵状血管畸形不同,因脊髓代偿空间狭小,可因急性出血而导致病情急剧恶化。故手术时机也与脑海绵状血管畸形不同,一旦出现症状,明确诊断,应急诊手术行病灶根治性切除,早期手术可获得较好疗效。

(二)脊髓动静脉畸形

脊髓动静脉畸形(SAVM)很少见,真正的髓内动静脉畸形是其最少的一部分,约占中枢神经系统动静脉畸形的 10％,可见于脊髓任何节段。

SAVM 与脑动静脉畸形一样,几乎都是先天性的。髓内的畸形血管团位于脊髓内,可以为一个或多个独立的畸形血管团,由脊髓动脉供血,异常血管团和静脉曲张一般均较小。根据选择性肋间动脉或腰动脉等造影,将 SAVM 分为团块型和幼稚型。团块型是指畸形团位于脊髓实质内,呈团块状。幼稚型是指畸形团结构疏松,侵及脊髓,范围几乎占据整个椎管。供血动脉可以单纯脊髓前动脉(ASA)、单纯脊髓后动脉(PSA),以及前动脉和后动脉及软膜动脉同时供血。病变可位于颈段、胸段或胸腰段,圆锥部少见。

1.临床表现

与硬脊膜外动静脉瘘、硬脊膜下髓周动静脉瘘相比,无明显的性别差异。常出现在年幼儿童,＞50％的患者首发症状出现在 16 岁以下。症状及体征的出现是由于出血(蛛网膜下腔出血或脊髓本身出血)、盗血或静脉占位。因此症状及体征是急性的或进行性的。大约 1/3 的患者是以出血为其首发体征,一半的患者在诊断前有出血。由异常血管团、畸形团内动脉瘤和静脉曲张压迫所引起的损害相对要轻。

2.诊断

常规 MRI 在脊髓动静脉畸形已是最敏感的方法,而诊断和分型则以选择性脊髓动脉造影检查为金标准。

(1)磁共振:很少报道在 MRI 上能显示真正的 SAVM,但对 SAVM 的检出率可达 94％。MRI 上见到典型的血管病变表现位于髓内,可见到脊髓局部扩张,供应及回流血管显示低信号,圆的、长的及蜿蜒的流空信号(由于血流高速)。在冠状位,在 T_2W 及脑脊液的高信号中显示蛇样充盈缺损。在高倍磁共振研究中,有时可见 T_1W 及 T_2W 上显示一个低信号区。这种现象与先前出血后含铁血黄素残留有关。在静脉高压患者中,其脊髓信号与硬脊膜血管瘘患者相似:T_1W 低信号,T_2W 高信号,脊髓由于水肿变粗。SAVM 的 MRA 研究是 MRI 的重要补充,虽然不能取代 DSA 检查。

(2)CT 血管造影:CTA 对畸形血管团的范围和引流静脉显示最清晰、准确,可能是由于增强后畸形血管团本身强化明显及静脉血管直径较粗的缘故,并且对于 SAVM 的供血动脉也可准确辨认。

(3)脊髓血管造影:SAVM 治疗前均需先作一个完整的血管造影研究,需要明确:供应动脉的数量及位置、伴随血流量、病灶范围及位置、引流静脉数量及位置、与正常脊髓血管的吻合处,以及正常的动脉供应。

3.治疗

脊髓髓内动静脉畸形治疗原则是尽早去除出血因素,尽可能完全消除畸形血管团,同时保护脊髓功能。目前主要治疗方法有手术、栓塞及手术联合术前或术中栓塞等。如何选择最佳的治疗方式,关键在于对 AVM 的血管构筑进行认真的分析,根据供血动脉及畸形血管团与脊髓实质的位置关系选择治疗方式。

(1)血管内栓塞治疗:对大多数髓内 AVM 经血管内栓塞治疗是目前首选方法。目前常用两种栓塞材料:微粒栓塞物和液体胶。典型的微粒栓塞物质降低了通过畸形血管的血流量,可以减少盗血及降低脊髓缺血危险,使静脉高压得到缓解、恢复,使出血的危险降低或消灭。微粒栓塞物质的主要代表化合物是聚乙烯醇(PVA),有许多不同的直径。使用液体胶可以避免动静脉畸形栓塞后血管再通的缺点。1977 年氰基丙烯酸酯(NBCA)首先成功地应用于脊髓血管畸形的治疗。此液体胶的优点为栓塞区域永久的闭塞而被治愈。其缺点是由于可闭塞正常血管及引起炎症反应而产生较多的并发症。

(2)手术治疗:单独作显微外科手术切除 SAVM 有时会很困难,由于其病变位于髓内及腹侧,会不可避免地发生并发症而引起病情恶化甚至死亡。对已经瘫痪的患者手术也没有帮助。一般完全切除率为 62%,手术前作栓塞更有益手术。手术中应用电生理检查作术中监护,对于保护脊髓功能、降低手术致残情况有很大帮助。

(3)综合性治疗:血管内栓塞和显微外科手术结合是目前治疗颅内动静脉畸形常用的方法,也可以用于脊髓 AVM 的治疗。术前栓塞,可以减少畸形血管团的张力,减少了术中出血,减小畸形团的体积,也可作为术中的标志,使手术更加安全。对进行了多次单纯栓塞后,造影复查仍有残留的 AVM,也可行手术治疗。

(三)髓周动静脉瘘

髓周动静脉瘘(PMAVF)是脊髓动静脉畸形的一种特殊类型,是根髓动脉与脊髓引流静脉之间的直接交通,由脊髓前动脉或(和)脊髓后动脉供血,向髓周静脉引流,其瘘口位于硬脊膜内脊髓表面,不侵犯脊髓实质。男、女性的患病率相差不大,30~40 岁组发病率最高。可发生于颈髓到马尾的任何节段,以胸腰段多见,占同期脊髓血管畸形患者的 11.42%。尽管发病率低,但常导致患者严重的神经功能障碍,且临床表现常常不典型,容易误诊。

本病病因未明,Gueguen 与 Barrow 认为与手术损伤和先天发育异常有关。髓周血管瘘是在脊髓腹侧或背侧的动静脉短路,是脊髓动脉与脊髓静脉的单一分流而无畸形血管团。供应血管是脊髓前动脉或脊髓后动脉,引流通过非常远的升脊髓静脉到上颈段,甚至到后颅窝。

1.临床表现

本病在年轻或中年起病,以脊髓损伤为主要临床表现,可表现不同节段的上升性运动、感觉功能障碍,并有括约肌功能障碍,且呈现为非对称性,部分表现为多节段的脊髓神经功能障碍。有三种发病形式:①出血,急性起病,表现为髓内或髓外硬膜下血肿。由于瘘管位于硬脊膜下,脊髓蛛网膜下腔出血也是其偶然出现的体征之一。②缺血表现。③髓外硬膜内占位。

2.诊断

PMAVF 早期临床表现不明显,定位症状较弥散,行 MRI 检查血管流空影不明确等因素,容易误诊。在出血急性期 PMAVF 可能不出现血管流空现象,而只表现为髓内或髓外硬膜下血肿,因此应当注意在血肿吸收期复查MRI,有助于减少误诊。而在缺血表现的病例中,MRI影像表现可能只发现脊髓软化灶,但PMAVF常表现进行性加重,此时应注意进行DSA检查明确诊断。以占位效应为主的病例中,MRI影像表现髓外硬膜内占位,但占位影像不典型,强化后可有细点状流空现象。脊髓动脉造影是髓周动静脉瘘诊断和分型的金标准,对选择恰当的治疗方案至关重要。Merland等按照其大小、流量及静脉回流,将髓周血管瘘分成三型。

A型:属于小的动静脉瘘,由一根细长的前脊髓动脉或后侧动脉供应,只有很轻微的血管扩张。血管瘘很小,动脉及静脉的流速也很低。

B型:属于中等大小的动静脉瘘,由1～2条已有明显扩张的动脉供应,血流速度明显增加,引流静脉明显扩张及弯曲。C型:属于一个大的动静脉瘘,有多根大直径动脉供应,血流速度很快,有大的分流量,并有多根扩张的弯曲静脉。

3.治疗

对治疗方法的选择,主要依据其不同的临床分型。Ⅰ型和Ⅱ型轻度患者,因瘘口小,供血动脉细长以手术为主。若病灶位于脊髓前方,也可采取血管内介入栓塞瘘口。

对于Ⅱ型重度和Ⅲ型患者,以栓塞为主或者首先进行栓塞。不强求完全栓塞,大部栓塞即可,避免加重脊髓缺血损伤。对于复杂瘘口的患者如栓塞后效果仍不理想可以在大部栓塞后再行手术切除病灶,可以提高治疗效果。

术后随访半年,根据JOA术前及术后评分,MeHand分型Ⅰ型效果最好,脊髓神经功能损伤较小的患者神经功能恢复较好。对Ⅱ型重度和Ⅲ型患者,栓塞治疗效果满意。

(四)脊髓动脉瘤

脊髓动脉瘤很少见,只有很零星的报道,加上有文献将一些血管瘘病例的静脉扩张误当作是动脉瘤,故其发生率很难判断。真正意义上的单纯脊髓动脉瘤很少见。其常伴有脊髓其他血管病变,尤其是脊髓血管畸形。脊髓动脉瘤多位于脊髓前动脉上,血管壁上常有先天缺陷,有时可与脑动脉瘤或身体其他部位动脉瘤共存。在伴有脊髓血管畸形的动脉瘤常见于供应血管上,多为囊状的动脉瘤,破裂出血的危险性很大。

脊髓动脉瘤的诊断可用脊髓磁共振、CT或脊髓椎管造影,但确诊有赖于选择性脊髓血管DSA。其治疗方法包括载瘤动脉结扎术、动脉瘤夹闭术或动脉瘤切除术等。在伴有脊髓血管畸形的病例中,如切除畸形血管,动脉瘤常会变小或消失。

(五)硬脊膜动静脉瘘

硬脊膜动静脉瘘(SDAVF)是一种临床最常见的脊髓血管畸形,指供应硬脊膜或神经根的小动脉在椎间孔处穿过硬脊膜时,与脊髓引流静脉直接交通。

SDAVF的病因尚未明确,一般认为是多因素作用导致的获得性的病变,如感染、脊髓空洞症、外伤和手术等。

脊髓静脉高压是SDAVF的主要病理生理学机制。在硬脊膜上形成病理性的慢速、低容量、压力较高的动脉向静脉分流,从而使动脉血直接进入脊髓周围蛛网膜下腔内的静脉。SDAVF的瘘口常位于硬脊膜内或在神经根袖处,使引流硬脊膜的静脉动脉化,血液流入硬脊膜表面冠状静脉丛,由于该静脉丛与髓内根静脉之间缺乏静脉瓣,血流即可通过根静脉反流至脊髓表面正常的静脉回流系统,使髓周静脉内压力增高而迂曲扩张。这种血管内压力的变化,向邻近的脊髓实质传递,髓周静脉压力增高致使髓内静脉压力也随之增高造成脊髓正常静脉回流障碍,脊髓充血,毛细血管内血液瘀滞,小动脉缺血,脊髓水肿。严重者造成脊髓脱髓鞘或静脉性脊髓缺血坏死,症状突然恶化,逐渐发展成为不可逆损害,称为 Foix-Alajouanine 综合征。

1.临床表现

SDAVF 的发病率大约是每百万人每年 5～10 例,约是颅内动脉瘤发生率的 1/10,约占所有脊髓动静脉畸形的 70%。发病年龄在 28～83 岁,多见于中老年,约有 1/3 的患者在 60～70 岁确诊。本病男性多见,男女发病率之比为 5∶1。SDAVF 可以出现在硬脊膜的任何部位,最常见的部位是胸椎下段和腰椎上段。通常是单发的,出现双瘘管的机会为 1%～7%,没有发现 2 个以上瘘的患者。

SDAVF 没有特异性的症状,临床过程为隐匿起病,进展缓慢,大多数患者的病程<2～3 年。部分病例在病程中病情突然加重。首发症状是典型的背痛、下肢麻木及肌无力。以两便功能障碍起病的并不常见,但在诊断时常可见到。严重的坏死或急性起病的很少,SDAVF 病例中呈急性、亚急性进展的约占 10%。神经学检查常发现锥体束损害、深浅感觉障碍和周围神经损害。感觉障碍平面常与实际病变水平不一致,因为感觉障碍平面为静脉回流障碍所致的脊髓水肿平面,而非病灶部位本身。

2.影像学检查

(1)脊髓 MRI 检查:SDAVF 的初步诊断需要靠脊髓 MRI,而确诊则有赖于脊髓血管造影。MRI 是诊断 SDAVF 的重要依据,主要表现为:①脊髓内呈长 T_2W 信号影;②脊髓周围蚯蚓状迂曲血管流空影,表示扩张的脊髓静脉,可视为 SDAVF 的直接 MRI 征象;③脊髓不均匀斑片状强化。具体表现在 T_2W 上见较长节段脊髓实质的连贯纵行的条状高信号,病灶位于脊髓中心呈"铅笔样"改变和脊髓增粗。在 T_1W 上多呈等信号改变,提示病变以淤血、水肿为主,说明本病具有可逆性。脊髓病变部位与瘘口常不一致,特别是位于颈、腰骶部脊柱两端的 SDAVF。

(2)脊髓血管造影:脊髓 DSA 显示根动脉的硬脊膜支在神经根袖套穿过硬脊膜形成动静脉瘘口,其特点是:①位于椎间孔附近的动静脉交通,瘘口多为 1 个,偶可 2 个,多位于上胸段以下至骶段水平,其供血动脉多为 1 支,少数为 2 支;②瘘口后的引流静脉穿过硬脊膜向脊髓表面走行,引流静脉较长,可以上行或下行很长距离,呈迂曲匍行的血管影,汇入脊髓后或脊髓前静脉。

3.诊断和鉴别诊断

根据患者临床表现结合影像学、脊髓血管造影结果可以确诊。临床上和一些急性、亚急性进展的其他脊髓疾病(如感染、出血、脱髓鞘病变、运动神经元病、脊髓肿瘤等)不易区别。

4.治疗

本病的治疗原则是完全永久性封闭瘘管。目前主要是通过外科手术和介入血管内栓塞等方法治疗,目前治疗 SDAVF 首选是手术。

(1)手术治疗:直接手术的方法提供了脊髓硬脊膜动静脉瘘的一种简单及成功的治疗。手术治疗的目的是解除椎管内静脉高压,保持脊髓静脉通畅,促进脊髓功能恢复。该手术在显微外科的条件下进行，对脊髓的干扰非常小，显微手术创伤并不大，手术简单易行，术后无复发。

（2）血管内治疗：除了手术治疗，可以经根动脉超选择性插管，将组织丙烯酸栓塞剂注射进供血动脉封闭瘘口方法来治疗，其优势在于创伤小、诊断和治疗可以一次完成。假如闭塞成功，可以不做手术；假如闭塞不能完全成功，可以作部分闭塞的血管瘘切除术。

（3）联合治疗：即先进行血管内栓塞治疗，然后采用手术治疗。如果瘘口被完全封闭，4/5的患者部分症状会立即好转，其中以运动障碍和疼痛缓解最为突出。

第三节 亚急性联合变性

脊髓亚急性联合变性（SCD）是指由于维生素 B_{12} 缺乏引起的神经系统变性疾病。病变主要累及脊髓后索、侧索和周围神经，部分患者视神经和大脑白质亦有损害。临床主要表现为肢体无力、共济失调和肢体末端感觉异常。

一、病因及发病机制

维生素 B_{12} 的吸收要求有内因子的参与，内因子是一种胃黏膜壁细胞分泌的糖蛋白。它与维生素 B_{12} 在胃内结合形成复合物，移行至回肠，附在黏膜的特殊受体上，有促进回肠上皮吸收维生素 B_{12} 的作用。被吸收的维生素 B_{12} 再与转钴胺蛋白结合，运输到组织中被利用。大约有 90% 的维生素 B_{12} 储存在肝脏中，所以即使人体吸收维生素 B_{12} 的功能损害已经非常严重，但体内储存的维生素 B_{12} 也需要很多年才能耗尽。

人体内有两个生化反应依赖于维生素 B_{12}。其一是维生素 B_{12} 在甲基丙二酰辅酶 A 变位酶反应中作为辅酶。此反应是丙酸代谢的关键步骤。甲基丙二酰辅酶 A 转化为琥珀酰辅酶 A 后进入三羧酸循环。这对于神经系统的重要性尚不明了。另一个是参与叶酸反应：N^5 甲基四氢叶酸向四氢叶酸转化中，将甲基转给维生素 B_{12}，同时维生素 B_{12} 又将甲基转给同型半胱氨酸，并在蛋氨酸合成酶的作用下转变为蛋氨酸。维生素 B_{12} 的缺乏导致这一转化过程受损，影响 DNA 的合成，DNA 不足可以导致轴突变性，髓鞘合成障碍。

维生素 B_{12} 缺乏的常见原因：①摄入不足：维生素 B_{12} 广泛存在于鱼类、肉类等动物源性食品中，长期严格素食可以导致摄入量不足；②吸收不良或障碍：典型维生素 B_{12} 缺乏的患者伴有恶性贫血，其他如胃大部分切除术或全胃切除术、萎缩性胃炎、终末回肠盲肠切除、肠道盲袢细菌过度增生、钴胺素代谢性绦虫（阔节裂头绦虫）、某些药物如二甲双胍、秋水仙碱等均因阻碍肠道吸收而造成维生素 B_{12} 缺乏；③遗传或先天因素，如先天性甲基钴胺素缺乏。

此外，近来有不少关于氧化亚氮（N_2O）与维生素 B_{12} 的研究。持续应用 N_2O 可以产生感觉运动多灶性多神经病，常合并脊髓后索和侧索的症状。N_2O 可以干扰依赖于维生素 B_{12} 的生化反应，使得患者在接受 N_2O 麻醉后出现 SCD 的表现。

二、病理

以脊髓和周围神经损害为主。疾病的病理表现为弥漫性不均等的脊髓白质变性，以颈段和上胸段多见,最早累及后索,向上、向下并向侧索蔓延,前索受损十分少见。脊髓髓鞘肿胀、断裂,髓内空泡形成,髓鞘板分离,轴突变性,病损为筛状使脊髓横断面上呈现海绵状变化。周围神经有不同程度髓鞘和轴索病变。部分患者有视神经和脑内病变。

三、临床表现

起病隐袭,逐渐缓慢进展。患者首先感到的是手指或足趾末端感觉异常,随后出现下肢无力及步态不稳。临床症状及体征的变化依据椎体束和周围神经受损的程度而定。如果侧索变性占主要地位,患者腱反射亢进,Babinski 征(＋),但周围神经末梢型感觉障碍仍可存在。若周围神经变性为主,则肌力减退,腱反射减退,早期 Babinski(－)。

患者侧索受损出现的运动障碍,在下肢更为明显,从轻度的行走笨拙到肌强直甚至出现痉挛性截瘫。后索病变产生振动觉和关节位置觉缺失,Romberg 征(＋),下肢比上肢更为明显,患者常感脚踩棉花感,不能走夜路。在体检中,患者可以出现 Lhermitte 征现象(患者屈颈时有一种通电样感觉,自颈部沿后背向下达双下肢)。有些患者可出现脑干或小脑症状,甚至出现可逆性昏迷。

精神症状常见,认知功能不良、行为异常、躁狂、抑郁等精神症状可以独立出现或联合出现。突出的精神症状还包括妄想、幻听、幻视。一些患者有痴呆症状,早期及短期的维生素 B_{12} 缺乏导致的认知功能损害是可以改善的。叶酸缺乏导致的临床表现与维生素 B_{12} 缺乏相似。较多的研究发现叶酸缺乏导致更严重的抑郁,而维生素 B_{12} 缺乏有更多的精神症状。

视神经损伤可以出现在疾病的任何时期,甚至在神经症状出现之前。眼科检查发现视神经萎缩,双侧中央暗点。

少数患者有自主神经功能失常的症状,如膀胱括约肌功能障碍、大便失禁等,出现较晚。

除神经系统症状以外,还可以出现贫血等血液系统症状及消化不良、胃肠胀气等消化道症状。

四、辅助检查

一旦怀疑维生素 B_{12} 缺乏,就应测定血清维生素 B_{12} 水平。如维生素 B_{12} 含量降低,注射维生素 B_{12} 1mg/d,10 日后网织红细胞升高支持临床诊断。但血清维生素 B_{12} 水平并不是人血清维生素 B_{12} 总含量。即使患者已经停止了维生素 B_{12} 的摄入,但由于体内储备,血清维生素 B_{12} 水平仍可能正常。血清甲基丙二酸和同型半胱氨酸的浓度间接反映了细胞内维生素 B_{12} 水平,给予维生素 B_{12} 治疗后,两者水平降至正常,有助诊断。Schiling 试验可以反映维生素 B_{12} 吸收缺陷。

合并贫血的患者其周围血象表现为巨细胞性贫血,骨髓涂片可见分叶多形核白细胞、巨幼红细胞。但神经系统症状可以出现在血液异常之前。恶性贫血可以通过检测胃泌素水平证实,也可以测定壁细胞抗体和内因子抗体,但前者不具有特异性,后者有诊断意义,但阳性率不高。

脑脊液检查一般正常,少数有蛋白增高。VFP、SEP 的异常无特异性。大约一半患者的电生理检查显示腓肠神经感觉电位波幅降低或消失,感觉传导速度减慢。

因为大部分患者的临床表现为脊髓病变或脑病,所以非常有必要进行影像学检查来排除其他病因。SCD 患者的 CT 及 MRI 多位正常,部分患者 MRI 脊髓后索及侧索呈现等 T_1W、长 T_2W 异常信号。出现脑病或痴呆的患者头颅 MRI 上 T_2W 可以出现脑深部白质多个高信号病灶,可以随着病情进展而融合。

五、诊断与鉴别诊断

(一)诊断要点

诊断标准:多中年后发病,缓慢起病,逐渐进展,出现脊髓后索、侧索及周围神经受损的体征。血清中维生素 B_{12} 水平降低,伴有贫血、胃炎等,结合脊髓扫描等相关辅助检查,经维生素 B_{12} 治疗后症状改善即可确诊。但并非所有的患者都完全有典型的临床表现和明确的实验室检查结果,这就需要结合患者的饮食习惯及生活背景。

(二)鉴别诊断要点

1.颈椎病

以脊髓后索受压为主的脊髓压迫症,例如颈椎病伴椎管狭窄症者尤为常见,应根据伴随肢体传导束性感觉障碍,椎管脑脊液动力学受阻,蛋白质含量升高,以及脊髓 MRI 可见占位病变或椎间盘突出等予以鉴别。

2.多发性硬化

应与慢性进展型多发性硬化鉴别。可表现为深感觉障碍和进行性痉挛性截瘫,可借助血清维生素 B_{12} 浓度正常,病程中有波动,脑脊液中寡克隆 IgG 区带阳性等特点予以鉴别。若实在难以鉴别时,可作试验性免疫抑制剂治疗,多数多发性硬化病者可有一定良好反应,而亚急性联合性变性者症状可能无改变。

3.脊髓痨

属晚期神经梅毒之一种表现,表现为脊髓后索和后根损害,无锥体束征出现,患者主诉闪电样神经根疼痛,两下肢腱反射消失,可能伴有局部关节肿胀,以及有梅毒感染史和血清学检查阳性等予以鉴别。

4.周围神经病

维生素缺乏可同时合并周围神经病,因此多种维生素缺乏同时有维生素 B_{12} 缺乏者,可在亚急性联合变性同时合并典型周围神经病,此为维生素缺乏病,两者同时并存。某些感觉运动神经病表现典型的深感觉障碍,但伴随末梢型感觉减退,腱反射消失或减退,但血清维生素 B_{12} 水平正常和无巨红细胞贫血及营养障碍等,可予以鉴别。

5.遗传性痉挛性截瘫

SCD 以脊髓侧索损害为主,容易与遗传性痉挛性截瘫混淆。后者有家族史,单纯侵犯脊髓的侧索,没有后索、自主神经的受损。一部分患者可有小脑性共济失调、锥体外系的症状等,维生素 B_{12} 的测定正常,没有贫血。

六、治疗

(一)治疗原则

治疗原发疾病,尽早积极补充维生素 B_{12},加强营养和功能锻炼,促进肢体运动功能康复,减低致残率。

(二)治疗计划

(1)大剂量维生素 B_{12} 治疗可阻止大多数 SCD 患者神经系统损伤继续进展,但只有损伤并不严重的少数患者可获完全治愈。试验性维生素 B_{12} 治疗有效对明确诊断有重要意义,而口服维生素 B_{12} 可作为治疗 SCD 的一线方法。可用维生素 B_{12} 500μg～1mg,肌内注射每日 1 次,治疗 4～6 周后减量为 2～4 次/周,总疗程 3～6 个月。或用 500μg,隔日肌内注射 1 次,或每周 3 次,用药 3 个月。但有些患者需终生用药。也可经骶骨裂孔穿刺注入维生素 B_{12} 2mg,每 4 天注射 1 次,5 次为 1 疗程,必要时间隔 7 天可再治疗 5 次。但本方法为有创治疗,不作为一线考虑。

(2)配合应用叶酸、铁剂及能量合剂不宜单独使用叶酸,因其可加重神经系统症状。

(3)糖皮质激素的应用:激素对本病的治疗并不作为常规推荐。在长期大量维生素 B_{12} 治疗无效时,应考虑到维生素 B_{12} 免疫,即血清维生素 B_{12} 水平正常但细胞内活性却降低,表现为血清 Hcy 及 MMA 水平升高,神经功能恢复受阻,常见于老年人、肾功能损害或糖尿病患者。产生的机制可能为此类患者细胞表面的受体与维生素 B_{12} 合并发生内吞作用减弱所致。另外也与维生素 B_{12} 运输蛋白Ⅱ的多态性,以及体内存在多种循环抗体(其中内因子抗体与 TCⅡ具高度亲和力和交叉作用)阻碍维生素 B_{12} 转入细胞内,产生了细胞内维生素 B_{12} 低活性。因此激素治疗可能有效。同时,维生素 B_{12} 在免疫调节中起一定作用,而内因子抗体等免疫因素也参与本病的发生,糖皮质激素对维生素 B_{12} 乏导致的炎症、脱髓鞘、水肿等神经病理改变也有一定作用,故在单纯补充维生素 $B_{.}$ 疗效不明显时可考虑应用糖皮质激素治疗。

常规治疗可给予甲基泼尼松龙冲击治疗:500～1000mg/d,连用 3～5 天,后减量维持,总治疗时间约 1～2 个月。也可应用口服递减疗法:泼尼松 1mg/(kg·d),后缓慢减量。

(4)对症处理若患者有精神症状,给予抗精神病药治疗。

(5)配合理疗、针灸,可改善肢体无力及共济失调。

(6)积极治疗原发病,纠正贫血,必要时输血治疗。

(三)治疗方案的选择

(1)首选方案为大剂量维生素 B_{12} 联合叶酸治疗,国内学者多采用肌内注射大剂量维生素 B_{12} 后减量口服维持的方法,国外学者建议口服维生素 B_{12} 能达到同样的效果,推荐为一线方案。

(2)在单纯补充维生素 B_{12} 疗效不明显时,可考虑应用糖皮质激素治疗。

(3)骶骨裂孔穿刺注入维生素 B_{12},可作为二线推荐。

第四节 脊髓压迫症

一、概述

脊髓压迫症是一组由各种不同原因致椎管内占位性病变而引起的脊髓受压的临床综合征。病变进行性发展,最后导致不同程度的脊髓横贯性损害和椎管阻塞。引起脊髓压迫的病因可以是肿瘤、先天性疾病如颅底凹陷症、外伤、炎症等,与脊髓的机械压迫、血供障碍、占位病变的直接浸润破坏有关。

二、病因

1.肿瘤

最常见,约占总数的1/3,原发性肿瘤占大多数。其中近半数是神经鞘膜瘤,包括少数的神经纤维瘤,其次为脊膜瘤,再次为恶性的胶质瘤,其他还可见脂肪瘤、先天性的皮样囊肿、上皮样囊肿、畸胎瘤等,可发生于脊髓的任何节段。脊髓的转移性肿瘤也不少见,多来自肺部、乳房、胃肠道、前列腺、肾脏、甲状腺等,或鼻咽癌转移,或白血病、淋巴瘤在脊髓硬膜外浸润致脊髓受压。

2.炎症

全身其他部位的细菌性感染病灶血行扩散、脊柱邻近组织的化脓性病灶直接蔓延等,均可造成椎管内急性脓肿或慢性肉芽肿而压迫脊髓,以硬膜外多见。结核性脊髓蛛网膜炎、损伤、出血、化学性或某些不明原因所致的蛛网膜炎,均可引起脊髓炎性蛛网膜粘连,或形成囊肿压迫脊髓。

3.损伤

脊柱损伤,可因椎体、椎弓或椎板的骨折、脱位、小关节错位、椎间盘脱出、椎管内血肿形成等原因而压迫脊髓。

4.椎间盘脱出

常因过度用力或脊柱过伸、过屈运动引起,也可由于髓核本身老化脱水所致。

5.先天性疾病

如寰椎枕化畸形、颈椎融合畸形、扁平颅底、椎管狭窄、脊膜膨出、先天性血管畸形等。

三、诊断步骤

(一)病史采集要点

1.起病情况

多数起病隐袭,进展缓慢,逐渐出现从脊神经根痛到脊髓部分受压及横贯性损害的过程;急性压迫少见。

2.主要临床表现

多数表现为起病隐袭,进展缓慢,早期症状体征不典型,通常可分三期。①根痛期:出现神经根痛和脊膜刺激症状;②脊髓部分受压期:表现为脊髓半切综合征;③脊髓完全受压期:出现脊髓完全横贯性损害。急性压迫少见,常于数小时至数日内脊髓功能完全丧失,表现为脊髓横贯性损害,出现脊髓休克。

3.既往病史

注意是否有化脓性细菌或结核菌等感染史,外伤史,肿瘤史等。

(二)体格检查要点

1.一般情况

尚可,如为感染可有发热,盗汗,食欲不振等。

2.高级神经活动和颅神经检查无异常。

3.神经根损害

可出现病变节段的神经根痛,为一侧性或双侧性自发性剧痛,表现为刺痛、烧灼、电击或刀割样痛;用力、咳嗽、打喷嚏、变换体位或负重时,因脑脊液压力改变,神经根被牵拉而使疼痛加剧,有时出现相应节段束带感。神经根症状可由一侧到双侧,间歇性转变为持续性。检查在早期发现感觉过敏,后期为节段性感觉缺失。根性症状对判断病变水平很有价值。

4.运动障碍

出现病变平面以下受累肢体痉挛性瘫痪;一侧锥体束受压出现病变以下对侧肢体痉挛性瘫痪,肌张力增高,腱反射亢进,病理征阳性;双侧锥体束受压,早期双下肢呈伸直性瘫痪、后期呈屈曲性瘫痪;脊髓前角或前根受压可引起相应支配节段肌群的弛缓性瘫痪,伴肌束颤动和肌萎缩。

5.感觉障碍

一侧受损出现受损平面以下对侧躯体痛温觉减失、同侧躯体深感觉减失;双侧受损则受损节段平面以下深浅感觉丧失。髓外压迫者感觉障碍呈向心形式从下肢向上至压迫水平发展;髓内压迫者感觉障碍呈离心状态自病变节段向下向远端发展,鞍区感觉保留至最后才受累(称为"马鞍回避")。脊髓蛛网膜炎的感觉障碍为不规则斑块状,感觉平面不固定。

6.反射异常

因脊髓前角、前根或后根受损,出现受压节段的腱反射减弱或消失,锥体束受压可出现受损平面以下同侧腱反射亢进、腹壁反射消失、病理征阳性。

7.自主神经功能障碍

大、小便障碍在髓内病变常早期出现,髓外病变则后期发生;病变平面以下的皮肤干燥脱屑、苍白发绀、少汗、指甲过度角化等。

8.脊膜刺激症状

多因硬膜外病变引起,脊柱局部自发性疼痛、叩击痛,活动受限如颈部免疫和直腿抬高试验阳性等。

9.其他

与病灶对应的椎体可有叩痛、压痛、活动受限等,极易发生压疮、泌尿道感染等。

（三）门诊资料分析

从病史确定脊髓损害为压迫性：病灶常从一侧开始进行性发展，早期表现为神经根痛，逐渐出现脊髓部分受压症状，进而表现为脊髓横贯性损害症状。

根据体查发现的神经根损害、感觉障碍平面、肢体瘫痪类型、反射改变等来判断脊髓受压的节段。

脊柱 X 线摄片：肿瘤可出现椎弓根间距增宽、椎弓根变形、椎间孔扩大、骨质疏松或破坏，还需注意有无骨折、脱位、错位和椎间隙狭窄等。

（四）进一步检查项目

1.脑脊液检查

脑脊液动力学改变和常规、生化检查是诊断脊髓压迫症的重要方法。如病变造成脊髓蛛网膜下腔完全阻塞时，在阻塞水平以下测压力可很低甚至测不出；部分性阻塞或未阻塞者压力正常甚至增高。压颈试验可明确椎管是否梗阻，但试验正常不能排除梗阻。脑脊液蛋白含量与脊髓蛛网膜下腔的阻塞程度、时间和水平的高低密切相关，一般而言，阻塞越完全、阻塞时间越长、阻塞水平越低的脑脊液蛋白含量越高，肿瘤性压迫比非肿瘤性压迫蛋白含量高。椎管严重梗阻时可出现蛋白细胞分离现象，蛋白含量超过 10g/L 时黄色的脑脊液流出后可自动凝结（Frain 征）。要注意，在腰穿并进行压颈试验时，可能会造成占位性病灶（如神经鞘膜瘤）的移动，致压迫性症状加重，对此应事先有所估计并向患者和家属解释清楚。对疑及恶性病变或转移癌可先行 X 线摄片再考虑是否行腰穿检查。

2.椎管造影

可显示脊髓的形态位置和脊髓腔的状态。椎管完全梗阻时，上行造影只能显示压迫性病变的下界。

3.CT 和 MRI 检查

能确切、清楚地显示脊髓压迫的图像，明确脊髓病变的部位、肿瘤的位置和性质、肿瘤与脊髓的关系等。

4.核素扫描

可用 ^{99m}Tc 或 ^{131}I 作脊髓全长扫描，判断阻塞部位。

四、诊断与鉴别诊断

（一）诊断要点

根据患者逐渐出现的进行性加重的神经根痛到脊髓部分受压及脊髓横贯性损害的过程，结合腰穿发现椎管阻塞、CT 或 MRI 发现脊髓压迫病灶的存在，可以确诊。注意临床诊断脊髓压迫症通常分为以下步骤：①确定脊髓损害为压迫性；②明确脊髓受压的节段；③确定病灶在髓内或髓外；④确定病因和病变性质。

（二）鉴别诊断要点

脊髓压迫与非压迫的鉴别：

脊髓压迫症的早期根痛症状，需与某些有疼痛症状的内脏疾病如心绞痛、胸膜炎、胆囊炎、胃或十二指肠溃疡和肾结石等相鉴别,一般经对症治疗和体检发现脊髓损害的体征,即可鉴别。

1.急性脊髓炎

急性起病,常有全身不适、感冒、发热等前驱症状。脊髓损害骤然出现,数小时至数天内达到高峰,受累平面较清楚易检出,受累肢体多呈弛缓性瘫痪,合并有感觉和括约肌功能障碍。腰穿脊髓蛛网膜下腔通畅,脑脊液白细胞数增多,以单核和淋巴细胞为主,蛋白含量亦有轻度增高;若为细菌感染所致,脑脊液以中性白细胞增多为主,蛋白含量也明显增高。

2.脊髓蛛网膜炎

起病缓慢,病程长,症状有起伏,可有神经根痛且范围常较广泛。脊柱 X 线片多正常,腰穿脊髓蛛网膜下腔部分阻塞,脑脊液细胞增多,蛋白明显增高。脊髓造影可见造影剂在蛛网膜下腔分散成不规则点滴状、串珠状或分散成数道而互不关联,形态特殊,易于识别。

3.脊髓空洞症

起病隐袭,病程长。病变多见于下颈段或上胸段,也可延伸至延髓,多数是脊髓胚胎发育异常,可有家族史。早期症状常为手部小肌肉的萎缩和无力,主要临床特征是病变水平以下感觉分离,下肢有锥体束征,皮肤营养改变显著,根痛少见。腰穿脊髓蛛网膜下腔无阻塞,脑脊液基本正常。

4.脊柱骨关节肥大性改变

多见于中年以上患者,以下颈段和腰段常见。颈段者可有上肢麻木和肩部酸痛、沉重感,棘突或棘突旁有压痛,症状常因颈部位置不当而加重;转动头位时可发生眩晕等椎基动脉缺血症状。脊柱 X 线片可见明显的骨关节肥大性改变,生理弯曲消失呈强直状,腰椎常见侧凸。腰穿脑脊液一般正常;部分病例可伴有椎间盘突出,腰穿脊髓蛛网膜下腔部分阻塞,脑脊液蛋白含量相应增高。

5.肌萎缩侧索硬化症

是一种变性疾病,主要累及上下运动神经元,临床表现以运动障碍为主,如手部肌萎缩和舌肌萎缩,严重者吞咽困难,可有腱反射亢进,病理征阳性,一般无感觉障碍;腰穿脊髓腔通畅,脑脊液无异常。

可能合并的几种少见临床症状:①压迫病变在高颈段时,可伴有脑神经损害,如枕大孔区脊颅型肿瘤可出现声音嘶哑、吞咽困难、耸肩无力,三叉神经脊束核受累时可有头面部痛觉减退,角膜反射减弱等;②水平眼震亦可见于脊颅型肿瘤,由于压迫内侧纵束,或因病变影响小脑,或血循环障碍导致水肿等;③脊髓肿瘤伴有视盘水肿,以腰骶部肿瘤较常见,但总发生率不高。临床检查除发现脑脊液蛋白质增高外,颅内并无异常,肿瘤切除后视盘水肿消失,原因可能是肿瘤影响了脑脊液的吸收或同时伴有病理性分泌增加所致。

临床症状出现的顺序如根痛、运动感觉障碍的离心或向心发展、括约肌功能障碍的早晚等可作为鉴别的参考,最后的确诊需依靠脊髓造影、CT 或 MRI 等检查。

五、治疗

应及早明确诊断,尽快去除脊髓受压的病因,手术是唯一切实有效的措施。同时应积极防治并发症,早期康复和加强护理。

1.病因治疗

根据病变部位和病变性质决定手术方法,如病变切除术、去椎板减压术及硬脊膜囊切开术等。急性压迫病变力争发病或外伤事件6小时内减压;硬膜外转移肿瘤或淋巴瘤者应做放射治疗或化学治疗;髓内肿瘤者应视病灶边界是否清楚予以肿瘤摘除或放射治疗;恶性肿瘤或转移瘤如不能切除,可行椎板减压术,术后配合放化疗治疗;颈椎病和椎管狭窄者应做椎管减压,椎间盘突出者应做髓核摘除;硬脊膜外脓肿应紧急手术,并给予足量抗生素;脊柱结核在根治术同时进行抗结核治疗;真菌及寄生虫感染导致脊髓压迫症可用抗真菌或抗寄生虫治疗。

2.药物治疗

(1)激素:脊髓急性损伤早期应用大剂量甲泼尼龙静脉注射可改善损伤后脊髓血流和微血管灌注,使脊髓功能得到改善。伤后8小时内给药,脊髓功能恢复最明显,伤后24小时内给药仍有治疗意义。使用时应注意其不良反应。

(2)胃肠动力药物:西沙必利能改善脊髓损伤患者的结肠和肛门直肠功能障碍,促进排便。

3.康复治疗

(1)心理康复治疗:存在心理障碍者需自行心理调整,必要时加用抗焦虑、抗抑郁药物治疗及心理辅导。

(2)脊髓功能的康复治疗:包括按摩、被动运动、主动运动、坐起锻炼等功能训练;另外可以进行功能重建,包括功能性神经肌肉电刺激、肌腱转移手术、交叉步态矫正术、大网膜脊髓移植术等,针对脊髓损伤患者性功能障碍可采用阴茎假体植入和真空缩窄等疗法;瘫痪肢体的理疗。

4.防治并发症及对症支持治疗

包括预防感染、防止深静脉血栓、预防压疮、预防关节挛缩等。

第四章 周围神经疾病

第一节 三叉神经痛

三叉神经痛是原因不明的三叉神经分布区短暂反复发作性剧烈疼痛而不伴有三叉神经功能破坏的病症,又称特发性三叉神经痛。主要见于中老年人,发病高峰在 50～70 岁,有随着年龄增加而发病率增加的趋势。年发病率男性约为 3.4/10 万,女性约为 5.9/10 万,略多于男性。

一、病因与病理

三叉神经痛可分为原发性与继发性,以原发性者居多数。

多数研究认为原发性三叉神经痛病变位于三叉神经的外周,包括三叉神经的后根、半月神经节及其周围分支,在这些部位存在的异常或损伤导致三叉神经痛。可能的病因有:①感染:如病毒感染,这可解释作三叉神经后根切断后,常有该神经供应区内的单纯疱疹出现,表明该神经根有疱疹病毒的感染。②压迫:三叉神经可受到缩窄的神经外膜、较高的岩骨嵴、床突间纤维索带的压迫。③颈动脉管顶壁的缺陷:三叉神经后根、半月节及各分支的腹面与颈动脉接触,受到动脉搏动的影响而产生疼痛。这些损伤导致轴突的高兴奋性,发作性放电产生疼痛,在感觉神经中尤为明显。感觉神经的高兴奋性导致了"后放电"现象。"后放电"由各种内源性刺激诱发,并延伸至刺激间期后,在邻近的神经元间传递,导致电活动的叠加,产生一次阵发性的疼痛。由于神经纤维之间的隔离消失,伪突触形成,伪突触之间电流传递进一步将其放大。三叉神经痛的特征是发作性突发的闪电样疼痛。

一次三叉神经痛发作后存在数秒至数分钟的不应期,此时刺激不能促发疼痛发作,Devor等认为每次发作后钾离子内流,细胞复极化,产生下一次兴奋的不应期。另外,神经纤维脱髓鞘将导致不应期延长,神经根受压后神经内膜缺血,使得线粒体产生 ATP 障碍,导致一次电冲动发生后细胞内外离子浓度的恢复时间延长,在邻近脱髓鞘区域的神经纤维细胞外液离子电流缺乏,产生电流免疫。

以前一直认为在 TN 中,没有明显的病变可见。近年的研究发现三叉神经感觉纤维的脱髓鞘和髓鞘再生是主要的病理变化。大多数患者三叉神经根脱髓鞘发生在神经近端或神经根的中枢神经系统部分,由于该部位被邻近的动脉或静脉压迫所致。受压迫部位局部发生脱髓鞘,脱髓鞘后的轴索互相靠近,由于没有胶质细胞隔离,形成伪突触。伪突触之间电流传递进一步将神经冲动放大。在伴有三叉神经痛的多发性硬化患者及血管压迫的患者中,常有三叉神经根受累。这提示了传导轻微触觉的纤维和产生疼痛的纤维在神经根这个区域相距很近，当这个区域的这两种纤维发生脱髓鞘时即可形成伪突触，并传递电冲动。

由于TN发作历时短暂，出现突然，没有预兆，停止亦突然，有明显的阵发性，在间歇期间完全正常；用抗癫痫药如卡马西平等均能有效控制或减少发作，很类似癫痫病发作，故有人认为这是一种感觉性痫病，其病变应在中枢。触碰三叉神经分布区域以外的部位，有时甚至是灯光或者噪声偶尔也可促发疼痛的发生，亦表明中枢传导也可能参与其中。Nashela曾在TN患者发作时成功地记录到在脑干（中脑）有痫样放电。但是目前证据尚不足。

继发性TN的病因是三叉神经节和后根受到邻近病变的侵犯所造成。常见的有：①脑桥小脑角内的占位病变，如上皮样囊肿（最为常见）、前庭神经鞘瘤、三叉神经鞘瘤、脑膜瘤、血管畸形等。②邻近结构的炎症，如三叉神经炎、蛛网膜炎、岩尖炎、结核等。③颅底骨质的病变，如骨软骨瘤、颅底部转移瘤、颅底骨纤维结构不良症等。④鼻咽癌、中耳癌的转移。⑤多发性硬化症等。

二、临床表现

TN常见于40岁以上女性，发病率有随年龄增长而增长的趋势。TN只影响三叉神经的感觉部分，除疼痛外没有其他感觉或运动的障碍。

1.疼痛的性质

疼痛是阵发性的，起病很快，没有先兆而且很严重。痛被描述为如电击、尖锐的刺痛、像被烧烫的针刺一样，痛区犹如刀割或如撕裂。疼痛的范围可以很广，但从不超出三叉神经分布区域，也不会有面部感觉障碍。严重发作时面肌可因疼痛而抽搐。有的患者常以手掌或毛巾紧按痛区，并用力擦面，以冀求得缓解。亦有在疼痛发作时不断作咀嚼动作。疼痛历时短暂，仅数秒至1～2分钟而即骤然停止。每次发作中均有数阵这样的剧痛，随以短暂的间歇。有时候疼痛之间间隔很短导致患者很难区分每次发作，患者常诉说为持续性疼痛。一般晚间发作较少较轻，但偶亦有通宵达旦，不能入眠者。病的初期发作较少，发作一阵后可有数天至数月甚至数年的缓解期。在此期内患者如常人。随着病程的迁移，发作次数逐渐增多，发作时间延长而发作间歇期缩短，从而严重影响患者的生活、饮食、营养。许多患者的发作周期与气候有关，春冬季节发病较多，低气压、风雨天发作亦多。尽管TN有时有较长的间歇期，但没有自愈的可能。

2.诱发因素及触发点

TN患者在间歇期，其患侧面部常较敏感，特别是患侧的鼻翼、上唇、下唇、口角、眶下、牙根，上下犬齿等处。这些部位稍加触摸，即可引起一阵闪电般的发作，称之为"触发点"。另外，患者在咀嚼、大声说话、张大口、擤鼻、刷牙、洗脸、饮食、冷热风吹时亦容易引起发作，为避免发作患者不敢洗脸、刷牙，饮食亦有困难。长期如此使患者的个人卫生每况愈下，营养亦受影响。

3.疼痛的分布

TN大多为单侧，偶有双侧者，但起病往往不在同时，发作亦有先后。单侧TN以下颌支最多，约占60%，上颌支次之，占30%，第1支受累者最少见。多支同时发病者以2、3支合并疼痛者为多,约占80%,三支合并发病者很少见。一般患者都能用手指正确地将疼痛范围圈出。在患者手指时手指不触及脸部皮肤,唯恐引起发作。这与不典型面痛患者不同,后者常以手指紧紧点压脸部,以表明疼痛位于脸的深部。

4.体征

TN患者的体征很少,一般都由于疼痛剧烈使其生活上不便所引起,主要有以下各点:①患者因恐惧发作,不敢洗脸、刷牙、剃须、进食,使面部积垢较多,口腔卫生较差.营养不良,精神萎靡,情绪低落。②长期发作病例由于发作时经常以手抹擦面部,导致面部局部皮肤粗糙、眉毛脱落。③由于起病初期常疑为牙痛,多数患者就诊于牙科,并有多枚磨牙被拔除。④神经系统检查常无阳性体征发现。但病程中如曾作过封闭或射频治疗者,患侧面部可发现有浅感觉的轻度减退、角膜反射减弱或消失。应注意与继发性TN作区别。

三、诊断与鉴别诊断

原发性TN凭其典型的面部疼痛发作,疼痛局限于三叉神经分布范围内,面部有触发点,神经系统检查无阳性发现等诊断应无困难。但仍需与下列疾病作鉴别。

1.不典型面痛

疼痛位于面的深部,为持续性钝痛,程度不如TN那么剧烈,范围超出三叉神经分布区域,可集中于面部的中央区、眼眶、头后部,甚至背部。发作时有鼻塞、流涕。患者常有精神因素。采用TN的药物治疗常不起作用,有的甚至更加重。用棉片蘸以1%丁卡因或4%可卡因填塞于鼻中甲后部,可获得止痛效果,对鉴别有帮助。

2.鼻咽癌

可自鼻咽部延伸至颅底,影响及三叉神经而引起面痛。但疼痛常为钝性,持续性。在三叉神经区域内可查到有感觉障碍,并伴有其他脑神经如眼球运动神经障碍。面部无"触发点"。颅底X线片可见有骨质破坏,蝶鞍被侵蚀及鼻咽腔有肿块。鼻咽镜检查将有助于鉴别诊断。

3.牙痛

TN的早期常被误为牙痛所引起。很多患者都曾就诊于牙科,甚至有将正常的磨牙拔除。但牙痛为持续性疼痛,有牙病根源可见。疼痛性质不像TN那么剧烈,脸部没有触发点,一般可以鉴别。

4.疱疹性疼痛

疱疹初期尚未出皮疹时,有时难以识别。但疼痛为持续性且无明显的间歇期。一旦出现疱疹则可明确诊断。一般疱疹较多影响三叉神经的第一支区。

5.颅内肿瘤

脑桥小脑(CP)角内的上皮样囊肿、前庭神经鞘瘤、脑膜瘤及血管畸形等常为继发性TN的主要病因,疼痛的性质可以与原发性TN非常相似。但患者均有神经系统的体征可见,如患侧听力减退、角膜反射消失、面部浅感觉减退、眼球震颤、前庭功能不正常等。头部CT或MRI检查可以明确诊断。

6.舌咽神经痛

痛的性质与 TN 十分相似。呈闪电般突然发作,为短暂的阵发性剧烈疼痛伴有短暂的间歇。痛的消失也很突然。但痛的部位主要在咽喉部、舌根、扁桃体窝,有时可累及外耳道。发作与讲话、吞咽等动作有关。用 1‰丁卡因喷涂于咽喉壁可获得暂时缓解,对鉴别诊断有助。

7.三叉神经病

病史中有近期上呼吸道感染史或鼻窦炎病史。疼痛为持续性,并不剧烈。在三叉神经分支处可有压痛点,面部感觉检查可有减退或过敏。有时可见三叉神经的运动支亦被累及。

四、治疗

继发性三叉神经痛应针对病因治疗,原发性三叉神经痛的治疗有下列几种。

1.药物治疗

对原发性三叉神经痛,一般的止痛药物都不能达到止痛的目的,即使是吗啡亦不能止痛。可选用以下各药。

(1)卡马西平:为一种抗惊厥药,作用于网状结构-丘脑系统,可抑制三叉神经系统(脊核-丘脑)的病理性多神经元反射,70%～80%有效。初服每次 100mg(1 片),每日 2 次。以后每日可增加 100mg,直至疼痛停止。最大剂量可达每日 1000～1200mg。此药孕妇忌用,使用时需小剂量逐步增加,不良反应有头晕、嗜睡、口干、恶心、皮疹、消化道障碍、血白细胞减少等,停药后可恢复正常。中毒剂量可产生共济失调、复视、再生障碍性贫血、抽搐、昏迷、肝功能损害、心绞痛及精神症状。

(2)奥卡西平:为卡马西平 10 酮基的结构类似物。奥卡西平以及体内代谢的单羟基衍生物可以阻断电压依赖性钠通道,从而阻止病灶放电的散布。开始剂量为 300mg/d[或 8～10mg/(kg·d)],分 2 次给药,以后可每隔 1 个星期增加每日的剂量,每次增加剂量不要超过600mg。维持剂量范围在 300～1200mg/d 之间。其与卡马西平交叉过敏反应为 25%～30%,过敏也可发生在无卡马西平过敏史的患者,一旦发生需立即停药。老年患者使用时需注意低钠血症。

(3)苯妥英钠:亦为一种抗痫病药物,早年不少学者都认为三叉神经痛是一种感觉性痫样放电,而苯妥英钠对突触传导有显著的抑制作用,使用以后确有一定效果,但缺乏大型 RCT 研究的证实。常用剂量为 0.1g,每日 3 次口服。如无效可加大剂量至每日 4 次,或每日增加20～50mg。也可与其他抗癫痫药如苯巴妥、氯丙嗪、氯氮平等合用,以提高疗效。

(4)加巴喷丁:是 γ 氨基丁酸(GABA)的衍生物。第一次睡前服 300mg。以后每日增加300mg,分 3 次口服,剂量随疗效而定,维持量为每日 1800～3600mg。肾功能不良者须减少剂量。

(5)拉莫三嗪:是一种电压性的钠离子通道阻滞剂,此药需从极小剂量缓慢增加,否则易致皮疹,一旦发生需停药。维持量为 200～400mg/d。可与卡马西平联用。不良反应的报道包括头痛、疲倦、皮疹、恶心、头晕、嗜睡和失眠。

其他可选用的药物:巴氯芬片 50～80mg/d,对多发性硬化所致的三叉神经痛有一定效果;普瑞巴林 150～600mg 每日,每日 2 次口服,可有一定效果,但缺乏大型 RCT 研究的证实。

中药可选用七叶莲,其为木通科野木瓜属草本植物,又名假荔枝。片剂每片 0.4g,每次 2～4 片,口服,每日 4 次。既往报道止痛效果约 60%,可与苯妥英钠、卡马西平等药合用。

2.外科治疗

主要从以下三个部位进行干预:①周围神经:从半月神经节远端到特定触发点;②半月神经节;③半月神经节后感觉神经根。外科治疗方法中仅微血管减压术可以保存三叉神经的功能,其他方法均为破坏性的或销毁性的。分述如下。

(1)周围神经外科治疗

①周围支切除术或抽出术:由于周围神经支再生较快,疗效短,目前均已弃用。

②三叉神经节后感觉根部分切断术:这是较早年采用的经典手术,始于 20 世纪的二三十年代,主要的有经颞和枕下两种手术入路。目前已少用。

③神经封闭治疗:将药物注射到三叉神经的分支上,使之破坏,以达到阻断其传导作用。注射后面部感觉减退,从而达到止痛的效果。注射的药物有无水乙醇、酚、热水、甘油等。目前均推荐甘油,因其疗效较持久。可封闭三叉神经的各分支,如下额神经、眶下神经、眶上神经、颌孔神经等。因其疗效期短,一般仅 1～6 个月,并缺少 RCT 研究的证据支持,除应用于眶上神经痛外,其他神经分支的疼痛均已少用。

(2)半月神经节治疗:半月神经节疗法是给予患者深度镇静或短暂全身麻醉后,经皮通过卵圆孔将穿刺针插入三叉神经节,可以通过加热损毁半月神经节(射频热凝疗法),也可注入甘油,或使用球囊压迫。目前尚缺乏 RCT 研究或仅有很少的前瞻性队列研究来观察患者预后。90% 以上患者手术后可以马上缓解疼痛,但是效果逐渐减小,约 50% 的患者 5 年后疼痛复发。这种方法患者的死亡率很低,但由于是破坏性手术,术后 40% 的患者存在轻微麻木感。三叉神经第一支受累则可能出现眼部症状,如角膜麻木、角膜炎。脉冲式射频热凝疗法是在半月神经节水平发放脉冲式电流而不是持续性电流进行射频热凝,这种方法可以减少术后感觉缺失,但是患者疼痛缓解情况较传统的射频热凝疗法差。

①三叉神经半月节封闭:将药物注射到半月节处,以破坏节内感觉神经细胞。此法疗效较持久,但注射技术较难,注射药物目前较多推荐甘油。

甘油注射前先给患者肌内注射地西泮 10mg。穿刺采用前路法(Hakanson 法),在针尖抵达颅中窝底后,调整针尖方向,使通过卵圆孔,进入 1～1.5cm,拔出针芯,当无脑脊液流出,注入 1% 丁卡因 0.2mL,1 分钟内患者会感到注射侧三叉神经区域麻木,证明针尖已到达 Meckel囊内。此时让患者坐起,头部前倾,缓慢注入纯甘油 0.4～0.5mL,拔针,并局部压迫 5 分钟,以防止皮下出血。然后根据患者疼痛部位嘱患者保持头位前倾 30°～80°。第 3 支疼痛患者头前倾 30°～40°,第 1 支疼痛患者头前倾 40°～80°,保持此头位 1 小时左右。

甘油为一种黏度较大的化学剂,注射到半月节后能逐渐破坏痛觉细胞,其止痛作用需数小时至数天才能显示。优点是操作简单、可反复注射,适于不能耐受手术和药物治疗的患者。甘油神经根阻滞术的成功依赖于穿刺位置的精确。复发率高,疼痛复发可能与损伤区髓鞘重新修复形成有关。

适应证主要为:a.经药物治疗无效者;b.患者拒绝手术治疗,而药物治疗效果又不明显者;

c.患者身体健康情况不适合做手术者,如年龄过高,有严重心、脑血管疾病及多脏器功能不全者;d.因剧烈疼痛影响患者进食及休息,致身体极度衰弱,可作过渡性封闭治疗,为手术治疗创造条件;术前作封闭治疗使患者能习惯于手术后肘面部异样感觉;e.作为鉴别诊断之用,对临床表现不典型的病例可作封闭治疗,以与其他面部疼痛情况鉴别。

②经皮半月节射频热凝疗法:为 Sweet 及 Nugent 首先应用。在 X 线荧屏监视下或在 CT 导向下将射频针经皮穿刺入三叉神经节处,用射频发生器加热,使针头处加热达 65～75℃,维持 1 分钟。传导疼痛的无髓鞘细纤维在 70～75℃时就发生变性,而传导触觉的有髓鞘粗纤维则较能耐受更高的温度,在控温条件下可只损伤痛觉纤维而不损伤触觉纤维。此温度可选择性地破坏半月节后无髓鞘的 A、C 细纤维(传导痛温觉),保留有鞘的 Aα 及 β 粗纤维(传导触觉),疗效可达 90% 以上。因其手术操作简便、安全、效果良好,并发症少,适用于年老体衰有系统性疾患,或不能耐受手术者。射频治疗后的患区麻木感是常见的并发症。如三叉神经中的运动根受损,出现张口受限和咀嚼无力。其他并发症包括角膜炎、复视、带状疱疹等。长期随访复发率 21%～28%。但复发后重复应用仍可有效。触觉部分消失者术后复发率高,触觉完全消失者术后复发率低。

(3)半月神经节后感觉神经根术

①三叉神经微血管减压术:又称 MVD,是由 Jannetta 首先报道。手术是在显微外科技术下进行。他发现在三叉神经根进入到脑桥处(又称神经根入口处,REZ),经常可发现有血管样的压迫,使神经根受累,认为这是引起三叉神经痛的原因。

三叉神经根 REZ 的异常血管大多为小脑上动脉或其分支(占 80.6%),于脑桥前压迫三叉神经根进入区引起三叉神经 2、3 支或 2 支的疼痛,如果自外侧方压迫三叉神经进入区,则引起三叉神经 2 支或 1、2 支疼痛。其他有小脑前下动脉(8.1%)、小脑上动脉及小脑前下动脉(7.6%)、基底动脉(1.1%)、小脑后下动脉(0.3%)、无名动脉(2.2%)。另外也有静脉的压迫,压迫来自神经内侧或神经外侧的神经根前部的背根进入区,引起典型的 2 支疼痛。

微血管减压术需要在耳后区域行枕下乙状窦后入路,暴露三叉神经,寻找异常血管,移开压迫三叉神经的血管,充分游离神经根,采用减压材料如涤纶片、Tefflon 毡(及明胶海绵)等由神经根近端向远端垫隔于血管与神经之间,隔开血管和神经,垫片位于两者之间。Sindou M 报道 362 例首次接受微血管减压术治疗的三叉神经痛患者,术后 1 年 91% 的患者疼痛完全缓解,15 年随访疼痛完全缓解率仍达 73.38%。目前这一手术已确定为三叉神经痛的推荐治疗,可以使患者获得最长时间的疼痛缓解,是治疗三叉神经痛唯一的非破坏性,但也是侵入性最大的手术。与外科手术有关的死亡率为 0.2%～0.5%。术后并发症较少,包括术后面部感觉异常或减退、早期的脑脊液漏、颅内血肿、无菌性脑膜炎、复视以及面听神经功能障碍。

②伽马刀治疗:目标结构为三叉神经根的 REZ,照射部位、照射剂量尚有待统一。多数将放射线聚焦投于三叉神经出脑干至进入 Meckel 腔段,单一等中心剂量照射,最大剂量 10～90Gy,超过 90Gy 容易造成三叉神经功能障碍。术后三叉神经痛的缓解程度和持续时间各异,部分患者的疼痛延迟到手术后数月才缓解。早期缓解率为 53%,2 年复发率为 15.4%～25.7%。并发症少见,术后 6 个月可出现感觉缺失。适于老年患者,尤其是不能耐受手术的高龄患者。

第二节　带状疱疹后神经痛

带状疱疹后神经痛(PHN)指带状疱疹皮疹消退后,神经痛仍持续存在的疾病,疼痛常持续超过 1 个月,是一种难治性的顽固性神经病理性疼痛,是带状疱疹最常见的并发症。表现为皮损区的烧灼样、电击样、刀割样及针刺样疼痛,严重影响患者的生活质量和身心健康。

一、病因和发病机制

水痘-带状疱疹病毒(VZV)通过空气传播,经上呼吸道或睑结膜侵入人体,潜伏在被感染的神经元中,并伴随着宿主终身,当机体免疫力低下时,病毒激活复制并大量繁殖,沿感觉神经纤维至皮肤,在感觉神经元支配的相应皮节引起疱疹,同时受累的神经元发生炎症、出血、甚至坏死,神经元功能出现紊乱、异位放电、外周及中枢敏化而引起疼痛。

二、诊断与鉴别诊断

1.临床表现

带状疱疹后神经痛临床表现复杂多样,可呈间断性,也可为持续性,具有以下特点。

(1)疼痛部位:常见于单侧胸部、三叉神经眼支或颈部,其中头面部、颈部及腰部分别各占 10%～20%,骶尾部占 2%～8%,胸部占 50%,其他部位<1%。PHN 的疼痛部位通常比疱疹区域有所扩大,极少数患者会发生双侧疱疹。

(2)疼痛性质:疼痛性质多样,可为烧灼样、电击样、刀割样、针刺样或撕裂样。可以一种疼痛为主,也可以多样疼痛并存。

(3)疼痛特征:①自发痛:在没有任何刺激情况下,在皮疹分布区及附近区域出现的疼痛。②痛觉过敏:对伤害性刺激的反应增强或延长。③痛觉超敏:非伤害性刺激引起的疼痛,如接触衣服或床单等轻微触碰或温度的微小变化而诱发疼痛。④感觉异常:疼痛部位常伴有一些感觉异常,如紧束样感觉、麻木、蚁行感或瘙痒感,也可出现客观感觉异常,如温度觉和振动觉异常,感觉迟钝或减退。

(4)病程:30%～50%患者的疼痛持续超过 1 年,部分病程可达 10 年或更长。

(5)其他表现:常伴有情感的障碍:焦虑、抑郁、注意力不集中,甚至有自杀想法;中-重度睡眠障碍;影响患者的生活质量;还可出现多种全身症状如慢性疲乏、厌食、体重下降、缺乏活动等。

2.辅助检查

主要行相关检查确定患者是否存在免疫功能低下的疾病,如 HIV。先出现神经痛而未见皮肤疱疹时可行带状疱疹病毒检测。

3.诊断要点

(1)相应神经支配区域有明确的急性带状疱疹史,临床治愈 3 个月后患区仍存在持续或发作性剧烈疼痛。

（2）疼痛多表现为自发性刀割样或电击样疼痛，或持续性烧灼样痛。

（3）患区范围内可见明显的色素沉着改变，患区有明显的感觉和触觉异常。

（4）伴有情绪抑郁，甚至对生活失去信心和有自杀倾向。

4.鉴别诊断

原发性三叉神经痛、舌咽神经痛、颈神经痛、肋间神经痛、脊柱源性胸痛、椎体压缩后神经痛、脊神经根性疼痛和椎体肿瘤转移性疼痛等，但疱疹后神经痛多有明确急性带状疱疹病史，可资鉴别。

三、治疗

1.药物治疗

（1）抗癫痫药

拉莫三嗪：每日 50～400mg，口服，每日 1～2 次。

托吡酯：常用剂量为每日 100～200mg，分 2 次口服。

丙戊酸钠：每日 250～1000mg，分 3 次口服。

卡马西平：每次 0.1～0.4g，口服，每日 2～3 次。

奥卡西平：每次 0.3～0.6g，口服，每日 2～3 次。

（2）抗抑郁药

①三环类抗抑郁药：最常用的药物为阿米替林，首剂 12.5～25mg，睡前服用，根据患者反应可逐渐增加剂量，每日最大剂量 150mg，分 2～3 次口服。

②5-羟色胺和去甲肾上腺素再摄取抑制药（SNRIs）

文拉法辛：有效剂量为每日 150～225mg，口服，每日 1 次。

度洛西汀：每日 30～60mg，分 1～2 次口服。

（3）钙通道调节药

加巴喷丁：起始剂量为每日 300mg，常用有效剂量为每日 900～3600mg，分 3 次口服。

普瑞巴林：是第二代钙离子通道调节药，普瑞巴林剂量每日为 150～600mg，分 2 次口服。

（4）曲马朵：起始剂量每次 50～100mg，每日 1～2 次，每日最大量 400mg。应注意选择控释或缓释剂型。

（5）阿片类药物：常用药物有吗啡、羟考酮和芬太尼等。

（6）局部用药：利多卡因贴剂。

（7）其他用药：牛痘疫苗接种家兔皮肤炎症提取物、局部辣椒素。牛痘疫苗接种家兔皮肤炎症提取物的用量为每日 4 片（4.0 Neurotropin 单位/片），分早晚 2 次口服。辣椒素的推荐浓度为 0.025％～0.1％，不良反应为局部皮肤灼热感。

2.微创治疗

（1）硬膜外腔自控镇痛技术：该技术具有减低应激反应程度、降低神经源性炎症的范围和程度及促进神经损伤修复的作用。病程在半年内的患者效果较好。

（2）脉冲射频技术：使用间断的脉冲电刺激神经系统治疗疼痛，具有调整或调控神经作用而非毁损之作用。在治疗疼痛的同时不会进一步损伤神经组织。

（3）脊髓刺激术：是将电极置入相应脊髓节段的硬膜外间隙给予适宜的刺激，阻断疼痛信号的传导，从而达到镇痛目的的一种方法。神经刺激可以缓解疼痛，增加活动，减少止痛药物使用，但神经刺激不是对所有的患者都有效。

（4）经皮外周神经刺激术：是指经皮在疼痛区域安置电极以刺激外周神经区域，并通过这些外周神经将刺激汇聚后传回脊髓。经皮外周神经刺激术已被用来治疗一些特殊部位的受损神经疼痛，包括枕部、髂腹股沟、眶上和三叉神经痛，具有简单、微创、低风险、没有药物不良反应等优点。尤其对于那些具有合并症且使用其他治疗受限的老年患者。

（5）鞘内药物输注系统：鞘内药物输注系统可以将阿片类药物持续泵入蛛网膜下隙，药物在蛛网膜下隙弥散并与脊髓后角和脑组织的阿片受体结合，产生良好的镇痛作用，而不影响感觉、运动功能和交感反射。

第三节　多发性周围神经病

多发性周围神经病也称末梢神经炎或多发性神经炎，是由各种原因所致的周围神经病，包括遗传性、感染后或变态反应性、中毒性、营养缺乏性、代谢性等，临床主要表现为四肢对称性或非对称性的感觉障碍、下运动神经元性瘫痪和自主神经功能障碍。

一、病因和发病机制

1.病因

（1）中毒：①药物中毒：如异烟肼、呋喃类、呋喃唑酮、磺胺类、乙胺丁醇、苯妥英钠、长春新碱、链霉素、顺铂、甲巯咪唑和氯喹等；②化学品中毒：如二硫化碳、三氯乙烯、四氯乙烷、丙烯酰胺、有机磷农药和有机氯杀虫剂等；③重金属：铅、砷、汞、铊、铋和锑等；④生物毒素：白喉毒素等。

（2）营养缺乏和（或）代谢障碍：如 B 族维生素缺乏、慢性酒精中毒、妊娠、慢性胃肠道疾病或手术后等；代谢障碍包括糖尿病、尿毒症、血卟啉病、黏液性水肿、淀粉样变性、肢端肥大症及恶病质所致的代谢障碍。

（3）继发于胶原血管病：如结节性多动脉炎、系统性红斑狼疮、硬皮病、类风湿关节炎以及结节病等。

（4）感染后或变态反应：如吉兰-巴雷综合征和急性过敏性神经病（血清注射或疫苗接种后神经病）等。

（5）感染：如白喉、麻风及莱姆病引起的多发性神经病。

（6）遗传：如遗传性运动感觉性周围神经病、肥大性多发性神经病、遗传性共济失调性多发性神经病、遗传性感觉性神经病及遗传性自主神经障碍等。

（7）其他：癌性周围神经病、癌性感觉神经元病以及 POEMS 综合征等。

2.发病机制

各种原因导致周围神经的节段性脱髓鞘及轴突变性,少数引起神经-肌肉接头的改变,从而引起感觉、运动及自主神经功能损害。

二、临床表现

可发生于任何年龄。由于病因不同,起病可表现为急性和慢性过程。部分患者有缓解-复发。病情可在数周至数月达高峰。主要症状体征如下。

1.感觉障碍

呈手套袜套样分布,为肢体远端对称性感觉异常和深浅感觉缺失,常有感觉过敏。感觉异常可表现为刺痛、灼痛、蚁行感、麻木感等。

2.运动障碍

肢体远端不同程度肌力减弱,呈对称性分布,肌张力减低。病程长者可有肌肉萎缩,常发生于骨间肌、蚓状肌、大小鱼际肌、胫前肌和腓骨肌。可有垂腕、垂足和跨阈步态。

3.腱反射减低或消失

以踝反射明显且较膝腱反射减低出现得早。上肢的桡骨膜、肱二头肌、三头肌反射也可减低或消失。

4.自主神经功能障碍

肢体远端皮肤变薄、干燥、苍白或青紫、皮温低。

由于病因不同,临床表现也略有不同,将常见的几种分述如下。

(1)呋喃类药物中毒:常见的呋喃类药物有呋喃唑酮(痢特灵)、呋喃妥因(呋喃坦丁)等。症状常在用药后5～14天出现。首先表现为肢体远端感觉异常、感觉减退和肢端疼痛。肢端疼痛剧烈者不敢穿鞋穿袜,怕风吹,怕盖被。肢端皮肤多汗,可有色素沉着。肌肉无力与肌萎缩相对较轻。应用此类药物时应密切观察周围神经症状。尤应注意不可超过正常剂量及长时间使用此类药物。

(2)异烟肼中毒:多发生于长期服用异烟肼的患者。临床表现以双下肢远端感觉异常和感觉缺失为主。可有肌力减弱与腱反射消失。其发病机制与异烟肼干扰维生素 B_6 的正常代谢有关。

(3)糖尿病:可继发中枢神经、神经根、神经丛及周围神经干的多种损害,但以周围神经为多;本节只讨论糖尿病性多发性神经病;本病表现为感觉、运动、自主神经功能障碍,通常感觉障碍较突出,如出现四肢末端自发性疼痛呈隐痛、刺痛、灼痛,可伴有麻木、蚁行感,夜间症状更重,影响睡眠。症状以下肢更多见。查体可有手套袜套样痛觉障碍,部分患者振动觉与关节位置觉消失,腱反射减弱或消失。也可出现肌力减低和肌萎缩。

(4)尿毒症:尿毒症引起的周围神经病,男性多于女性。运动与感觉神经纤维均可受累,呈对称性。早期可仅表现双下肢或四肢远端的感觉异常,如刺痛、灼痛、麻木与痛觉过敏。症状发生于足踝部者称烧灼足,发生于双小腿者可表现为不安腿综合征。病情继续进展则出现双下肢麻木、感觉缺失、肌力减弱,严重者可有四肢远端肌肉萎缩。

（5）维生素 B_1 的缺乏：可因消化系统疾病引起的吸收功能障碍、长期酗酒、剧烈的妊娠呕吐、慢性消耗性疾病等导致维生素 B_1 缺乏。表现两腿沉重感、腓肠肌压痛或痛性痉挛。可有双足踝部刺痛、灼痛及蚁行感，呈袜套样改变。病情进展可出现小腿肌肉无力，表现垂足，行走时呈跨阈步态。腱反射早期亢进，后期减弱或消失。

（6）POEMS 综合征：为一种累及周围神经的多系统病变。病名由 5 种常见临床表现的英文字头组成，即多发性神经病、脏器肿大、内分泌病、M 蛋白和皮肤损害。也有称本病为 Crow-Fukase 综合征。多中年以后起病，男性较多见。起病隐袭、进展慢。依照症状、体征、出现频率可有下列表现：①慢性进行性感觉运动性多神经病，脑脊液蛋白含量增高。②皮肤改变：因色素沉着变黑，并有皮肤增厚与多毛。③内分泌改变：男性出现阳痿、女性化乳房，女性出现闭经、痛性乳房增大和溢乳，可合并糖尿病。④内脏肿大：肝脾大，周围淋巴结肿大。⑤水肿：视盘水肿，胸腔积液，腹水，下肢指凹性水肿。⑥异常球蛋白血症，血清蛋白电泳出现 M 蛋白，尿检可有本-周蛋白。⑦骨骼改变：可在脊柱、骨盆、肋骨及肢体近端发现骨硬化性改变，为本病影像学特征。也可有溶骨性病变，骨髓检查可见浆细胞增多或骨髓瘤。⑧低热、多汗、杵状指。

三、辅助检查

1.电生理检查

以轴索变性为主的周围神经病表现为运动诱发波幅的降低和失神经支配肌电图表现，以脱髓鞘为主者则主要为表现神经传导速度减慢。

2.血生化检测

重点注意检查血糖、尿素氮、肌酐、T_3、T_4、维生素 B_{12} 等代谢物质及激素水平。可疑毒物中毒者需做相应的毒理学测定。

3.免疫学检查

对疑有自身免疫性疾病者可做自身抗体系列检查，疑有生物性致病因子感染者，应做病原体或相应抗体测定。

4.脑脊液常规与生化检查

大多正常，偶有蛋白增高。

5.神经活体组织检查

疑为遗传性疾病者可行周围神经活体组织检查，可提供重要的诊断证据。

四、诊断与鉴别诊断

1.诊断

根据四肢远端对称性运动、感觉和自主神经功能障碍可诊断。

2.查找病因

主要依靠详细的病史、病程特点、伴随症状和辅助检查结果。

3.鉴别诊断

亚急性联合变性发病早期表现与多发性神经病相似，随病情进展逐渐出现双下肢软弱无力、走路不稳、双手动作笨拙等；早期 Babinski 征可为阴性，随病情进展转为阳性；感觉性共济失调是其临床特点之一；肌张力增高、腱反射亢进、锥体束征阳性及深感觉性共济失调是区别于多发性神经病的主要鉴别点。

五、治疗

1.病因治疗

毒物中毒引起者应尽快停止与毒物的接触，应用补液、解毒剂等促进体内毒物的清除；药物引起者需停药，异烟肼引起者如神经病变较轻，而抗结核治疗必须继续应用时，可不停药，加用维生素 B_6 治疗；代谢性疾病与营养缺乏所致者应积极控制原发病；与自身免疫病相关者需采用糖皮质激素，重症者用地塞米松 10mg 加氯化钠注射液 250mL 静脉滴注，连用 7~10 天，继续用泼尼松 30mg 清晨顿服，qd，依据病情逐渐减量。免疫球蛋白治疗按 0.15~0.4g/(kg·d)，连用 5~7 天，或应用血浆置换疗法；恶性肿瘤所致者可用手术、化疗、放射治疗等手段治疗。

2.一般治疗

急性期应卧床休息，补充水溶性维生素，维生素 B_1 100mg 肌内注射，qd；甲钴胺或氰钴胺 250~500μg 肌内注射，qd；维生素 B_6 及辅酶 A。选择使用各种神经生长因子。严重疼痛者可用抗癫痫药物，如加巴喷丁、普瑞巴林等。恢复期可增加理疗、康复训练及针灸等综合治疗手段。

第四节　吉兰-巴雷综合征

一、概述

吉兰-巴雷综合征(GBS)，以往多译为格林-巴利综合征，是世界范围内引起急性弛缓性瘫痪最常见的疾病之一。临床呈急性起病，症状多在 2 周内达到高峰。主要表现为多发的神经根和周围神经损害，常见四肢对称性、弛缓性瘫痪。免疫治疗可以缩短病程，改善症状。主要包括以下几种亚型：急性炎症性脱髓鞘性多发性神经病(AIDP)、急性运动性轴索型神经病(AMAN)、急性运动感觉性轴索型神经病(AMSAN)、Miller Fisher 综合征(MFS)急性泛自主神经病和急性感觉神经病(ASN)。

GBS 的研究史可分为三个阶段：第一阶段是 1916 年之前的时期，认识到急性弛缓性瘫痪的病因可以由周围神经疾病所致，并经病理学证实；第二阶段从1916—1969 年，定义了 GBS 这种疾病，并且制定了诊断标准；第三阶段 1969 年至今，提出了疾病的主要病理特点，确认了该病是自身免疫性疾病，对该病的不同症状和治疗有了更多的理解。20 世纪 90 年代初，国内有学者与 Asbury、Mckhann、Griffin 等合作研究了河北省中南部地区本病的电生理学、病理学与流行病学表现，经 19 例尸体解剖，发现一组临床表现符合 GBS 而病理学表现以脊神经运动根原发性轴索损害为特征的病例，在 1996 年提出急性运动性轴索型神经病(AMAN)的概念，并认为是 GBS 的一个亚型。同时，对运动、感觉神经根均受累的轴索型 GBS 也作了概念限定，称为急性运动感觉性轴索型神经病（AMSAN），这些研究丰富了 GBS 的内涵。

二、流行病学

GBS 的年发病率（0.6～2.4）/10 万人，女性略多于男性，各年龄组均可发病。欧美的发病年龄在 16～25 岁和 45～60 岁出现两个高峰，我国尚缺乏系统的流行病学资料，但本病住院患者年龄资料分析显示，以儿童和青壮年多见。在北美与欧洲发病无明显的季节倾向，但亚洲及墨西哥以夏秋季节发病较多。

三、病因与发病机制

虽然 GBS 的病因尚未确定，但大多认为是多因素的。可从机体内外两个方面探讨。

（一）外在致病因素

超过 2/3 的患者发病前 4 周内有呼吸道或胃肠道感染症状。曾发现的前驱感染病原体包括空肠弯曲菌、巨细胞病毒、EB 病毒、肺炎支原体、乙型肝炎病毒和人类免疫缺陷病毒等。1982 年，有学者注意到了空肠弯曲菌（Cj）感染与 GBS 发病有关，此后的研究发现在许多国家和地区 Cj 感染是最常见的 GBS 发病前驱因素，特别是以腹泻症状为前驱感染的 GBS 患者有 Cj 感染证据者高达 85%，从 AMAN 型 GBS 患者肠道分离出 Cj 更多见。

Cj 为一种革兰阴性弯曲菌，微需氧，适于在 40℃ 左右生长。按照菌体表面脂多糖"O"抗原的抗原性不同，Penner 血清分型方法可将 Cj 划分为多种血清型。从 GBS 患者肠道分离的 Cj，集中在 Penner O：2、O：4、O：5，O：19 型，我国以 O：19 型最常见。国外曾对 Penner O：19 型 Cj 的纯化脂多糖进行结构分析，发现其与人类神经组织中富含的神经节苷脂（GM_1、GD_{1a}、GT_{1a}、和 GD_3）有相同的抗原决定簇，这为以分子模拟学说解释 GBS 的发病机制奠定了重要的实验基础。

分子模拟学说认为外来致病因子因具有与机体某组织结构相同或相似的抗原决定簇，在刺激机体免疫系统产生抗体后，这种抗体既与外来抗原物质结合，又可发生错误识别，与体内具有相同抗原决定簇的自身组织发生免疫反应，从而导致自身组织的免疫损伤。

依照分子模拟学说已经成功地建立了不同病理表现的 GBS 动物模型。应用周围神经髓鞘抗原 P_2 蛋白可诱发实验性自身免疫性神经炎（EAN）；应用 P_1 可同时诱发 EAN 和实验性自身免疫性脑脊髓炎（EAE）；EAN 的病理改变与人类 AIDP 病变相似。应用神经节苷脂 GMi 或混合的神经节苷脂，可诱发病理改变与 AMAN 相似的动物模型。

（二）机体因素

人所共知，对某种疾病是否易患，在不同的个体是有差别的。这在一定程度上与免疫遗传因素有关。与免疫相关的基因群结构和功能复杂，基因多态性的存在，使得不同个体对特定抗原物质的识别提呈及引起免疫反应的强弱存在差别。目前尚无公认的 GBS 易感基因被发现。

虽然 GBS 的确切发病机制仍不明确，但本病是由细胞免疫和体液免疫共同介导的自身免疫病这一观点已得到公认。证据如下：

（1）AIDP的典型病变中存在大量淋巴细胞浸润，巨噬细胞也参与了病变的形成。

（2）电子显微镜观察AMAN患者周围神经，可见巨噬细胞自郎飞结处攻击裸露的轴突，进而继续移行至相对完整的髓鞘内，直接破坏轴突。

（3）早在光学显微镜没有可见的病理改变时，免疫电镜即可发现AMAN患者周围神经郎飞结部位出现抗原抗体复合物及补体的沉积。

（4）GBS患者血中存在特异的循环抗体，部分患者的循环抗体与GMi等神经节苷脂产生抗原抗体结合反应或与Cj的抗原成分有交叉反应；Fisher综合征常有GQ_{1b}抗体存在并与Cj感染关系密切。

（5）将患者或动物模型的血清被动转移至健康动物的周围神经可引起与前者相似的病变，而将上述血清用Cj的抗原吸附后再转移至健康动物则不再产生病变。

四、病理学

AIDP的主要病理改变是周围神经组织中小血管周围淋巴细胞与巨噬细胞浸润以及神经纤维的节段性脱髓鞘，严重病例出现继发轴突变性。Schwann细胞于病后1~2周开始增殖以修复受损的髓鞘，此时致病因素对髓鞘的破坏可能尚未停止。

AMAN的主要病变是脊神经前根和周围神经运动纤维的轴突变性及继发的髓鞘崩解，崩解的髓鞘形成圆形、卵圆形小体，病变区内少见淋巴细胞浸润。早期病变组织的电子显微镜观察可见巨噬细胞自朗飞结处移行至相对完整的髓鞘内破坏轴突。

AMSAN的病理特点与AMAN相似，但脊神经前后根及周围神经纤维的轴突均可受累。

五、临床表现

GBS表现为快速进展的肌无力，伴或不伴感觉障碍。通常表现为上行性麻痹，可能最早被注意到的是橡胶腿。肌无力在发展数小时到几天后，通常出现四肢的痛性感觉减退。下肢较上肢更易受影响，面神经麻痹出现在50%的患者。低位脑神经也常受累，造成气管分泌物排出困难；这类患者可误诊为脑干缺血。颈、肩、背或脊柱的弥散性痛也是早期GBS的常见症状，发生在约50%的患者。大多数患者需要住院治疗，高达30%的患者在住院期间需要辅助通气。入院时出现更加严重的无力，疾病进展快，以及1周内出现面部或延髓无力，这些症状存在往往需要进行机械通气。疾病开始时没有发热及全身症状，如果有，则应怀疑诊断，疾病发生最初的几天内出现深部腱反射减弱或消失。皮肤感觉障碍（如痛温觉丧失）通常比较缓和，但大感觉纤维功能，如深部腱反射和本体感觉，受到更大影响。严重病例可出现膀胱功能障碍，一般是暂时的。如果膀胱功能障碍是主要特征且在疾病早期出现，需考虑诊断其他疾病。一旦临床停止恶化并且患者进入一个平台期（几乎总在发病4周内），则疾病不会进一步进展。

自主神经功能障碍是常见的并且可以发生在较轻的GBS患者。常见的表现是血管舒缩功能丧失出现血压波动大、直立性低血压、心脏节律紊乱。这些功能需要密切的监测和管理，并且可以是致命的。疼痛是GBS的另一常见特征，除了前面所说的急性疼痛，深部的酸痛可以发生在早期运动过度的肌无力患者。其他发生在 GBS 的疼痛,包括四肢的触痛是感觉神经纤维受累的表现。这些疼痛是自限性的,对标准镇痛药反应效果好。

已发现 GBS 的几个亚型,可通过电生理和病理进行鉴别。最常见的亚型是急性炎症性脱髓鞘性多发性神经病(AIDP)。此外,还有 2 个轴索变异型,临床症状严重,包括急性运动轴索性神经病(AMAN)和急性运动感觉轴索性神经病(AMSAN)。此外,还有一系列自限性或局灶性的 GBS 综合征。其中值得注意的是 Miller-Fisher 综合征(MFS),表现为快速进展的共济失调和不伴肌无力的肢体腱反射消失,以及眼外肌麻痹,常伴有瞳孔麻痹。MFS 约占所有 GBS 患者的 5%,与神经节苷脂 GQ1b 抗体密切相关。其他局灶性的 GBS 变异型包括:①单纯感觉型;②严重运动-感觉型 GBS 伴抗 GQlb 抗体的眼肌麻痹作为部分症状;③伴重度延髓和面神经麻痹的 GBS,有时与巨细胞病毒(CMV)前驱感染和抗-GM2 抗体有关;④急性全自主神经失调症。

六、实验室检查

1.脑脊液检查

典型的表现是蛋白细胞分离现象,即蛋白含量增高而白细胞数正常。蛋白增高常在起病后第 2~4 周出现,但较少超过 1.0g/L;白细胞计数一般 $<10\times10^6$/L;糖和氯化物正常。部分患者脑脊液出现寡克隆区带。部分患者脑脊液神经节苷脂抗体阳性。

2.神经电生理

通常选择一侧正中神经、尺神经、胫神经和腓总神经进行测定。电生理改变的程度与疾病严重程度相关,在病程的不同阶段电生理改变特点也有所不同。

中国专家推荐的各型 GBS 神经电生理诊断指南如下。

AIDP 诊断标准:①运动神经传导,至少有两条运动神经存在至少一项异常。a.远端潜伏期较正常值延长 25% 以上;b.运动神经传导速度比正常值减慢 20% 以上;c.F 波潜伏期比正常值延长 20% 以上和(或)出现率下降;d.运动神经部分传导阻滞:周围神经远端与近端比较,复合肌肉动作电位(CMAP)负相波波幅下降 20% 以上,时限增宽 $<15\%$;e.异常波形离散:周围神经近端与远端比较,周围神经近端与远端比较,CMAP 负相波时限增宽 15% 以上。当 CMAP 负相波波幅不足正常值下限的 20% 时,检测传导阻滞的可靠性下降。远端刺激无法引出 CMAP 波形时,难以鉴别脱髓鞘和轴索损害。②感觉神经传导。一般正常,但异常时不能排除诊断。③针电极肌电图。单纯脱髓鞘病变肌电图通常正常,如果继发轴索损害,在发病 10 天至 2 周后肌电图可出现异常自发电位。随着神经再生则出现运动单位电位时限增宽、高波幅、多相波增多及运动单位丢失。

AMAN 的电生理诊断标准电生理检查内容与 AIDP 相同,诊断标准如下:①运动神经传导:a.远端刺激时 CMAP 波幅较正常值下限下降 20% 以上,严重时引不出 CMAP 波形,2~4 周后重复测定 CMAP 波幅无改善。b.除嵌压性周围神经病常见受累部位的异常外,所有测定神经均不符合 AIDP 标准中脱髓鞘的电生理改变(至少测定 3 条神经)。②感觉神经传导测定:通常正常。③针电极肌电图:早期即可见运动单位募集减少,发病 1~2

周后,肌电图可见大量异常自发电位,此后随神经再生则出现运动单位电位的时限增宽、波幅增高、多相波增多。

AMSAN 的电生理诊断标准除感觉神经传导测定可见感觉神经动作电位波幅下降或无法引出波形外,其他同 AMAN。

MFS 的电生理诊断标准感觉神经传导测定可见动作电位波幅下降,传导速度减慢;脑神经受累者可出现面神经 CMAP 波幅下降;瞬目反射可见 R1、R2 潜伏期延长或波形消失。运动神经传导和肌电图一般无异常。电生理检查非诊断 MFs 的必需条件。

3.神经活组织检查

不需要神经活组织检查确定诊断。腓肠神经活检可见有髓纤维脱髓鞘现象,部分出现吞噬细胞浸润,小血管周围可有淋巴细胞与巨噬细胞浸润,严重病例出现继发轴索变性。

4.严重病例可有心电图改变

以窦性心动过速和 ST-T 改变最常见。

5.血清学检查

AIDP 部分患者血清可检测到特殊抗体,如抗微管蛋白 IgM、IgG 抗体、IgG 型抗神经节苷脂(GM_1、GM_{1b}、$G_{a1}NAc\text{-}GD_{1a}$)抗体。部分患者血清检测到抗空肠弯曲菌抗体,抗巨细胞病毒抗体等。

AMAN 部分患者血清中可检测到 IgG 型抗神经节苷脂 GM_1 抗体和(或)GM_{1b} 抗体,IgM 型抗神经节苷脂 GM_1 抗体阳性,少数可检测到 IgG 型抗 GD_{1a} 抗体,IgG 型抗 $G_{a1}NAc\text{-}GD_{1a}$ 抗体。部分患者血清空肠弯曲菌抗体阳性。

AMSAN 部分患者血清中可检测到抗神经节苷脂 GM_2 抗体。

MFS 大多数患者血清 GQ_{1b} 抗体阳性。部分患者血清中可检测到空肠弯曲菌抗体。

6.细菌学检查

部分患者可从粪便中分离和培养出空肠弯曲菌。

七、诊断

首先临床医师需要进行定位诊断,分析病变是在周围神经、还是脑干、脊髓、传导束、神经肌肉接头、肌肉等部位。一旦定位在周围神经,GBS 最常见,但需要排除低钾性周期麻痹、重症肌无力、中毒性神经病、脊髓灰质炎等。在实际工作中,对于 GBS 的诊断主要依靠临床,以便对病情典型且迅速加重的患者尽快诊断,尽快开始免疫治疗。因此,在没有电生理和脑脊液检查时机和检查条件的时候,临床拟诊十分重要。而临床加实验室检查有助于最终确诊、进行临床研究、对不典型患者进行最终诊断以及区分不同亚型。

1.中国专家推荐的诊断指南

①常有前驱感染史,急性起病,进行性加重,多在 2 周左右达高峰。②对称性肢体和延髓支配肌肉、面部肌肉无力,重症者可有呼吸肌无力,四肢腱反射减低或消失。③可伴轻度感觉异常和自主神经功能障碍。④脑脊液出现蛋白细胞分离现象。⑤电生理检查提示运动神经传导速度减慢、末端潜伏期延长、F 波异常、传导阻滞、异常波形弥散等。⑥病程有自限性。

2.国际上广泛采用的 Asbury 修订诊断标准

(1)GBS 必备诊断标准：①超过 1 个以上肢体出现进行性肌无力，从轻度下肢力弱，伴或不伴共济失调，到四肢及躯干完全性瘫，以及延髓性麻痹、面肌无力和眼外肌麻痹等；②腱反射完全消失，如具备其他特征，远端腱反射丧失，肱二头肌反射及膝腱反射减低，诊断也可成立。

(2)高度支持诊断标准：①按重要性排序的临床特征。a.症状和体征迅速出现，至 4 周时停止进展，约 50% 的病例在 2 周、80% 在 3 周、90% 在 4 周时达到高峰。b.肢体瘫痪较对称，并非绝对，常见双侧肢体受累。c.感觉症状、体征轻微。d.脑神经受累，50% 的病例出现面神经麻痹，常为双侧性，可出现球麻痹及眼外肌麻痹；约 5% 的病例最早表现眼外肌麻痹或其他脑神经损害。e.通常在病程进展停止后 2～4 周开始恢复，也有经过数月后开始恢复，大部分患者功能可恢复正常。f.可出现自主神经功能紊乱，如心动过速、心律失常、直立性低血压、高血压及血管运动障碍等，症状可为波动性，应除外肺栓塞等可能性。g.发生神经症状时无发热。②变异表现(不按重要性排序)。a.发生神经症状时伴发热；b.伴疼痛的严重感觉障碍；c.进展超过 4 周，个别患者可有轻微反复；d.进展停止但未恢复或遗留永久性功能缺损；e.括约肌通常不受累，但疾病开始时可有一过性膀胱括约肌障碍；f.偶有 CNS 受累，包括不能用感觉障碍解释的严重共济失调、构音障碍、病理反射及不确切的感觉平面等，但其他症状符合 GBS，不能否定 GBS 诊断。

(3)高度支持诊断的脑脊液特征：①主要表现 CSF 蛋白含量发病第 1 周升高，以后连续测定均升高，CSF 单个核细胞(MNC)数 10×10^6/L 以下。②变异表现发病后 1～10 周蛋白含量不增高，CSFMNC 数 $(11～50) \times 10^6$/L。

(4)高度支持诊断的电生理特征：约 80% 的患者显示 NCV 减慢或阻滞，通常低于正常的 60%，但因斑片样受累，并非所有神经均受累；远端潜伏期延长可达正常 3 倍，F 波反应是神经干近端和神经根传导减慢的良好指标；约 20% 的患者传导正常，有时发病后数周才出现传导异常。

(5)怀疑诊断的特征：①明显的持续不对称性力弱；②严重的膀胱或直肠功能障碍；③发病时就有膀胱或直肠功能障碍；④CSF-MNC 数在 50×10^6/L 以上；⑤CSF 出现多形核白细胞；⑥出现明显感觉平面。

(6)除外诊断的特征：①有机物接触史；②急性发作性卟啉病；③近期白喉感染史或证据，伴或不伴心肌损害；④临床上符合铅中毒或有铅中毒证据；⑤表现单纯感觉症状；⑥有肯定的脊髓灰质炎、肉毒中毒、癔症性瘫痪或中毒性神经病诊断依据。

由上述标准可见，GBS 诊断仍以临床为主，支持 GBS 诊断的实验室证据均需具备必要的临床特征才能诊断。变异表现是在符合临床标准的 GBS 中偶尔出现特殊症状，这些症状虽不能除外 GBS，但应引起怀疑。如出现两个以上变异表现应高度怀疑 GBS 诊断，首先排查其他疾病。

八、鉴别诊断

1.低血钾性周期性麻痹

为急性起病的两侧对称性肢体瘫痪，病前常有过饱、饮酒或过度劳累病史，常有既往发作史，无感觉障碍及脑神经损害，发作时血钾低及心电图呈低钾样改变，脑脊液正常。补钾治疗有效,症状可迅速缓解。

2.重症肌无力全身型

可表现两侧对称性四肢弛缓性瘫痪,但多有症状波动如休息后减轻,劳累后加重即所谓晨轻暮重现象,疲劳试验及新斯的明试验阳性,脑脊液正常。重复电刺激低频时呈递减反应,高频时正常或递减反应,血清抗乙酰胆碱受体抗体阳性。

3.急性脊髓炎

病变部位在颈髓时可表现四肢瘫痪,早期肌张力减低呈弛缓性,但有水平面型深、浅感觉消失,伴尿便潴留。脊髓休克期过后表现四肢肌张力升高,腱反射亢进,病理反射阳性。

4.脊髓灰质炎

起病时常有发热,肌力减低常不对称,多仅累及一侧下肢的1至数个肌群,呈节段性分布,无感觉障碍,肌萎缩出现早。脑脊液蛋白与细胞在发病早期均可升高,细胞数较早恢复正常,病后3周左右也可呈蛋白细胞分离现象。确诊常需病毒学证据。

5.肉毒毒素中毒

可导致急性弛缓性瘫痪。该病的病理生理机制已经阐明:毒素抑制运动神经末梢突触释放乙酰胆碱。典型的临床表现包括眼内肌和眼外肌麻痹,延髓麻痹,口干,便秘,直立性低血压。无感觉系统受损症状。出现眼内肌麻痹,早期出现视物模糊是与GBS的重要鉴别点。神经重复电刺激检查提示突触前膜病变特征,有助于诊断。大多数患者是由于摄入被肉毒杆菌或毒素污染的熟肉类食品发病的,多有流行病学资料支持。肉毒杆菌可从患者的大便培养。

6.农药、重金属、有机溶剂等中毒可引起中毒性周围神经病

由于误服、劳动防护不利等因素,国内有较多报道这类毒物经消化道或呼吸道过量进入人体,引发急性或迟发性中毒性周围神经病。有明确病史并且两者间有明确时间关系的病例,鉴别诊断不难。神经电生理检查可见呈轴索损害为主,少数可有脱髓鞘损害的特点。临床表现多先累及下肢与电生理提示轴索越长的部位易先受损相一致。

7.副肿瘤性周围神经病

有多种临床类型,常见的如:感觉性神经病,感觉运动性神经病,周围神经病合并浆细胞病等。单纯运动受累者少见。副肿瘤性周围神经病多见于肺癌、肾癌、异常蛋白血症。临床起病多呈亚急性病程,进展超过1个月。主要表现为四肢套式感觉障碍、四肢远端对称性肌无力且下肢常重于上肢、肌萎缩及腱反射减弱。脑脊液可正常或轻度蛋白升高。神经电生理检查多表现轴索损害的特点。血清学检查可见具有特征性的副肿瘤相关抗体。对周围神经病患者尤其是中年以上患者应注重肿瘤的筛查,尤其是呼吸系统、消化系统、女性生殖系统等,对前列腺癌、膀胱癌等亦应重视。副肿瘤性周围神经病的病程及严重程度与癌肿的大小及生长速度并不一定平行。神经损害表现可出现在已经确诊的肿瘤患者,也可出现在发现肿瘤之前数年。

8.蜱咬性麻痹

十分少见,但是与GBS很相似。儿童比成年人更易受到感染,因此,这是儿童GBS患者需要进行鉴别的疾病。麻痹是由蜱产生的内毒素引起。这种毒素引起疾病的分子病理生理机制尚未完全阐明,但很可能影响周围神经的轴突和神经肌肉接头处。在美国报告的病例,蜱的清除与数小时内的肌力改善有关。但是,在澳大利亚,去除蜱之后病情在一段时间内仍然进

展。很可能是不同的毒素。蜱往往植根于头皮,需要仔细地检查。

9.GBS 需与狂犬病鉴别

一些狂犬病例在有脑炎表现之前出现急性弛缓性瘫痪。国外曾有报告一例数年前被疯狗咬伤的患者,发病后迅速发展至瘫痪和死亡。最初的临床和病理诊断为 AMSAN,因为脊髓或周围神经的病理检查没有炎症反应表现,却有运动神经元死亡,似乎支持 AMSAN 诊断。不过,之后在运动神经元和感觉神经元处发现有大量的狂犬病毒,表明该病毒长时间潜伏于此。国内也曾报道经脑组织病理证实的麻痹型狂犬病病例。

10.Fisher 综合征需要与 Bickerstaff 脑干脑炎相鉴别

日本报告该病例较多,临床表现的特征和病程与 Fisher 综合征相似,但常有中枢神经损害的表现,包括意识水平下降,眼球震颤,腱反射活跃,病理反射阳性,偏身型分布的感觉减退,神经影像学上显示明确的脑干、小脑异常病灶。神经电生理检查显示部分患者有周围神经损害。

九、治疗

国际上已经完成了一些关于 AIDP 免疫治疗的病例对照研究,AIDP 成为相对少数的可以在循证医学证据基础上选择治疗的周围神经系统疾病。免疫治疗不仅可以缩短恢复时间,而且可防止疾病进展至更严重的阶段。但各种免疫疗法对轴索型 GBS 的疗效仍不十分清楚。GBS 患者的总体治疗原则可分为:早期阶段防止病情进展,病情高峰及平台时期的精心护理、免疫治疗和之后的康复治疗。其中免疫治疗是以抑制免疫反应,清除致病因子,阻止病情发展为目标。

1.一般治疗

(1)疾病监测和早期教育:由于 GBS 患者的病情可迅速发展,急剧恶化。除了最轻微的病例外,拟诊 GBS 患者应立即住院观察。早期阶段,在例行检查进行诊断的同时,行呼吸和心血管功能监测,并告知患者和家属诊断及病程中可能发生的情况,进行疾病及其预后的教育。对病情进展快,伴有呼吸肌受累者,应该严密观察。

疾病进展阶段的关键是要监测血气或肺活量、脉搏、血压和吞咽功能。呼吸肌麻痹是本病最主要的危险之一,应密切观察呼吸困难的程度。当表现呼吸浅快、心动过速、出汗以及口唇甲皱由红润转为苍白或发绀,经鼻导管给氧及清理呼吸道后,短时间内仍无改善者;或有明显的呼吸困难,肺活量少于<12~15mL/kg 或肺活量迅速降低,血气分析氧分压<80mmHg(10.66kPa)时,提示呼吸功能已不能满足机体需要,可尽早进行气管插管或气管切开术,给予机械通气;如需气管插管和呼吸器辅助呼吸,应当提前决定转重症监护病房。有呼吸困难和延髓性麻痹患者应注意保持呼吸道通畅,尤其注意加强吸痰及防止误吸。但还要综合考虑呼吸频率的变化,如果患者合并第Ⅸ、Ⅹ对脑神经麻痹,表现吞咽困难或呛咳,就存在发生窒息或吸入性肺炎的危险,应更早考虑行气管插管或气管切开术。有证据表明,任何患者发生高碳酸血症或低氧血症时应尽早插管。

监测休息时的脉搏和血压,以及体位的变化时脉搏和血压,是诊断早期自主神经功能不全的方法。患者的自主神经功能不全时通气量减少或过度增加也是一个严重的问题。

（2）GBS患者的重症监护与防治并发症：尽管20世纪80年代之前GBS的病死率的统计不够全面，但严重患者病死率可高达15%～20%。国外报道，开始于20世纪80年代初的大规模多中心研究数据表明，经过现代重症监护和免疫治疗，病死率为1.25%～2.5%。重症监护单元死亡的原因通常不是因为呼吸衰竭，而是并发感染、心肌梗死或肺栓塞。如果患者病程较长，长时间停留在重症监护病房，会发生并发症。住院超过3周，有60%的患者发生肺炎、菌血症或其他严重感染。

重症患者应进行连续心电监护直至恢复期开始。窦性心动过速一般不需治疗，如症状明显或心率过快，可用小量速效洋地黄制剂适当控制，心动过缓可由吸痰操作引起，可用消旋山莨菪碱、阿托品治疗。严重心律失常少见，如心房颤动、心房扑动、传导阻滞等，可会同心血管专业医师解决。在自主神经功能障碍表现为高血压或低血压的患者也应注意调整和稳定血压。

坠积性肺炎与吸入性肺炎及由此引发的败血症、脓毒血症应早使用广谱抗生素治疗并可根据痰病原体培养与药敏试验结果调整抗生素。

延髓性麻痹者，因吞咽困难和饮水反呛，需给予鼻饲维持肠道营养供给，以保证足够每日热量、维生素和防止电解质紊乱。但若有合并有消化道出血或胃肠麻痹者，则应停止鼻饲，给予胃肠动力药物促进肠蠕动恢复，同时给予静脉营养支持。

为预防下肢深静脉血栓形成及由此引发的肺栓塞，应经常被动活动双下肢或穿弹力长袜，推荐没有禁忌的患者使用低分子肝素皮下注射，5000U，每天2次。应用脚踏板和患侧肢体被动运动也有助于减少静脉血栓形成的危险。如果没有其他应用指征，不推荐使用甘露醇治疗神经根和神经干水肿，因为不仅没有实际效果，还可能因为脱水作用导致血液浓缩诱发下肢深静脉血栓形成。患者面肌无力，暴露的角膜易于发生角膜炎，严重病例甚至可能留有后遗症，故应进行相应的防护性治疗。

许多患者在疾病早期出现四肢或全身肌肉疼痛与皮肤痛觉过敏，可适当应用镇痛药物。如果单纯镇痛药没有作用，可以使用镇静药。阿片类镇痛药的一大不良反应是便秘，所以监测肠蠕动和早期干预很重要。可应用润肠药与缓泻药保持大便通畅。

保持床面清洁平整并定期翻身以防止压疮，也可使用电动防压疮气垫。

有尿潴留者可做下腹部按摩促进排尿，无效时对应留置尿管导尿。

重视患者焦虑与抑郁状态发生，做好心理疏导工作，保持对患者鼓励的态度，经常安慰患者虽然恢复较慢，但最后多可明显恢复。症状严重者也可配合抗焦虑与抗抑郁药物治疗。

2.免疫治疗

（1）静脉滴注入血丙种球蛋白：是具有循证医学证据的治疗方法。静脉滴注丙种球蛋白（IVIg）能够缩短病程，阻止病情进展，减少需要辅助通气的可能，近期和远期疗效都很好；静脉滴注丙种球蛋白与血浆交换的效果类似，在机械通气时间、死亡率及遗留的功能障碍方面两种疗法无明显区别（Ⅰ级证据）。在儿童患者中使用也有效（Ⅱ级证据）。推荐的方法是0.4g/（kg·d），连用5天。及早治疗更有效，一般在2周内应用。也有少数患者在疗程结束后神经功能障碍虽有部分改善，但仍存在需辅助通气等严重情况，可考虑间隔数日再用1个疗程。个别有轻微不良反应，如头痛、肌痛、发热，偶有并发血栓栓塞事件、肾功能异常、一过性肝损害的报道。

（2）血浆交换：是具有循证医学证据的治疗方法。血浆交换（PE）的疗效,在过去的 20 年中被认为是 GBS 治疗的金标准,血浆交换治疗能够缩短 GBS 患者的病程,阻止病情进展,减少需要辅助通气的可能,近期（4 周）和远期（1 年）疗效也很好（Ⅰ级证据）。推荐用于发病 4 周之内的中度或重度患者,发病在 2 周之内的轻度患者也可以从血浆交换中受益。方法是在 2 周内共交换 5 倍的血浆量,隔日 1 次,并且进行得越早越好。每次血浆交换量为 30～40mL/kg,在 1～2 周进行 5 次。少于 4 次的血浆交换疗效差,而更多的血浆交换对于轻中度的患者也没有更多的获益。尽管 PE 疗效明确,但因该方法对设备和条件要求高,价格昂贵,还要注意医源性感染等问题,故一定程度上应用受到限制。PE 的禁忌证主要是严重感染、心律失常、心功能不全、凝血系统疾病等;其不良反应为血流动力学改变可能造成血压变化,心律失常,使用中心导管可引发气胸、出血等,以及可能合并败血症。

血浆交换和静脉滴注丙种球蛋白联合治疗效果不肯定,PE 治疗后给予 IVIg 疗效并不优于单独应用 IVIg 治疗（Ⅱ级证据）。临床中常遇到重症的 GBS 患者,在应用一个疗程 PE 或 IVIg 之后,病情仍没有好转甚至进展,这种情况下可以继续应用一个疗程,但需要除外亚急性或慢性炎症性脱髓鞘性多发性神经病。IVIg 没有严重的不良反应,而且使用方便,因此应用更广泛。

（3）激素治疗：曾经是治疗 GBS 的主要药物,近 10 多年来国外对 AIDP 治疗的一些随机对照研究结论认为激素无效。在病情恢复时间、需要辅助呼吸时间、病死率、一年之后恢复程度,应用激素与安慰剂都没有明显差别。不仅口服泼尼松或泼尼松龙等激素制剂治疗没有疗效,而且静脉滴注甲泼尼龙也没有明显的获益。虽然短期应用没有明显的不良反应,但是长期应用会带来严重的不良反应。单独应用 IVIg 与 IVIg 联合应用激素疗效没有明显差别。

应该看到,由于 GBS 有多个亚型且病情轻重、持续时间差别较大,病因是非单一性的,激素使用的时机、种类、剂量及给药方法也各不相同,因而也有认为就目前证据下结论为时尚早。尤其对不同亚型的 GBS,激素治疗的疗效还有待进一步探讨。

3.辅助治疗

主要注意维持患者水、电解质与酸碱平衡,常规使用水溶性维生素并着重增加维生素 B_1、维生素 B_{12}（如甲钴胺、氰钴胺）的补充。可应用神经生长因子等促进神经修复。瘫痪严重时应注意肢体功能位摆放并经常被动活动肢体,肌力开始恢复时应主动与被动活动相结合,按摩、理疗等神经功能康复治疗。

十、预后

85％患者在 1～3 年完全恢复,少数患者留有长期后遗症,病死率约为 5％,常见死因为严重全身性感染、肺栓塞、心肌梗死、心力衰竭与心律失常、成人呼吸窘迫综合征等。老年患者、有严重神经轴突变性、辅助呼吸时间超过 1 个月或进展快且伴有严重自主神经功能障碍者预后不良。约 3％患者可能出现 1 次以上的复发。复发间隔可数月至数十年。这些患者应注意与 CIDP 的鉴别。

第五章　神经系统感染性疾病

第一节　单纯疱疹病毒性脑炎

一、概述

单纯疱疹病毒性脑炎（HSE）是由单纯疱疹病毒（HSV）引起的急性中枢神经系统感染。病变主要侵犯颞叶、额叶和边缘叶脑组织，引起脑组织出血性坏死病变，故 HSE 又称急性坏死性脑炎或出血性脑炎，也称急性包涵体脑炎。在病毒性脑炎中 HSE 是最常见的一种非流行性中枢神经系统感染性疾病。该病可见于任何年龄，且发病无季节性。

二、病因与发病机制

HSE 亦称急性坏死性脑炎、急性包涵体脑炎。其病原 HSV 属疱疹病毒科 α 亚科，病毒体直径为 120～150nm，由一个包含 DNA 的核心和一个 20 面体的核衣壳组成，其外包绕一层无定形的蛋白质，最外面还有一层包膜。HSV 引起神经系统损害是由于病毒在神经组织（复制）增殖，或神经组织对潜伏性病毒的反应所致。HSV 分两种类型，即 HSV-1 与 HSV-2。近90％的人类 HSE 由 HSV-1 型引起，6％～15％ 为 HSV-2 型所致。约 70％ 的病例是由于潜伏感染病毒的活化导致了发病，仅 25％ 的病例为原发感染所致。病毒经呼吸道感染机体后长期潜伏于周围神经节，如三叉神经半月神经节、舌下神经核的运动神经元内。当各种原因如曝晒、发热、恶性肿瘤或使用免疫抑制药使机体免疫功能下降时，之前存在的抗体受到抑制，潜伏的病毒再度活化，复制增殖，经三叉神经或其他神经轴突进入脑内，在脑脊液或脑中传播引起脑炎。最常侵犯的部位是颞叶皮质、额眶部皮质及边缘结构。HSV-2 病毒感染则多见于新生儿，感染源来自母体生殖道的分泌物，经血行播散导致脑炎、脑膜炎或脊髓炎。母体存在原发性感染者，在分娩时胎儿感染的危险性约为 35％。病灶多位于一侧或双侧颞叶，也可侵犯其他脑区，表现为弥散性多发性脑皮质的出血性坏死。

三、病理

HSE 的主要病理改变是脑组织水肿、软化以及出血性坏死。肉眼观察可见大脑皮质出血性坏死，颞叶、额叶、边缘系统病变突出为本病的重要病理学特征。约 50％ 的病例坏死仅限于一侧，即使双侧发生病变，也多以一侧占优势。约 1/3 病例的脑坏死只限于颞叶，亦可波及枕叶、下丘脑、脑桥与延髓。常因继发颞叶沟回疝致死。镜下可见的特征性病理改变是神经细胞和胶质细胞核内有嗜酸性 Cowdry A 包涵体，包涵体内含 HSV DNA 颗粒和抗原。脑实质出血性坏死（即在坏死组织中有灶性出血）是本病另一重要病理特征。可见神经细胞广泛变性和坏死，小胶质细胞增生。大脑皮质的坏死以皮质浅层和第 3、5 层的血管周围最重。血管壁变性、坏死，软脑膜充血，脑膜和血管周围有大量淋巴细胞浸润呈袖套状。

HSE 的组织病理学改变十分明显，但在脑脊液中却难以发现病毒。在感染 HSV 的实验动物中发现，当病毒滴度下降时，其脑部病理变化最为严重。有学者报道免疫状况受到抑制者在罹患 HSV 后，其病理改变的程度明显轻于免疫状况正常的 HSE 患者，这提示免疫病理学机制与 HSE 的病理改变相关。

四、临床表现

HSE 起病形式的缓急、临床症状的轻重取决于感染病毒的数量、病毒的毒力和宿主的功能状态。当机体以细胞免疫为主的防御机制较强而病毒复制的数量、毒力相对较弱时，往往起病较缓，临床症状较轻；反之则起病急，病情凶险，进展亦快。

HSE 一般为急性起病，少数表现为亚急性、慢性或复发性。可发生于任何年龄，50% 发生于 20 岁以上的成年人，无性别差异。前驱症状有上呼吸道感染、腹痛腹泻、发热、头痛、肌痛、全身不适、乏力、嗜睡等。约 1/4 患者的口唇、面颊及其他皮肤黏膜移行区出现单纯疱疹。症状可持续 1～2 周，继之出现脑部症状。90% 的患者出现提示单侧或双侧颞叶受累的症状和体征，包括严重的幻嗅及幻味、嗅觉丧失，不寻常或奇怪的行为，人格改变，记忆障碍。精神症状突出，发生率可达 69%～85%，表现为注意力涣散、反应迟钝、言语减少、情感淡漠、行动懒散等，也可出现木僵或缄默。也有患者表现为动作增多、行为奇特及冲动行为，记忆力及定向力障碍明显，可有幻觉、妄想或谵妄，部分患者因精神行为异常为首发或唯一症状而就诊于精神科。神经症状表现为失语、偏瘫、多种形式的痫性发作（全身强直痉挛性发作及部分性发作）、凝视障碍、展神经麻痹及其他脑神经体征。少数患者出现锥体外系症状，如肢体震颤。重症患者可出现各种程度的意识障碍，甚至昏迷，常因严重脑水肿产生颅内压增高，甚至脑疝形成，提示脑实质出血性坏死发展迅速且严重。部分患者可有脑膜刺激征和颈项强直，当累及脑干时呈脑干炎样的表现。在疾病早期即可出现去大脑强直或呈去皮质状态。轻型患者可仅表现头痛、发热，轻度脑膜刺激征或轻微神经功能缺失症状。Van der Poel JC 曾于 1995 年报道 HSV-1 感染后出现"前岛盖综合征"，表现为咀嚼肌、面肌、咽肌和舌肌功能障碍，是病毒特征性地侵犯前岛盖区域所致。当临床出现以上症状时，须考虑 HSE 的可能性。本病病程数日至 2 个月。以往报道预后差，病死率高达 40%～70%，现因特异性抗 HSV 药物的应用，多数患者得到早期有效治疗，病死率有所下降。

五、实验室检查

血常规检查白细胞及中性粒细胞增多，血沉加快。

所有怀疑病毒性脑炎的患者均应行脑脊液（CSF）检查，除非有颅内压过高表现的禁忌证。

腰椎穿刺常显示脑脊液压力增高,细胞计数轻度或中度增多,甚至多达 $1000\times10^6/L$,以淋巴细胞为主,如有血细胞或 CSF 黄变则提示有出血性坏死性脑炎的可能。蛋白质含量轻度增高,糖和氯化物正常。极少数患者最初腰穿检查白细胞正常,但复查时会增多。

由于 HIV 感染、应用糖皮质激素或其他免疫抑制药、化疗或淋巴系统恶性肿瘤的免疫功能严重低下患者,CSF 可能没有炎性反应。仅 10% 脑炎患者 CSF 细胞数超过 $500/\mu l$。

大约 20% 的脑炎患者存在非创伤性 CSF 红细胞增多($>500/\mu l$)。这种病理现象多在出血性脑炎时发生,多为 HSV、科罗拉多蜱热病毒感染,偶尔为加利福尼亚脑炎病毒感染。危重的 HSV 性脑炎患者 CSF 葡萄糖水平减低,应除外细菌性、真菌性、结核性、寄生虫、钩端螺旋体、梅毒、结节病或肿瘤性脑膜炎的可能性。

对 HSV 脑炎的研究提示,CSF 聚合酶链反应(PCR)技术的敏感性(约 98%)和特异性(约 94%)与脑组织活检相当或较其更优越。注意对 CSF 进行 HSVPCR 检查的结果应与以下因素结合起来判别:患者罹患该疾病的可能性、症状发作与进行检查之间的时间间隔,以及之前是否应用过抗病毒治疗。如果临床表现及实验室检查均支持 HSV 脑炎,但 CSF HSV PCR 为阴性时,只能判断该患者 HSV 脑炎的可能性较小,但并不能作为排除诊断。病程与疱疹病毒脑炎患者 CSF HSV PCR 阳性率相关,有一项研究表明,开始抗病毒治疗的第 1 周内 CSF PCR 可持续阳性,8～14 天时下降到不足 50%,15 天以后则为 21% 以下。

HSV 脑炎患者 CSF 中可检测到针对 HSV-1 糖蛋白及糖蛋白抗原的抗体,早期 CSF 中 HSV 抗原阴性可作为排除本病的依据之一。可采用 Western 印迹法、间接免疫荧光测定及 ELISA 法检测 HSV 特异性 IgM、IgG 抗体。有报道用双份血清和双份 CSF 进行 HSV-1 抗体的动态测定,发现 CSF 抗体有升高趋势,滴度达 1∶80 以上。血与 CSF 抗体比<40,或 CSF 抗体有 4 倍以上升高或降低者有助于 HSE 的诊断。检查 HSV 抗体及抗原的最佳时期是在病程的第 1 周,因此限制了该检查对急性期诊断的作用。但是,CSF HSV 抗体检查在有些病程>1 周、CSF PCR 阴性的患者仍有作用。

1.脑电图检查

HSE 早期即出现脑电图异常,$>90\%$ 的 PCR 证实,HSV 脑炎患者均有 EEG 异常,表现为弥漫性高幅慢波,也可见局灶性异常,常有痫性波。左右不对称,以颞叶为中心的周期性同步放电(2～3Hz)最具诊断价值。这种典型的周期性复合波在第 2～15 天很典型,经病理证实的 HSV 脑炎患者 2/3 均有上述改变。

2.影像学检查

HSE 在发病 5～6 天后头颅 CT 显示一侧或双侧颞叶、海马和边缘系统出现局灶性低密度区,严重者有脑室受压、中线结构移位等占位效应。若低密度区中间出现点状高密度区,则提示出血性坏死、更支持 HSE 诊断。在早期 MRI T_2 加权像可见颞叶中、下部,向上延伸至岛叶及额叶底面有周边清晰的高信号区。虽然 90% 的患者存在颞叶异常,大约 10% PCR 证实 HSV 脑炎患者 MRI 检查正常。CT 较 MRI 敏感性较差,大约 33% 的患者为正常。常规 MRI 检查以外的 FLAIR 像及弥散加权像可以提高其敏感性。

脑组织活检目前只在 CSF PCR 检查阴性,无法确定诊断,且有 MRI 异常、临床症状进行性恶化、阿昔洛韦及支持治疗无效的患者中进行。脑组织活检发现神经细胞核内嗜酸性包涵体或电镜下发现 HSV 病毒颗粒可确诊。在活检获取的脑组织中分离出 HSV 曾一度认为是诊断 HSV 脑炎的金标准。如果已行脑活检,应对脑组织进行病毒培养,并行组织学及超微结构的检查。应在临床上及实验室检查提示病变最严重的部位取材。虽然脑活检并非无创性检查,但死亡率很低(<0.2%),出现严重并发症的可能性在 0.5%~2.0%。潜在性可能导致死亡的原因还有可能继发于全身麻醉、局部出血、水肿,与手术相关的癫痫、伤口裂开或感染。

六、诊断

由于 HSE 病情严重、进展迅速,且有效的抗病毒药物已用于临床,所以早期迅速做出诊断非常重要。

临床诊断可参考以下标准:①口唇或生殖道疱疹史;②急性或亚急性起病、发热,明显精神行为异常、抽搐、意识障碍及早期出现的局灶性神经系统损害体征和(或)伴脑膜刺激征;③脑脊液中未检出细菌、真菌,常规及生化检查符合病毒性感染特点,如红细胞增多更支持本病的诊断;④脑电图以额、颞叶为主的脑弥漫性异常;⑤头颅 CT 或 MRI 发现颞叶局灶性出血性脑软化灶;⑥双份血清,脑脊液标本特异性抗体(IgG)检测,恢复期标本 HSV-1 抗体有 4 倍或 4 倍以上升高或降低者,以及脑脊液标本中 HSV-1 的 IgM 抗体阳性者;⑦特异性抗病毒药物治疗有效也可间接支持诊断。

确诊需如下检查:①脑脊液中发现 HSV 抗原或抗体;②脑组织活检或病理发现组织细胞核内包涵体,或经原位杂交法发现 HSV 病毒核酸;③CSFPCR 检测发现该病毒 DNA;④脑组织或 CSF 标本 HSV 分离、培养和鉴定阳性。

七、鉴别诊断

1.带状疱疹病毒脑炎

本病临床少见。带状疱疹病毒主要侵犯和潜伏在脊神经后根、神经节的神经细胞或脑神经的感觉神经节的神经细胞内,极少侵犯中枢神经系统。本病是由带状疱疹病毒感染后引起的变态反应性脑损害,临床表现为意识模糊、共济失调及局灶性脑损害的症状体征。病变程度相对较轻,预后较好。由于患者多有胸腰部带状疱疹病史,头颅 CT 无出血性坏死表现,血清及脑脊液检出该病毒抗原、抗体和病毒核酸阳性,可资鉴别。

2.肠道病毒性脑炎

40%~60%的病毒性脑膜炎、大多数的麻痹性脊髓灰质炎和少数的脑炎是由肠道病毒引起。已知人类肠道病毒有 70 多种,B 组柯萨奇病毒和艾柯病毒最常见的神经系统感染都是脑膜炎。多见于夏秋季,可为流行性或散发性。临床表现为发热、意识障碍、共济失调、反复痫样发作及肢体瘫痪等。肠道病毒性脑炎的诊断除上述临床表现外,脑脊液常规和生化检查并无特异性,病原学诊断需要进行病毒分离和血清学试验。病程初期的胃肠道症状、脑脊液中的病毒分离或 PCR 检查阳性可帮助鉴别。

3.巨细胞病毒性脑炎

本病临床少见,正常人在新生儿期后很少发生巨细胞病毒(CMV)脑炎,多见于免疫缺陷如 AIDS 或长期应用免疫抑制药的患者,常伴发系统性疾病。临床呈亚急性或慢性病程,表现为意识模糊、记忆力减退、情感障碍、头痛、畏光、颈强直、失语、痫样发作和局灶性脑损害的症状体征等。约 25% 的患者颅脑 MRI 可有弥漫性或局灶性白质异常。CMV 脑炎的临床表现、CSF 和影像学改变均无特异性,诊断困难,特别是老年患者。当晚期 HIV 感染患者出现亚急性脑病,CSF 中性粒细胞增多,糖降低,MRI 表现为脑室周围异常信号时,CMV 脑炎诊断可明确。进一步实验室检查包括病毒分离、脑电图检查、影像学检查和 PCR 技术等。因患者有AIDS 或免疫抑制病史,体液检查找到典型的巨细胞,PCR 检查 CSF 病毒阳性而易于鉴别。

4.化脓性脑膜炎

特点为全身感染症状重、CSF 白细胞显著增多,细菌培养或涂片检查可发现致病菌。可寻找原发性化脓性感染灶,抗生素治疗有效。脑脓肿表现颅内压明显增高,加强 CT 显示环形增强有助于鉴别诊断。

5.结核性脑膜炎

常合并活动性肺结核或肺外结核,或有与开放性肺结核患者的密切接触史。患有免疫缺陷疾病或服用免疫抑制药物。早期表现为结核中毒症状。神经系统症状符合脑膜炎的临床表现,如发热、颅高压和脑膜刺激征。结核菌素试验阳性,CSF 呈非化脓性细菌性炎症改变,如细胞数增多($<1000/mm^3$),糖和氯化物降低,涂片、培养发现结核杆菌。CSF 细胞学检查呈混合细胞反应(MLR),脑脊液单核细胞内结核分枝杆菌早期分泌抗原(ESAT-6)染色阳性;CSF 结核抗体阳性或 PCR 阳性,脑活检证实存在结核性肉芽肿改变。脑 CT 或 MRI 符合结核性脑膜炎的特点(脑积水、弥漫脑水肿、颅底脑膜强化)。抗结核治疗有效。

6.新型隐球菌性脑膜炎

与结核性脑膜炎临床表现及脑脊液常规生化改变极为相似,但新型隐球菌性脑膜炎起病更为缓慢,脑压增高显著、头痛剧烈,可有视觉障碍,而脑神经一般不受侵害,症状可暂行缓解。脑脊液涂片墨汁染色找到隐球菌孢子,或沙氏培养生长新型隐球菌即可确诊。

7.抗 NMDA 受体脑炎

抗 NMDA 受体(N-甲基-M-天冬氨酸受体)脑炎是一种与 NMDA 受体相关且对治疗有良好反应的脑炎,属于副肿瘤性边缘叶脑炎中的一种,临床特点为显著的精神症状、抽搐发作、记忆障碍以及意识水平降低,伴有发热并且常出现低通气现象。血及脑脊液中可以检测到抗NMDA 受体的抗体。对于年轻女性患者,具有特征性的上述临床表现,特别是伴有卵巢畸胎瘤、脑脊液和(或)血清抗 NMDA 受体抗体阳性可明确诊断。

8.急性播散性脑脊髓炎(ADEM)

急性起病,病前可有上呼吸道感染史。表现为轻至中度发热,常有精神症状,意识障碍及局灶神经功能缺失症,易与 HSE 混淆。因其病变主要在脑白质,痫样发作甚为少见。影像学显示皮质下白质多发低密度灶,多在脑室周围,分布不均,大小不一,新旧并存,脱髓鞘斑块有强化效应。免疫抑制治疗有效,病毒学与相关检查阴性为其特征。

9.桥本脑病

是一种与桥本甲状腺炎有关的复发或进展性脑病。表现为急性、亚急性反复发作的卒中样短暂性神经功能缺损,隐袭,逐渐进展的痴呆、精神异常和昏迷,与甲状腺功能减退的黏液水肿所出现的精神神经症状不同。该病的发生与甲状腺功能的状态无关,患者的甲状腺功能可以正常、亢进或减退,但血中抗甲状腺抗体滴度升高是必要指标。发病机制不明,尚无确切的诊断标准,需排除多种原因造成的其他脑病,类固醇治疗常可使病情明显好转。

10.线粒体脑病(MELAS 型)

本病患者临床可出现反复发热、头痛、抽搐、逐渐进展的智能低下至痴呆、视听功能障碍及颈项强直,与 HSE 的表现十分相似,但很少出现意识障碍。在脑电图弥散性慢波基础上,尚有普遍或局灶性的暴发放电,应该想到线粒体脑肌病的可能。患者 MRI 平扫的影像学表现为受累部位皮质的层状坏死,并且坏死部位不按照血管分布。乳酸性酸中毒是本病的主要临床表现之一,肌肉活检和基因检测对 MELAS 综合征的诊断具有十分重要的意义。

11.脑肿瘤

HSE 有时以局灶症状为突出表现,伴颅内压增高时类似于脑肿瘤。但是脑肿瘤无论原发性或转移性病程相对较长,CSF 蛋白明显增高,脑 CT 增强扫描有强化效应,MRI 可明确肿瘤的部位与大小甚至病变性质。

八、治疗

早期诊断和治疗是降低本病死亡率的关键,包括病因治疗、免疫治疗和对症支持治疗。

(1)抗病毒治疗:阿昔洛韦(无环鸟苷):HSV 编码一种酶(胸腺嘧啶脱氧核苷激酶),可以使阿昔洛韦磷酸化生成 5'-单磷酸阿昔洛韦。然后宿主细胞的酶使该物质再次磷酸化生成三磷酸衍生物。这种三磷酸化阿昔洛韦可以产生抗病毒作用,其作用方式是移植病毒 DNA 聚合酶,使病毒合成 DNA 链时提前终止。未被感染的细胞不能使阿昔洛韦磷酸化成为 5'-单磷酸阿昔洛韦,故阿昔洛韦的抗病毒作用具有特异性。三磷酸化的阿昔洛韦特异性抑制病毒的 DNA 聚合酶而不抑制宿主细胞的酶,也加强了其特异性。病毒脱氧核苷激酶或 DNA 聚合酶的改变可导致阿昔洛韦免疫。到目前为止,在免疫功能正常的患者中,阿昔洛韦免疫性病毒株尚未成为严重的临床问题。但是,已有报道在免疫抑制的患者 CNS 以外的部位分离出致病力强、阿昔洛韦免疫的 HSV 病毒株,包括 AIDS 患者,此时可考虑更换其他抗病毒药物。本病预后与治疗是否及时、充分及疾病的严重程度有关,所以早期诊断和治疗极为重要。

当临床表现强烈提示或不能排除单纯疱疹病毒脑炎时,即应给予阿昔洛韦治疗。该药血-脑脊液屏障穿透率为 50%,对细胞内病毒复制有明显抑制作用。治疗应遵循全程、足量的原则。成年人剂量为 30mg/(kg·d),分 3 次静脉滴注,14～21 天为 1 个疗程,少于 10 天则容易复发。若病情较重,可延长治疗时间或再治疗 1 个疗程。本品毒性很小,不良反应主要有头痛、恶心和呕吐。此外,皮疹、疲乏、发热、脱发和抑郁少见。免疫抑制患者用药后偶有肝功能异常和骨髓抑制。在正规给予阿昔洛韦治疗后若患者 CSFHSVPCR 持续阳性,则应在复查CSFPCR 后再延长阿昔洛韦治疗 7 天。新生儿的 HSV 脑炎应每 8 小时给予阿昔洛韦 20mg/kg(每日总剂量 60mg/kg),最少治疗 21 天。

(2)免疫治疗:可选用干扰素、转移因子、免疫球蛋白等。肾上腺糖皮质激素对减轻炎症反应和减轻炎症区域的水肿有一定效果,但目前尚存在争议,对症状较重的患者,可早期酌情使用。

（3）全身支持治疗：对重症及昏迷患者至关重要。需维持营养、水电解质和酸碱平衡，保持呼吸道通畅，加强护理，预防压疮及呼吸道感染等并发症。

（4）对症治疗：对高热患者应给予物理降温或药物降温；对出现抽搐者及时使用抗癫痫药物；如患者出现精神症状，可适当使用抗精神病药物。

（5）中药可用牛黄安宫丸、紫雪等。

（6）恢复期予以按摩、针灸、理疗、脑细胞活化剂及神经功能训练有助于肢体功能恢复。对复发性病例应规划开展新疗程的治疗。

由于 HSE 病情严重、死亡率高，在性传播疾病中，生殖器疱疹和新生儿疱疹病例也日益增多，因而促进了 HSV 疫苗的研制工作。利用 HSV 糖蛋白制备的病毒亚单位疫苗和核酸疫苗在动物实验中显示有明显抗 HSV 感染的保护作用，但是，对于人类 HSV 感染的确切预防作用还须进一步观察研究。

九、预后

HSE 后遗症的发生率及严重程度与患者的年龄、开始治疗时患者的意识水平直接相关。近期一些应用定量 CSF HSV PCR 的临床试验提示治疗后的临床表现还与发病时 CSF 的 HSV DNA 拷贝数量有关。一般病程数周至数月，病死率 19%～50%，5%～10% 的患者有复发。存活者中仍有部分患者残留偏瘫、失语、癫痫、智能低下等后遗症，甚至极少数维持于植物状态。

第二节　细菌性脑膜炎

一、概述

细菌性脑膜炎是由细菌感染（结核杆菌、布氏杆菌除外）所致的脑膜化脓性炎症。各个年龄段均可发病，以儿童最多见；患者常急性起病，主要表现为发热、头痛、畏光等，多有明显的脑膜刺激征和脑脊液异常改变。

细菌性脑膜炎在欧美国家的发病率为 4.6～10/10 万人，而发展中国家约为 101/10 万人。21 世纪之前，流感嗜血杆菌曾是儿童细菌性脑膜炎最常见致病菌，约占所有病例的 50%，但随着流感嗜血杆菌疫苗的应用，其发病率明显降低。目前，社区获得性细菌性脑膜炎主要的病原为肺炎链球菌（约 50%）、脑膜炎双球菌（约 25%）、B 族链球菌（约 15%）和单核细胞增多性李斯特菌（约 10%），而流感嗜血杆菌仅占细菌性脑膜炎的 10% 以下。

二、病因及发病机制

任何细菌感染均能引起脑膜炎，其病原菌与患者的年龄存在一定关系。

肺炎链球菌是 20 岁以上成年人脑膜炎患者最常见的病原体,约占报道病例数的 50%。许多因素可以导致患肺炎链球菌性脑膜炎的危险性增加,其中最重要的是肺炎链球菌性肺炎。其他危险因素包括急性或慢性鼻窦炎或中耳炎、酗酒、糖尿病、脾切除、低免疫球蛋白血症、补体缺乏及伴有颅底骨折及脑脊液鼻瘘的脑外伤等。

脑膜炎双球菌感染占全部细菌性脑膜炎病例的 25%(每年 0.6/100000),但占 20 岁以下病例数的 60%。皮肤出现瘀点或紫癜性损害可以特异性提示脑膜炎双球菌感染。一些患者呈暴发性起病,症状出现后几个小时内进展至死亡。感染可以由鼻咽部菌群引起,并呈无症状的带菌状态,但也可以引起侵害性的脑膜炎症。鼻咽部菌群是否会造成严重的脑膜炎症,取决于细菌的毒力和宿主的免疫状态,包括产生抗脑膜炎双球菌抗体的能力及补体通过经典途径和旁路溶解脑膜炎双球菌的能力。缺失补体任何成分包括裂解素的个体,均对脑膜炎球菌感染高度易感。

对于患有慢性或消耗性疾病,如糖尿病、肝硬化、酗酒及慢性泌尿系统感染等的患者,肠道革兰阴性杆菌正逐渐成为其罹患脑膜炎的主要致病菌之一。革兰阴性脑膜炎也可由神经外科手术引起,尤其是颅骨切除术是常见原因。

曾认为 B 族链球菌是新生儿脑膜炎的主要因素,但已有报道称 B 族链球菌可导致 50 岁以上患者发生脑膜炎。

单核细胞增多性李斯特菌正逐渐成为新生儿、孕妇、60 岁以上及存在免疫力低下人群患脑膜炎的主要病因。该种感染系摄入污染李斯特菌属的食物所致。通过污染的凉拌菜、牛奶、软奶酪及各种"即食"食品包括肉类熟食及未加工的热狗所传播的人类李斯特菌感染均见诸报道。

另外,颅脑手术后脑膜炎患者常见病原体亦包括克雷伯菌、葡萄球菌、不动杆菌和铜绿假单胞菌感染。

细菌主要通过血液循环进入脑膜,然后透过血-脑屏障而引起脑膜炎。脑膜炎球菌多在鼻咽部繁殖、肺炎链球菌多通过呼吸道或中耳感染、流感嗜血杆菌则先引起呼吸道感染,局部感染的细菌侵入血液循环后先发生菌血症,重症感染者可在皮肤、黏膜上出现斑疹,直径为 1~10mm,严重者会因并发肾上腺髓质出血和弥散性血管内凝血(DIC)而死亡。当病原菌透过血-脑屏障时即可引发化脓性脑膜炎。而克雷伯菌、葡萄球菌、铜绿假单胞菌等多通过手术、外伤等直接侵入颅内导致颅内细菌感染。

三、病理变化

细菌性脑膜炎感染初期仅有软脑膜和脑表浅血管充血扩张,随后炎症沿蛛网膜下腔蔓延,使大量脓性渗出物覆盖脑表面,也沉积于脑沟、脑裂、脑池、脑基底部、颅后窝、小脑周围和脑室腔内。随着炎症的加重,浅表软脑膜和室管膜被纤维蛋白渗出物所覆盖,逐渐加厚而呈颗粒状,形成粘连后影响脑脊液吸收及环流受阻,导致脑积水。在炎症晚期,脑膜增厚,易于出血,严重者并发脑炎;有的脑膜炎因脓性渗出物包绕血管,引起血管炎,造成脑梗死,也可造成静脉窦血栓形成、硬膜下积液、脑脓肿等。

镜检可见患者软脑膜充血,软脑膜及蛛网膜下腔内大量中性粒细胞渗出,有时还可见少量淋巴细胞、巨噬细胞和纤维素渗出,炎症细胞沿着皮质小血管周围的 Virchow-Robin 间隙侵入脑内,并有小胶质细胞反应性增生。在亚急性或慢性脑膜炎患者中可以出现成纤维细胞增生,故而蛛网膜粘连,软脑膜增厚,如,粘连封闭第四脑室的正中孔、外侧孔或者中脑周围的环池,就会造成脑室系统的扩大,形成脑积水。

四、临床表现

本病多急性起病,早期先出现畏寒、发热等全身症状,并迅速出现头痛、呕吐、畏光等,随后出现颈项强直、意识障碍。其中临床经典的三联征包括发热、头痛、颈项强直,另外意识障碍是成年患者最常见的表现之一;而年幼儿童则常表现为易激惹、淡漠、囟门凸出、进食差、发绀、眼睛瞪视及癫痫发作等。

Van 等报道了急性细菌性脑膜炎患者中颈项强直、发热、意识障碍等 3 项表现的出现率,在 696 例成年人化脓性脑膜炎患者中,44%的患者同时出现,如 3 种表现均不存在则可基本排除化脓性脑膜炎的诊断,其敏感性达 99%。另外,颈免疫这一最常见的体征也仅占所有患者的 50%～90%,在有意识障碍的患者中更不容易查出。同时,颈免疫也常见于蛛网膜下腔出血、破伤风或其他合并高热的脑内感染患者。但在普通内科非脑膜炎住院患者中,有 13%的成年人、35%的老年人出现颈免疫。在肯尼亚一项针对儿童的研究中,40%(30%～76%)出现颈免疫的患者最后诊断为化脓性脑膜炎。即使增加 Kernig 征或者 Brudzinski 征检查也不能增加诊断的敏感性,因为前两者的敏感性均不到 10%。

所有患者中 15%～30%出现神经系统局灶性体征或癫痫发作,但这些表现也可见于结核性或隐球菌性脑膜炎中。10%～15%的细菌性脑膜炎患者可出现皮肤瘀点或者紫癜。大多数皮疹与脑膜炎球菌感染有关,仅有少部分患者见于肺炎球菌、葡萄球菌或流感嗜血杆菌感染时,部分患者特别是脑膜炎球菌感染的患者可出现感染后关节炎。

细菌性脑膜炎可伴多种颅内合并症,如婴幼儿的慢性硬膜下积液、成年人的硬膜下脓肿,以及脑脓肿、脑梗死等。

五、辅助检查

1.常规检查

急性期患者血液中白细胞增多,以中性粒细胞为主,可达 80%～90%,血沉加快。病变初期未经治疗时的血涂片可见病原菌,血培养大多可查到阳性结果。

2.脑脊液检查

细菌性脑膜炎的脑脊液检查具有白细胞增多、葡萄糖降低和蛋白质增高等特点。腰椎穿刺可发现颅内压增高,脑脊液外观浑浊或呈脓性,常规检查白细胞增多,一般在(250～10000)$\times 10^6$/L,以中性粒细胞为主;蛋白增高,通常超过 1g/L,而糖和氯化物降低;脑脊液 pH 降低,乳酸、LDH、溶菌酶含量以及免疫球蛋白 IgG、IgM 均明显增高。脑脊液培养是确诊的金标准。

脑脊液培养发现病原菌的概率较高,社区获得性细菌性脑膜炎需做需氧培养,而神经外科术后脑膜炎时厌氧培养显得就尤为重要。一项875例细菌性脑膜炎的研究中,在给予抗生素治疗前脑脊液培养的阳性率达85%,其中流感嗜血杆菌性脑膜炎阳性率96%、肺炎球菌性脑膜炎阳性率87%、脑膜炎球菌性脑膜炎阳性率80%;但腰椎穿刺前已经给予抗生素治疗的患者,脑脊液培养阳性率则降低到62%。另一项来自巴西3973例细菌性脑膜炎的报道则显示,应用抗生素前脑脊液培养的阳性率仅为67%。尽管脑脊液培养阳性率高且意义重大,但培养并鉴定致病菌常需48小时,故仍需其他快速的检测方法。

脑脊液革兰染色可以快速鉴定怀疑细菌性脑膜炎患者的致病菌,社区获得性脑膜炎患者检查致病菌的阳性率为60%~90%,特异性大于97%,但针对不同病原菌其阳性率差别很大。肺炎链球菌阳性率为90%、流感嗜血杆菌阳性率为86%、脑膜炎球菌阳性率为75%、革兰阴性杆菌阳性率为50%、单核细胞增多性李斯特菌阳性率约为33%。

3.病原菌抗原检查

采用特异性病原菌抗原的测定更有利于确诊。对流免疫电泳法检测抗原对流脑A、C族、肺炎链球菌和流感嗜血杆菌脑膜炎脑脊液中多糖抗原阳性检出率达80%以上。乳胶颗粒凝集试验可用于测定肺炎链球菌型脑膜炎和流脑患者脑脊液中多糖抗原,但检查前给予抗生素治疗会导致阳性率明显降低。

4.头颅CT检查

对于急性细菌性脑膜炎的诊断,CT提供的特异性信息极少。在病变早期多无阳性发现,病变进展期患者可以出现基底池、脉络膜丛、半球沟裂等部位密度增高。合并脑炎时可见脑实质内局限性或弥漫性低密度灶,以额叶常见。增强扫描可见脑膜呈带状或脑回状强化。后期由于蛛网膜粘连,出现继发性脑室扩大和阻塞性脑积水,并发硬膜下积液,于颅骨内板下呈新月形低密度灶。

5.头颅MRI检查

MRI在发现病变、明确病变范围及受累程度明显优于CT检查。正常脑膜MRI表现为非连续的、薄的短线状低信号结构,MR平扫对脑膜显示不敏感,增强后硬脑膜因缺乏血-脑屏障可被强化,表现为薄而不连续的线状强化。细菌性脑膜炎所致脑膜强化与脑膜炎感染方式和程度有关。血源性感染主要表现软脑膜——蛛网膜下腔型强化,而外伤或术后导致的脑膜炎则主要表现为硬脑膜——蛛网膜下腔强化,与硬膜外炎症直接累及有关。另外MRI可表现为脑实质的长T_1、长T_2改变,与炎性渗出刺激血管导致血管痉挛或者血栓形成有关。脑皮质的梗死引起脑膜结构的破坏,加速脑炎和脓肿在软脑膜下皮质和邻近脑白质的形成,表现为局限性脑组织水肿和占位效应。

六、诊断

根据急性起病,出现发热、头痛、颈项强直等临床表现,结合脑脊液中以中性粒细胞为主的化脓性炎症改变,一般不难诊断。但对于老年人或婴幼儿脑膜刺激征不明显的病例,应给予高度注意,必要时需多次腰穿检查。

七、鉴别诊断

急性细菌性脑膜炎需要与结核性、真菌性和病毒性脑膜炎、脑炎、脑脓肿等疾病相鉴别,在诊断为细菌性脑膜炎后则应尽快明确其具体致病菌。

肺炎链球菌、流感嗜血杆菌和脑膜炎球菌是最常见的急性细菌性脑膜炎的病因。然而,另外一些感染也可导致具有类似临床表现的脑膜炎。这些感染常与特殊人群有关,如猪链球菌是东南亚地区最常见的细菌性脑膜炎病因,但在其他地区罕见。HIV感染是影响急性脑膜炎病因的重要因素。肺炎链球菌是HIV感染患者出现急性细菌性脑膜炎的最常见原因,但结核杆菌、新型隐球菌在HIV感染患者中也较常见,并且单靠临床表现很难将其鉴别开。该两类疾病所致脑膜炎症状多于发病后数天及数周出现,但也有部分患者会出现暴发性疾病,并出现明显颈免疫和快速进展到昏迷。

八、治疗

(一)细菌性脑膜炎的治疗原则

1.对疑似细菌性脑膜炎患者的处理

对体格检查疑有急性细菌性脑膜炎者应立即行腰穿、血培养和头颅CT检查,紧接着开始经验性的抗菌治疗。

应避免延迟抗菌治疗。对神志不清和有局灶体征者,做血培养后立即开始治疗比进行其他任何诊断程序都重要。之后CT扫描和脑脊液检查应尽早做。腰穿的禁忌证是有脑疝临床征象和局灶大片损害(占位效应明显的大的脑脓肿)或者是CT扫描有严重的脑水肿者。应请耳鼻喉科医生做临床体检,及时发现脑膜旁的病灶(如耳炎、乳突炎、鼻窦炎)后尽早行外科治疗。

若抗生素应用后临床情况未改善,应了解可能的并发症(重做CT或MRI)和其他感染源(鼻旁窦的持续感染)。重要的是,使用的抗生素对致病病原菌的敏感性必须在体外实验进行确定(包括确定最低抑菌浓度),抗菌谱必须被调整至完全覆盖这些敏感菌。如果致病微生物没有被分离出来,对那些开始治疗无反应的患者应考虑扩大抗菌谱的范围。

2.抗生素治疗

明确病原微生物后,应选择高效、能透过血脑屏障、能保持脑脊液中足够的浓度、在化脓的和酸性脑脊液中连续的抗菌活性和不良反应低的抗生素。实验和临床研究发现,脑脊液中抗生素的浓度超过了对某种病原体外最低杀菌浓度的10～20倍,能够获得最好的治疗反应。如果没有确定病原菌,而不得不开始治疗,则应结合患者的年龄、易患因素、潜在疾病和最可能的病原菌开始经验治疗。开始抗菌治疗后,每天应做腰穿,直到脑脊液中无菌为止。在开始治疗24～48小时后,通常脑脊液菌检转阴。

3.辅助治疗

由于抗生素能诱导细菌细胞壁成分松解而引起细菌死亡,但紧接着又启动了炎症级联反应,故应积极开展辅助治疗。

(1)皮质激素:在脑膜炎的动物模型中,皮质激素能减轻脑水肿和脑膜的炎症,从而降低颅内压,改善脑脊液循环障碍并阻止脑血流的改变。最近的荟萃分析(自 1988 年以来的 11 项随机临床实验)表明,地塞米松可作为细菌性脑膜炎的有效辅助治疗。地塞米松可减少脑膜炎儿童的双侧听力丧失和神经后遗症的发生率。地塞米松的 4 天用药法与 2 天用药法对儿童的细菌性脑膜炎是等效的。地塞米松亦可降低成人肺炎球菌性脑膜炎的死亡率。

地塞米松对已发生的脑血管并发症并没有有效证明,我们目前还不知道早期地塞米松治疗能否防止脑血管并发症。

对并发感染性心内膜炎或新生儿细菌性脑膜炎者,不推荐使用皮质激素。实验和临床数据没有证明地塞米松在脑膜炎双球菌性脑膜炎中有效。

不可否认,对细菌性脑膜炎早期辅助地塞米松治疗是否有效也有争论。

(2)其他的辅助治疗方法:包括对颅内压增高、败血症性静脉窦血栓形成、癫痫发作和纠正电解质紊乱的治疗。因缺乏前瞻性对照临床调查研究,在细菌性脑膜炎患者中针对败血症性静脉窦血栓形成进行抗凝治疗还存在争论。尽管已用抗生素治疗,但上矢状窦的败血症性皮质血栓性静脉炎和血栓形成的发生率仍是 50%～80%。由于单独使用抗生素治疗的结果并不令人满意,在 MRI 或脑血管造影证实有败血症性静脉窦血栓形成的患者,可在静脉内调整肝素的剂量进行抗凝治疗。

(二)细菌性脑膜炎的治疗

1.抗生素治疗

(1)抗生素的经验治疗(抗生素的选择):根据患者的年龄和临床情况对细菌性脑膜炎患者进行抗生素的经验治疗给出的建议见表 5-2-1。对新生儿细菌性脑膜炎最普通的病原体是革兰阴性肠杆菌、无乳链球菌和单核细胞增多性利斯特菌。因此,在这个年龄组的经验抗生素治疗经常推荐头孢噻肟加氨苄西林的组合;作为选择,有些学者推荐氨苄西林联合氨基糖苷。尽管实验室的结果可能提示细菌对这些药剂敏感,但是第三代头孢菌素在体内对单核细胞增多性利斯特菌无抗菌活性,故并不推荐头孢菌素单一疗法。在婴儿和儿童(大于 2 个月)最初的经验抗生素治疗通常包括给予第三代头孢菌素(如头孢曲松或头孢噻肟)。健康的具有免疫能力的人群,细菌性脑膜炎的最常见病原体是肺炎链球菌或脑膜炎球菌,起初的抗生素治疗由第三代头孢菌素组成(如头孢曲松或头孢噻肟)。在耐药肺炎球菌菌株高发的地区,建议最初的经验治疗应该包括两种抗生素:利福平或万古霉素;头孢菌素和利福平或万古霉素。脑脊液分离肺炎链球菌和脑膜炎球菌后应该检测对青霉素和氨苄西林的敏感性。

表 5-2-1　对新生儿、童和成人细菌性脑膜炎最初的经验抗生素治疗

年龄组	推荐的抗生素用法
新生儿	头孢噻肟加氨苄西林
婴儿和儿童	第三代头孢菌素成人
健康的具有免疫能力的后天免疫性群体	第三代头孢菌素加氨苄西林
医院的(如手术后、最近的头外伤)	万古霉素加头孢他啶或美罗培南
免疫妥协者、老年人	头孢噻肟加氨苄西林
分流相关脑膜炎	万古霉素加头孢他啶或美罗培南

对青霉素耐药的脑膜炎球菌或相对的青霉素耐药的肺炎球菌,使用第三代头孢菌素;对于很高耐药性肺炎球菌,常常需要万古霉素治疗。

对新近头外伤或神经外科手术后出现的细菌性脑膜炎患者,推荐头孢曲松加头孢噻肟或美罗培南联合治疗。对体外脑室内的引流装置或脑室腹膜分流术感染相关的脑膜炎的经验抗生素治疗应该覆盖表皮葡萄球菌,金黄色葡萄球菌,革兰阴性肠杆菌;因此,通常推荐使用第三代头孢菌素(或美罗培南)加万古霉素联合治疗。当脑室腹膜分流术的感染发展成细菌性脑膜炎,分流装置需要移出。在治疗感染期间应该插入一个暂时的体外脑室内引流装置来控制脑积水。在严重的葡萄球菌性脑膜炎,万古霉素可以通过脑室内给药。如果脑膜炎由对氨基糖苷敏感的革兰阴性肠杆菌引起,那么庆大霉素可以通过脑室内加静脉内给药。免疫妥协的成年人应该用覆盖单核细胞增多性利斯特菌、肺炎链球菌、革兰阴性肠杆菌的第三代头孢菌素加氨苄西林的治疗方案。

(2)抗生素治疗的时间:表5-2-2给出了抗生素治疗细菌性脑膜炎的推荐时间。

表 5-2-2　无并发症的细菌性脑膜炎患者抗生素治疗的推荐时间

病原菌	抗生素治疗的推荐时间(d)*
脑膜炎双球菌	7～10
肺炎链球菌	10～14
流感(嗜血)杆菌	7～10
单核细胞增多性利斯特菌	14～21
B型链球菌	14～21
革兰阴性肠杆菌	21

* 依赖疾病本身和并发症的严重性确定。

2.患者隔离

临床怀疑患脑膜炎双球菌性脑膜炎的患者(如出现瘀点、在脑脊液涂片革兰染色中是革兰阴性双球菌),在抗生素治疗开始后的最初24小时应该被隔离。由其他细菌微生物引起的细菌性脑膜炎不需要隔离。

3.辅助治疗

在患流感(嗜血)杆菌性脑膜炎的儿童推荐使用地塞米松,0.15mg/kg,每6小时一次,连续4天。在脑脊液检查、革兰涂片染色或抗体检测结果的基础上证明或怀疑患有细菌性脑膜炎的婴幼儿,美国儿科学会推荐考虑用地塞米松治疗。成年脑膜炎患者在脑脊液革兰涂片染色显微镜检查中,发现革兰阳性双球菌(提示可疑的肺炎球菌感染)的情况下,如果没有禁忌证,在静脉使用抗生素之前,可以立即给予地塞米松治疗,如8mg静脉用,8小时一次,连用2~4天。地塞米松的益处在化脓性细菌性脑膜炎特别明显(常与肺炎链球菌感染相关)。在这种情况下,抗生素引起的病原菌的溶解可以释放大量的细胞壁成分。这样,理想的是,在第一剂抗生素使用前几分钟给予地塞米松的首剂,目的是获得炎症级联反应的最大的抑制作用,这种炎症级联反应是起源于抗生素引起的溶菌作用。推荐伴随使用一种静脉内的 H_2 受体拮抗剂,阻止胃肠道的出血。

在耐药肺炎球菌菌株发生率高的地区,建议经验抗生素治疗应该包括两种抗生素,头孢曲松和万古霉素或利福平(见前面经验抗生素治疗)。在使用地塞米松时,头孢曲松联合利福平作为首选,因为在实验性肺炎球菌性脑膜炎,用地塞米松治疗减少了万古霉素进入脑脊液的量,导致了脑脊液杀菌作用的推迟。

其他的辅助治疗:颅内压增高的治疗包括抬高床头 30°,换气过度者保持二氧化碳分压($PaCO_2$)为 32～35mmHg,给予高渗性药物,如甘露醇(20％甘露醇溶液 125mL,每 4～6 小时1 次)。颅内压升高的测量和监护设备对昏睡或昏迷的患者有好处。如果 CT 检查有脑积水的证据依据患者的意识水平,应该进行脑室引流并行连续的 CT 扫描。在 MTI 或造影检查证明有败血症性静脉窦血栓形成,可以进行静脉内肝素抗凝治疗(部分凝血酶原时间倍增)。抗惊厥药用来治疗癫痫。硬膜下的渗出(无菌的)通常自发的溶解消退,不需要外科治疗。对硬膜下积脓的患者,推荐 CT 引导下进行引流。

九、预 防

(一)化学预防

通过化学预防清除鼻咽部的病原体可能阻止脑膜炎双球菌性脑膜炎和流感杆菌性脑膜炎的第二次感染。

脑膜炎双球菌性脑膜炎:对与患者睡在一起的家庭成员和密切接触(如接吻)的人推荐进行药物预防。最常推荐的药是利福平,其次是头孢曲松、环丙沙星(表 5-2-3)。在美国,对成人的药物预防推荐使用单剂量为 500mg 的口服环丙沙星制剂。

流感杆菌性脑膜炎:对至少有一个 4 岁以下孩子的家庭,推荐使用利福平进行药物预防。

表 5-2-3　脑膜炎的药物预防

药物和年龄段	剂量
利福平	
成人	600mg,q12h,口服 2 天
>1 个月的小儿	10mg/kg,q12h,口服 2 天
<1 个月的小儿	5mg/kg,q12h,口服 2 天
环丙沙星	
成人	500mg,单剂口服
儿童	—
头孢曲松	
>15 岁	250mg,单剂肌内注射
<15 岁	125mg,单剂肌内注射

(二)免疫预防

B 型流感杆菌的疫苗应该在 2～6 个月时开始使用。对于引起欧洲绝大多数球菌性脑膜炎的血清型为 B 的脑膜炎球菌,还没有有效的疫苗。在美国,引起绝大多数脑膜炎球菌性脑膜炎的细菌血清型为 C。目前推荐对某些高危人群进行四联疫苗(血清型为 A、C、Y 和 W135)免疫接种,这些高危人群包括:补体成分缺乏或功能障碍的人;脾切除的患者;准备到脑膜炎球菌性疾病流行地区(例如,尼日利亚、刚果)的旅行者。脾切除的患者,慢性消耗性疾病(如糖尿病、心力衰竭)、AIDS 的患者。使用肺炎球菌疫苗对肺炎链球菌进行免疫预防。

第三节　隐球菌性脑膜炎

隐球菌性脑膜炎是由新型隐球菌感染脑膜和脑实质所致的中枢神经系统的亚急性或慢性炎症性疾病,是深部真菌病中较常见的一种类型。

一、流行病学

1.非艾滋病并发的隐球菌感染

在艾滋病流行之前,新型隐球菌感染是系统性真菌感染的一个少见病因,仅侵犯免疫受损的患者,如白血病、器官移植、皮质激素治疗或免疫抑制治疗的患者。一项 306 例非艾滋病感染隐球菌的患者研究,发现 28% 使用激素,18% 器官移植,18% 慢性器官功能衰竭(肝、肺和肾),18% 恶性肿瘤,13% 风湿性疾病。20 世纪 70 年代以来,随着全球各种器官移植数量的增加以及采取免疫抑制治疗肿瘤和其他系统性疾病的发展是非艾滋病患者隐球菌感染增加的主要原因之一。

据统计有 2.6%~5% 的移植患者发生隐球菌感染,其中中枢神经系统感染的比率为 25%~72%。隐球菌感染的器官移植患者的病死率为 10%~25%,而累及神经系统时的死亡率约为 40%。

1992~1994 年美国对 4 个地区 1250 万人进行了隐球菌感染的社区流行病学调查,结果显示非艾滋病患者隐球菌感染的年发病率为 0.2~0.9/100000。

2.艾滋病并发的隐球菌感染

艾滋病流行于 20 世纪 80 年代以后,随着艾滋病患者的不断增多,美国、欧洲和澳大利亚的学者相继发现隐球菌感染是艾滋病患者最主要的机会性感染之一。据统计 5%~10% 的艾滋病患者患有隐球菌感染。20 世纪 90 年代中期,随着氟康唑广泛用于念珠菌病,以及高效抗反转录病毒疗法的出现和应用,发达国家隐球菌感染的年发病率显著下降。在美国的亚特兰大,艾滋病患者中隐球菌感染的发病率从 1992 年 66/1000 人下降到 2000 年的 7/1000 人。

但在非洲和东南亚等发展中国家,艾滋病患者中隐球菌感染比欧美等发达国家更为严重。泰国 1994—1998 年,确诊的艾滋病患者中 19% 患有隐球菌感染。在南部非洲,新型隐球菌脑膜炎目前已成为社区获得性脑膜炎最常见的病因,占确诊脑膜炎的 20%~45%,高于结核性和细菌性脑膜炎。因此在艾滋病患者中防治隐球菌感染仍是一个长期艰苦的工作。

二、病原学

新型隐球菌是一种广泛存在于土壤中的圆形或卵圆形形状的溶组织酵母型真菌,菌体直径 4～6μm，易在干燥的碱性和富含氮类物质的土壤中繁殖，特别是在含有鸽子、火鸡和其他鸟类粪便的土壤中。含有致病菌的尘土是人类新型隐球菌感染的主要传染源。在健康人群的皮肤和胃肠道也可以分离出新型隐球菌，但其并不致病。新型隐球菌在适宜生长的人体组织内迅速以出芽的方式进行繁殖，体积可以增大到7～20μm，并形成荚膜，致病力和耐药性显著增加，在此繁殖过程中不形成菌丝和孢子。

目前致病性隐球菌有两种类型，C.neoformans 和 C.gattii，5 种血清型（以荚膜多糖为抗原分为 A 型、B 型、C 型、D 型及 AD 型）。其中 C.neoformans 的血清型包括 A 型、D 型以及 AD 型，C.gattii 则包括 B 型、C 型。C.neoformans 广泛分布于世界各地的土壤和鸟粪中，与免疫力低下的患者的发病相关，据统计所有艾滋病患者并发的隐球菌感染都是由该种病原菌引起。其中临床最常见的类型是 C.grubii（血清型 A 型），世界范围内超过 95％的隐球菌感染病例与之有关；C.neoformans（血清型 D 型）所致病例仅出现在一些欧美国家，如丹麦、德国、意大利、法国、瑞士和美国。截至目前，C.gattii（血清型 B 型、C 型）的分布与桉树一致，主要分布在热带和亚热带地区，如澳大利亚、东南亚、非洲中部以及美国的热带、亚热带地区，主要侵犯免疫功能正常的人体。

三、发病机制

细胞免疫是人体抵御新型隐球菌感染的最重要的机制。新型隐球菌脑膜炎通常发生在机体细胞免疫功能降低的情况下，特别是恶性肿瘤、糖尿病、严重烧伤、器官移植、自身免疫性疾病和艾滋病患者，长期使用肾上腺皮质激素、滥用抗生素、大剂量免疫抑制和抗肿瘤制剂治疗是新型隐球菌脑膜炎的高危因素。

新型隐球菌可经呼吸道、消化道进入人体，偶可经外伤后的皮肤组织的伤口直接侵入。其中新型隐球菌随灰尘进入人体呼吸道是最主要的感染途径。

正常人吸入少量隐球菌后，可迅速被清除，大量吸入后则可在人体内形成带有荚膜的致病性隐球菌，可在肺部形成胶冻状的结节性病灶。许多情况下，隐球菌能够在淋巴结或肺部病灶中保持静止数年，当机体细胞免疫功能受到抑制时，新型隐球菌可经血液循环迅速在全身播散，进入中枢神经系统，并在脑膜和脑实质内大量繁殖，出现各种炎症。

致病的新型隐球菌由菌体和荚膜组成。其致病力与荚膜多糖、黑色素、漆酶、磷脂酶等毒性因子有关。毒性因子通过抑制机体吞噬作用、增加新型隐球菌膜通透性、诱导免疫耐受、削弱免疫应答等方式使隐球菌在体内能生长繁殖并达到致病作用，还能够通过细胞毒性效应干扰宿主的防御，并产生神经毒性。此外，新型隐球菌能够在 37℃的环境中生长也是其致病的一个重要因素。

新型隐球菌感染的临床表现取决于病菌（致病性、数量）以及机体（免疫功能）。新型隐球菌 C.gattii 型可以直接侵袭宿主组织引发疾病。而宿主免疫功能降低时，新型隐球菌感染出现中枢神经系统并发症的可能性明显增加。

四、病理生理

病理：肉眼观察新型隐球菌脑膜炎尸检脑标本，可见明显的脑肿胀和脑膜充血，蛛网膜下腔可见黄白色胶冻样渗出物。脑内肉芽肿表面为结节状,质坚硬,部分呈囊状。切面呈灰白色、黄白色,纤维交错,其间可见半透明小囊腔。

镜下检查病变主要有两种形式:化脓性病变和炎性肉芽肿。新型隐球菌脑膜炎病变早期,主要表现为化脓性病变,由大量繁殖的隐球菌及其引起的炎性细胞(单核细胞、淋巴细胞)浸润构成渗出物积聚在颅底和蛛网膜下腔。新型隐球菌还可进入颅内血管周围间隙增殖,形成多发性的小囊肿和脓肿。此外,还可导致脑实质内小血管内皮炎症,引发局部脑组织缺血和坏死。新型隐球菌脑膜炎病变晚期,主要表现为炎性肉芽肿,由单核细胞、上皮样细胞及多核巨细胞等构成,中央可形成胶冻样坏死,累及脑膜和脑实质。在受累的大脑、小脑、中脑、延髓、蛛网膜下腔等处,均可有大小不等的局灶性肉芽肿形成。

病理切片中的新型隐球菌及其变种的形态:一般新型隐球菌呈圆形或椭圆形,直径 $2\sim20\mu m$,多数聚集成堆,少数分散在组织内。新型隐球菌可出现在巨噬细胞的内外,在渗出性或坏死性病灶中隐球菌数目很多,菌体大小不等,小的居多,易见到单芽生的无性繁殖方式。而在肉芽肿病灶中,则很少发现,如有则菌体较大,少见芽生状态,可见一侧胞壁塌陷呈碗形或盔形的退变菌体。

五、临床表现

新型隐球菌能够感染人体任何一种器官,但肺脏和中枢神经系统最易感染。肺脏通常是新型隐球菌感染的入侵部位,临床表现多样,可无肺部症状,也可表现为重症肺炎。

脑膜炎是中枢神经系统感染最常见的临床表现。根据其侵犯中枢神经系统的不同部位,临床表现各异。新型隐球菌可感染蛛网膜下腔,临床表现为脑膜炎的症状和体征,如头痛、发热、恶心、呕吐、颈项强直,查体可见视盘水肿,脑膜刺激征阳性等。新型隐球菌感染脑实质,临床表现为癫痫发作、精神障碍、偏瘫以及意识障碍等。因此,新型隐球菌脑膜炎称为新型隐球菌脑膜脑炎更为合适。临床上新型隐球菌脑膜炎最常见的表现是脑膜炎症状,脑炎症状少见。新型隐球菌脑膜炎常见的并发症是颅内压增高,可导致患者视、听神经功能丧失。因梗阻性脑积水所致的认知功能障碍、共济失调步态较为少见。

艾滋病患者并发新型隐球菌脑膜炎与免疫缺陷有关,通常发生在 CD4 计数$<100/\mu l$ 的患者。如果在抗反转录病毒治疗见效之前停用抗真菌治疗,新型隐球菌脑膜炎复发的危险明显增加,并可能出现中枢神经系统以外的病灶。与非艾滋病患者相比,其临床发病更为急骤,血清新型隐球菌抗原滴度更高,且脑脊液中炎性反应不明显($WBC<20/\mu l$)。

以下是新型隐球菌脑膜炎的临床特点。

1.年龄和性别

可见于任何年龄组,30~60 岁成年人发病多见,男女均可患病。

2.伴随疾病状态

大部分患者有恶性肿瘤、免疫功能低下、慢性消耗性疾病、严重烧伤、器官移植、艾滋病以及抗生素滥用、长期使用大剂量免疫抑制药和抗肿瘤制剂的病史,部分患者有养鸽或与鸽粪密切接触史。

3.起病方式

通常隐袭起病,表现为亚急性或慢性过程,病情缓慢进展,逐渐加重。免疫力低下患者可急性起病,占 10%。

4.神经系统症状和体征

主要表现为颅内压逐渐增高所致的持续性加重的头痛、恶心、频繁呕吐、视物模糊,可伴颈部疼痛和活动受限,部分患者可出现精神行为异常、发作性抽搐,病情进展迅速的患者可出现嗜睡、昏睡等意识障碍,如颅内压进一步增高,患者意识障碍加重,甚至进入昏迷状态,大小便失禁。神经系统查体表现为颈项强直,Rernlng's 征阳性,视力、听力减退,眼底检查可发现视盘水肿,边界不清,可合并视网膜出血和渗出。长期颅内压增高的患者可出现单侧或双侧动眼神经、展神经麻痹、四肢腱反射低下、双侧病理征阳性等神经系统定位损害体征。病情进一步进展,患者可因颅内压增高引发脑疝死亡。

5.其他系统症状和体征

新型隐球菌脑膜炎还可伴有其他系统的病变,包括呼吸道、皮肤、前列腺、泌尿道、眼、骨骼以及血液系统。其中呼吸系统表现多样,可无任何症状,也可出现重症肺炎、ARDS。皮肤可出现斑丘疹。

6.病程迁延

多数患者在确诊之前已经被怀疑为中枢神经系统感染,并按相应的诊断进行过抗病毒、抗菌或抗结核治疗,但病情迁延、反复,不易确诊。

六、辅助检查

1.常规检查

血液白细胞计数轻度或中度增多,大部分病例在$(1\sim2)\times10^{10}/L$,少数可达 $2\times10^{10}/L$ 以上。部分患者血沉加快。中后期可出现血红蛋白及红细胞计数减少。

2.病原菌检查

针对新型隐球菌的特异性诊断性检查包括脑脊液涂片、病原体培养及血清学检查。在各种标本中如能找到新型隐球菌,对诊断有决定意义。

(1)脑脊液检查新型隐球菌:脑脊液涂片,墨汁染色后进行镜检。一般新型隐球菌在镜下可见圆形或椭圆形的双层厚壁孢子,外有一层宽阔荚膜,边缘清楚完整,菌体内可见单个出芽。如脑脊液涂片、墨汁染色阴性,可离心沉淀(3000r/min,10 分钟)后重复检查。脑脊液墨汁染色阳性,可进行菌体计数,判断预后及疗效;还可进行培养,筛查抗真菌药物的敏感性。70%~90%的艾滋病患者脑脊液墨汁染色呈阳性,而在非艾滋病患者的阳性率仅为 50%,需要多次重复试验以提高阳性率。

检测脑脊液抗新型隐球菌抗体有助于诊断或判断病情,抗体滴度升高表明病情好转。检测方法有凝集反应、间接荧光试验、补体结合试验、间接血凝试验以及酶联免疫法。

(2)血清学检查:针对新型隐球菌荚膜上的多糖抗原,可通过胶乳凝集试验检测,这是一种简便、快速、有效诊断隐球菌性脑膜炎的实验室方法。它以胶乳颗粒为载体,表面联接有抗新型隐球菌抗体,形成致敏胶乳悬液,当与患者脑脊液标本作用时,如标本中含有一定量的隐球菌荚膜多糖抗原,则可产生肉眼可见的凝集反应颗粒。

3.脑脊液常规检查

艾滋病相关的新型隐球菌脑膜炎的脑脊液白细胞计数偏少,甚至在正常范围。非艾滋病的新型隐球菌脑膜炎的脑脊液白细胞计数增多,以淋巴细胞为主。新型隐球菌脑膜炎患者的脑脊液压力增高,一般为1.96~4.9kPa。外观正常或微混。糖和氯化物早期变化不明显,中后期可明显减少,特别是糖含量可显著降低,甚至为0。

4.神经影像学检查

脑CT和MRI可以显示脑膜周围的感染灶、合并脑实质性疾病的表现或脑水肿。神经影像学检查能够确定患者颅内病变的部位,对病变性质有一定的提示,但对病原体的确定没有特异性。

七、诊断

艾滋病患者诊断新型隐球菌脑膜炎并不困难,原因在于患者免疫功能低下,脑脊液中新型隐球菌数量多,墨汁染色通常为阳性,而且脑脊液和血清中新型隐球菌抗原检查的敏感性和特异性都非常高。而在非艾滋病患者中,如果脑脊液涂片墨汁染色、培养和抗原检查均阴性时,诊断新型隐球菌脑膜炎较为困难,特别是免疫功能正常的患者,这需要重复腰椎穿刺以及多次的脑脊液培养。在准备进行腰椎穿刺之前,应当优先进行头颅影像学检查,如CT或MRI等,以了解患者当前颅内组织结构状况。

以下为新型隐球菌脑膜炎的诊断要点。

亚急性或慢性起病的头痛患者,伴有低热、恶心、呕吐和脑膜刺激征。

腰椎穿刺检查提示颅内压增高,脑脊液常规和生化检查证实存在脑膜炎症改变,脑脊液墨汁染色发现带有荚膜的新型隐球菌。

神经影像学(CT或MRI)发现患者脑实质内散在局限性炎性病灶和(或)广泛的脑膜增强反应。

八、鉴别诊断

新型隐球菌性脑膜炎与患者的免疫状态有关,确诊的艾滋病患者较易诊断,但如果患者免疫正常,临床就需要与具有脑膜和脑实质损害的其他中枢神经系统感染性疾病、脑血管病以及脑膜癌病进行鉴别。

1.结核性脑膜炎

为结核杆菌感染所致的急性、亚急性或慢性脑膜和脑实质炎症,临床典型表现发热、头痛、呕吐,查体可见脑膜刺激征,脑脊液早期呈单核细胞增多为主的炎性改变,生化检查葡萄糖和氯化物显著降低。常伴有中枢神经系统外的结核病灶。但对临床表现不典型的结核性脑膜炎患者,应与新型隐球菌性脑膜炎鉴别。如发热及全身中毒症状明显,病情发展迅速,有脑实质损害,脑外结核病灶,CSF中蛋白质含量明显升高者结核性脑脑膜炎可能性较大。颅内高压症状显著、头痛剧烈、早期出现视力改变或眼球突出、眼底检查示中、重度视神经盘水肿而发热和全身中毒症状相对较轻，CSF中蛋白质含量正常或轻度升高者或发病前有机体免疫力低下诱发因素者要考虑隐球菌性脑膜炎。脑脊液结核特异性抗体阳性可协助临床诊断。试验性抗结核治疗1～2周，结核性脑膜炎患者的临床症状可获明显改善。

2.细菌性脑膜炎

为各种化脓性细菌或厌氧菌所致的急性脑膜或脑实质的化脓性炎症。临床表现为发热、头痛、呕吐、癫痫发作、意识障碍等症状，查体可发现脑膜刺激征。病情发展迅速。脑脊液外观浑浊，呈化脓性炎性表现。已经抗生素治疗或已形成脑脓肿的患者，脑脊液化脓性炎症表现不典型，蛋白质明显增高，应与新型隐球菌脑膜炎鉴别。细菌性脑膜炎脑脊液细菌涂片和培养可发现相应的致病菌，使用广谱高效易透过血-脑屏障的抗生素治疗，可显著缓解细菌性脑膜炎患者的病情。

3.病毒性脑(脑膜)炎

为各种病毒所致的急性脑膜或脑实质炎症。临床表现多样，首发症状常为发热、头痛、呕吐、癫痫发作、精神行为异常等症状的组合，查体可发现脑膜刺激征，脑脊液外观清亮，呈无菌性炎症表现。如脑脊液压力增高，蛋白质明显增高，应与新型隐球菌脑膜炎鉴别。但病毒性脑膜炎脑脊液检查可有特异性病毒抗体滴度的增高，正规抗病毒治疗有效。

4.脑寄生虫病

最常见脑囊虫病。为猪绦虫囊尾蚴寄生在脑膜、脑实质和脑室内，导致脑膜炎症、癫痫发作和颅内压增高的神经系统寄生虫感染。主要流行在我国北部地区。脑囊虫病具有特征性的神经影像学改变，脑CT平扫新发病者可见颅内单发或多发的低密度病灶，注射造影剂后病灶及脑膜有环形强化。陈旧性病灶患者可见颅内多发性钙化灶。头部MRI显示脑实质内多发的囊性病灶，有些病例囊内可见头节。此外，囊虫血清学检查也有助于诊断。

5.脑静脉窦血栓形成

是少见的脑血管病类型，临床表现以高颅压、局灶性神经系统症状和体征为主。病因可分为感染性和非感染性两大类。临床症状多样，体征多变，诊断较为困难。但感染性静脉窦血栓形成，常有相应初始的颅内感染灶可循，如鼻部、眼眶周围和颜面部的感染，化脓性中耳炎、乳突炎等。非感染性静脉窦血栓形成则以产妇、婴幼儿多见，部分患者伴有严重脱水、恶病质等。对脑脊液检查以及脑CT、MRI无法确定的不典型颅内静脉窦血栓形成的患者，脑血管造影检查具有确诊价值。

6.脑膜癌病

又称癌性脑膜炎，以脑和脊髓的软脑(脊)膜内转移性肿瘤细胞广泛性或局限性浸润为特点，可伴有脑和脊髓实质内转移性的肿瘤结节。部分患者可能以脑膜癌病为恶性肿瘤的首发症状，需要与新型隐球菌脑膜炎鉴别。脑膜癌病患者脑CT、MRI检查注射造影剂后可见脑膜增强的改变，脑脊液肿瘤细胞学检查阳性可明确诊断。

九、治疗

隐球菌性脑膜脑炎不予治疗常常是致死性的，早期诊断和及时救治对于提高生存率至关重要。隐球菌性脑膜炎的治疗包括抗真菌治疗,对症支持治疗和手术治疗。经典抗真菌药物能有效对抗隐球菌,例如多烯类(两性霉素 B)、唑类和氟胞嘧啶等。

1.抗真菌治疗

目前治疗真菌的特效药物主要是两性霉素 B、5-氟胞嘧啶和氟康唑。

(1)两性霉素 B:急性期治疗首选药物,每天 $1\sim2$mg,加入 5% 的葡萄糖溶液 500mL,避光缓慢滴注 $6\sim8$ 小时。根据患者耐受程度逐渐加量,每天增加总剂量 $2\sim5$mg,逐渐达到 $0.7\sim1$mg/(kg·d)的治疗量,疗程视病情而定,可长达 $3\sim6$ 个月,总剂量达到 $3\sim4$g。给药前可以肌内注射异丙嗪或者小剂量地塞米松减轻不良反应。

(2)5-氟胞嘧啶:急性期多与两性霉素 B 联用提高疗效。$50\sim150$mg/(kg·d),分 $3\sim4$ 次口服。不良反应较两性霉素少,可出现食欲缺乏,白细胞或血小板减少,肝肾功能损害,精神症状和皮疹。

(3)氟康唑:其具有抑菌作用,常用于两性霉素 B 诱导治疗后的序贯治疗(巩固期和慢性期)。静脉滴注:每天 $200\sim400$mg,加用 5% 葡萄糖 $250\sim500$mL 缓慢静脉滴注;口服:每天 200mg,$6\sim12$ 个月。不良反应较少,主要有恶心、腹痛腹泻、胃肠胀气及皮疹等。

2.对症支持治疗

(1)控制颅内压、防止脑疝形成:下列药物根据病情选择一种或多种药物联合使用。

①20% 甘露醇 $125\sim250$mL,快速静脉滴注,可间隔 $6\sim8$ 小时重复使用。

②呋塞米:20mg,静脉注射,每 12 小时一次。

③复方甘油果糖:250mL,静脉滴注,每日一次或每 12 小时一次。

④20% 人血白蛋白:20mg,静脉滴注,每日一次或每 12 小时一次。

(2)镇痛治疗:可选用非甾体消炎药。

(3)注意患者的全身营养状态,保持水电解质平衡。

(4)预防药物毒性反应,防止感染等并发症。

3.外科手术治疗

(1)颅内压持续升高超过 300mmH$_2$O,脑室明显扩大,多次脱水治疗后头痛症状无明显改善甚至加重者,可考虑腰大池置管引流、脑室外引流、脑室腹腔分流或者腰大池腹腔分流。

(2)真菌性脑脓肿需要在规范用药的基础上行外科手术切除。

(3)超过 3cm 的隐球菌性肉芽肿可考虑手术切除。

第四节　结核性脑膜炎

一、概述

结核性脑膜炎(TBM)是结核杆菌导致脑膜和脊髓膜非化脓性炎症。各个年龄段均可发病,以青少年最多;患者亚急性或慢性起病,出现发热、头痛、脑膜刺激征及神经功能缺损症状等。

全球结核性脑膜炎的平均发病率为 1.37/10 万人，其中发病率最高的国家依次为印度、中国、印度尼西亚、尼日利亚和南非。我国结核性脑膜炎的发病率为 0.34～3.19/10 万人，19 世纪 80 年代发病率曾逐渐降低。但近年来随着耐药菌的出现以及 HIV 感染患者的增加，目前结核性脑膜炎在包括我国在内的世界范围内重新呈现上升趋势。

二、病因和发病机制

结核菌在分类上属于放线菌目、分枝杆菌科、分枝杆菌属，包括人型、牛型、非洲型和鼠型 4 类，过去的鸟型结核菌现划为非典型分枝菌第 3 组。实际上中枢神经系统的结核感染几乎都是由人型结核菌引起的，牛型结核菌很少见，其他分枝杆菌引起的感染也很少见。

结核菌细长而稍弯，约 $0.4\mu m \times 0.4\mu m$，两端微钝，不能运动，无荚膜、鞭毛或芽孢，属需氧菌，天然寄生于人类。结核菌不易染色，但经品红加热染色后不能被酸性乙醇脱色，故称抗酸杆菌。电镜下结核菌细胞壁厚约 20nm，其表层粗糙，伴有横式排列的绳索状皱褶物。胞壁上有不同的噬菌体受体，据此人型结核菌可分为 4 型。胞质外紧包一层质膜。胞质内分布大小不等的糖原和多磷酸盐等颗粒，大颗粒常位于两端。颗粒的大小及多少依菌株或培养条件而异。胞质中的间质呈膜样结构，由质膜内陷折叠而成，可能与细胞壁合成、核质分裂、细菌呼吸等功能有关，应用卡那霉素后可见撕裂，甚至缺损。细胞核发为高度盘旋的 DNA 纤维，无核膜和核仁。

结核菌的培养生长缓慢，人型结核菌的体外培养至少需 2～4 周才可见菌落。经抗结核药物作用后，细菌活力显著减弱，需 6～8 周，甚至 20 周才能出现菌落。结核菌培养生长缓慢的原因，长期认为是由结核菌胞壁的疏水性使营养物质不能渗入所致，近年研究认为，主要是由于 DNA 合成所依赖的 RNA 聚合酶在结构上的异常所致。此外，结核菌的生长速度还与氧供有关。

结核菌菌体的化学成分十分复杂。首先，它含有大量的类脂质，约占菌体干重的 20%～40%，主要分布于结核菌的胞壁中，它具疏水性，对环境有较强的免疫能力。类脂的成分有磷脂、脂肪酸和蜡质三种，它们都与蛋白或多糖相结合。磷脂能增强菌体的致敏作用，脂肪酸中的结核菌酸有促进结核结节形成，蜡质中分枝菌酸与抗酸性有关。第二，结核菌中含有多种蛋白，约占菌体干重的 50%，构成菌体和核质。结核蛋白是变态反应的反应原。结核菌素的主要成分为结核蛋白。第三，除类脂蛋白之外，结核菌中尚存在糖原或多糖体，它们多数与脂质一起缩合存于胞壁中，构成免疫反应的抗原物质。此外，结核菌中也含其他的矿物质和维生素。

自从用抗结核药物治疗结核菌感染以来，很快即发现有耐药结核菌的存在。目前耐药结核菌可分为三型：①原发性耐药，见于从未接受过抗结核药物的结核患者，结核菌株对一种或多种抗结核药物耐药，由耐药结核菌传播引起，耐药菌来自以往未经合适治疗的结核患者；②获得性耐药见于初始对抗结核药物敏感的结核病，在治疗过程中发展为耐药，多数是治疗不足所致；③继发性耐药指以往经过抗结核药物治疗后出现的耐药，包括既有原发又有获得性耐药的患者。多种耐药结核菌指在体外至少耐异烟肼及利福平的结核分枝杆菌菌株。

在全世界范围内,结核杆菌的耐药性已越来越普遍。在美国,肺结核中结核杆菌的耐药性已从 20 世纪 60 年代的 2％增长到 90 年代的 9％。我国各地差异较大,在 10.4％～53.8％之间,平均 31.9％,且呈上升趋势。

中枢神经系统的结核菌感染与全身其他部位的感染一样,均由呼吸道传入结核杆菌的微粒后,结核杆菌在 2～4 周内播散到全身各大器官,并激活细胞免疫反应,病原体可以被激活的巨噬细胞消灭,形成结核结节。结核结节由大量巨噬细胞、淋巴细胞聚集而成,中心形成干酪样坏死。结核结节的大小和炎症反应的程度与机体的免疫力和遗传因素有关。当机体免疫能力降低时,结节中心形成干酪样坏死,病原体迅速增殖,并导致结核结节破裂,释放结核杆菌及其毒素。当此过程发生于脑膜时,则产生结核性脑膜炎。多数情况下,颅内的结核感染均由血液播散所致;少数颅内结核系由邻近组织,如内耳、乳突或脊柱的感染所继发。中枢神经内结核感染后的症状,依赖于结核感染的部位,感染于脑膜、蛛网膜下腔者为脑膜炎;位于脑实质深部或脊髓膜则可形成结核球或结核性肉芽肿。

三、病理

结核性脑膜炎病理改变包括脑膜、脑血管、脑实质。最初的病理变化是在蛛网膜下腔产生一层厚的结核性渗出物,有时渗出物靠近破裂的结核结节,在脑底部渗出往往最明显,但并不靠近破裂的结核结节。若渗出物围绕脚间窝,包裹视神经交叉并扩散到脑桥和小脑。渗出物经常进入侧裂,但却很少包绕大脑半球。在侧脑室中,类似的分泌物经常覆盖脉络丛。渗出物为凝胶状且常呈结节样,显微镜下,可见多形核细胞、红细胞、巨噬细胞和纤维组织,随着病程的发展,淋巴细胞较为突出,病程后期出现纤维母细胞和组织连接成分。渗出物可以形成典型的结核结节或大片的干酪样坏死。渗出物中可找到分枝杆菌,数量不一。

闭塞性血管炎系由结核性脑膜炎的渗出物侵犯和累及血管后所引起,表现为血管内膜增厚,血管闭塞,以中等大小到小动脉最易受累。毛细血管和静脉亦可累及。显微镜下,可见血管外膜有大量的结核渗出物附着类上皮细胞、结核结节、干酪样坏死,有时可见结核杆菌群落。血管内层也可受到类似的影响,或发生纤维蛋白样透明变性,反应性内皮下细胞增生可以堵塞管腔。因此,缺血性脑梗死是结核性动脉炎的常见并发症。脑积水是结核性脑膜炎患者非常常见的病理特征,由炎性渗出物沉积于大脑导水管或孟氏孔,引起脑脊液循环的不通畅,继发脑室扩大和阻塞性脑积水。渗出物在颅底引起粘连,除引起脑脊液循环障碍外,还可引起多脑神经的粘连,特别是外展神经、面神经以及后组脑神经的粘连而产生多脑神经麻痹。

渗出物、血管炎和脑积水都会影响脑实质。渗出物附近的组织反应包括脑组织软化、星形细胞、小胶质细胞和弥散的炎症反应。渗出物附近血管血栓形成,脑组织片状出血和梗死。渗出物所引起脑血管的病理改变也可以引起病灶远处的脱髓鞘性改变,或血管源性脑白质病变而致脑病。

四、临床表现

各年龄段均可发病。往往起病隐匿,轻度到中度发热,主诉头痛、嗜睡或不同程度的意识障碍。继之出现颈强直、凯尔尼格征(克氏征)阳性等脑膜刺激症状,此时可出现不同程度的脑神经麻痹和肢体运动功能异常。随着疾病进展,可出现抽搐、昏迷以及严重的神经功能障碍。儿童病者,常以恶心、呕吐和行为异常等症状起病。大样本资料分析结果提示:头痛为主诉起病者占35%。3岁以下的儿童则以便秘、食欲不振为主诉者多见。抽搐亦是儿童结核性脑膜炎的首发症状,整个病程中约有50%的儿童可有癫痫发作,但因癫痫而入院者仅为10%～20%。儿童患者的既往结核病史常不明确,约有一半以上的儿童找不到明确结核病接触史。有人认为结核性脑膜炎的起病与儿童麻疹、百日咳、预防接种、头颅外伤等因素有关,但尚无法证实。儿童患者结核性脑膜炎的发展迅速,一旦起病,病程发展迅速,常在3周内发展到严重的临床症状。

成年人结核性脑膜炎的临床表现很不典型,症状可在感染后数天、数周、数个月甚至数年后才发病,但多数在感染后数周开始出现临床症状。20%的患者既往有结核病史。成人结核性脑膜炎的症状较儿童多而重。50%～70%的患者主诉头痛,但轻重不一,一般不伴恶心、呕吐。常有情感淡漠、意识模糊和行为异常。第三期的结核性脑膜炎患者常可出现局灶性神经症状和体征,30%以上的患者可出现单侧或双侧的脑神经麻痹,以第Ⅵ对脑神经(展神经)最多见,其次是第Ⅲ、Ⅳ、Ⅶ对脑神经,偶亦可累及第Ⅱ、Ⅷ、Ⅸ、Ⅺ、Ⅻ对脑神经。由于大脑血管病变的存在,可出现大脑中动脉主干或内侧豆纹动脉、丘脑穿支动脉的闭塞而出现肢体偏瘫、抽搐、偏侧投掷动作、舞动等症状,亦可出现肌阵挛和小脑共济失调等症状。这些症状和脑血管并发症,儿童结核性脑膜炎患者较成年人结核性脑膜炎病者更为多见。第三期脑膜炎患者常可出现颅内压升高,眼底检查可见明显眼底视神经乳头水肿,脉络膜层黄色的结核结节,边缘不清,在粟粒性肺结核患者中多见,其他病例较少见,少于10%。

五、实验室检查

周围血液的常规检查显示,白细胞数正常或有轻度升高。血液生化检查亦无临床意义。若伴严重恶心、呕吐者可能出现低钠、低氯等电解质失衡改变。

1.脑脊液检查

脑脊液检查是结核性脑膜炎的主要实验室指标。腰椎穿刺可见脑脊液压力升高,50%以上的成年人或70%的儿童结核性脑膜炎病者均有不同程度的压力升高。脑脊液常规检查显示无色,清(晚期病者可黄变),细胞数增多,一般为$(10\sim20)\times10^7/L$,最高可达$(300\sim400)\times10^7/L$,在早期急性发作阶段,中性粒细胞数增高,随着病程1～2周的发展后,中性粒细胞数逐步减少,而淋巴细胞逐步成为主要细胞。

(1)脑脊液的生化检查:生化检查可见糖的含量降低,平均在2.0mmol/L左右,严重病者可以降低至0.5～1.0mmol/L以下。脑脊液中糖含量的高低与脑膜炎症的活动程度有关,脑脊液中结核杆菌培养阳性的糖含量远比培养阴性者为低。因此,脑脊液中糖含量的变化亦可用作疾病发展过程的重要指标之一。结核性脑膜炎患者脑脊液中的蛋白质含量增高,平均为1.5～2.0g/L,早期增高可能不明显,随着疾病发展,特别是第三期结核性脑膜炎病者,蛋白可以进一步升高,甚至可达10.0～20.0g/L,此时极易引起椎管阻塞和脑膜粘连。脑脊液中结核杆菌培养阳性与否与脑脊液中蛋白含量的高低没有关系。脑脊液的氯化物含量降低,但在诊断与鉴别诊断中的意义较低。脑脊液中氯化物的降低可见于严重水盐代谢紊乱和结核性脑膜炎的晚期,因此氯化物含量的过分降低亦可作为本病预后的重要指标之一。

(2)免疫学检查:免疫学检查包括皮肤结核菌素试验和脑脊液抗结核免疫学检查。

①皮肤结核菌素试验:取结核菌素蛋白 1∶10000 或 1∶5000 的浓度,于前臂内侧皮内注射形成皮丘,观察 48 小时,若皮丘周边发红形成大约 1.0cm 直径的红色皮丘为阳性。结核菌素皮内试验阳性者提示有结核感染,但不提示结核性脑膜炎的诊断。近年来,由于病者常常应用皮质固醇类激素,因此,结核菌素皮内试验常为阴性结果。

②免疫酶联(ELISA)法检测脑脊液中抗结核抗体:应用结核杆菌蛋白或结核菌素为抗原包被,以免疫酶联技术测定血清和脑脊液中的抗结核杆菌的抗体滴度,当脑脊液中的抗体光密度(OD)值大于血清中的光密度值时,具有诊断意义。

③免疫酶点(Elispot):系指应用结核菌蛋白或结核菌包膜蛋白为抗原,包被硝酸纤维膜板,取患者脑脊液,分离脑脊液中的淋巴细胞,1000 个/mL 以上,在培养基中加于硝酸纤维膜板上培养 24 小时,洗去淋巴细胞后按免疫酶联方法操作步骤和显色。若见到棕红色的免疫斑点则为阳性。每个斑点提示一个抗结核的抗体分泌细胞,可为结核性脑膜炎提供特异的诊断依据。其特异性在 90% 以上。值得指出的是所有的免疫学检查均需脑脊液检查才有诊断意义。

(3)聚合酶链反应(PCR):检测脑脊液中分枝杆菌的 DNA 片段。该方法是灵敏度最高的检测方法。但是,由于灵敏度高、特异性差、污染率高等缺陷,缺乏特异性而没有诊断价值。国内已被叫停。

(4)新检查法:结核病性脑膜炎的新诊断方法很多,包括:①溴化物通过血脑屏障的时间,方法为应用口服或静脉给予溴化胺,1~2 天后,血和脑脊液中浓度相近(7 分析法),以≤1.6 作为结核性脑膜炎的诊断依据,敏感性和特异性约为 90%。假阳性可见于单纯疱疹感染以及其他病毒性脑炎、李司忒菌脑膜脑炎和中枢神经系统淋巴瘤。另外,神经梅毒也可出现溴化物的血/脑脊液比率降低,因此,该试验不能够区别结脑和神经梅毒。②生物化学法,检测脑脊液中腺苷脱氨酶(ADA)评估结脑患者宿主反应的一种新的生物化学方法。这种酶与人的 T 淋巴细胞相关,在全身感染时,可以引起细胞介导的免疫反应,从而使血中 ADA 浓度升高,如果胸水、腹水或滑膜腔液被感染,其中的 ADA 浓度也可升高。

结核病性脑膜炎的实验室检查方法繁多,其中最肯定的方法仍以脑脊液的结核培养最具特征意义。但是由于该方法的阳性率太低,较好的实验中,阳性率亦仅 25% 左右,而且耗时长,一般需在 3~4 周后方有结果。如此缓慢的实验室检查缺少临床指导意义。结核性脑膜炎的诊所有诊断方法,包括最新的方法都应密切结合临床。

2.影像学检查

常用的检查有胸部 X 片及头颅 CT 和头颅 MRI 检查。

(1)胸片:X 胸片有无异常与患者的年龄有关。有 25%~50% 的成人患者可见近期或陈旧性结核病灶。胸片检查不能用于结核性脑膜炎的诊断。

(2)头颅 CT 和 MRI:在病程早期,约 75% 的 CT 扫描有异常发现,可看到脑实质、脑血管和脑膜病变,随着病程的发展,这一比例逐步增高。在不增强状态下,CT 平扫可以发现脑积水造成的脑室扩张和由于室管膜结核渗出物形成的脑室旁软化灶,低密度缺血性脑梗死。CT 增强后可见脑膜炎增强,最常见于蛛网膜下腔基底池、大脑侧裂及脑干周围。钆增强的 MRI 发现结脑患者的异常要比 CT 扫描更敏感。在 MRI 成像中,可出现脑神经增粗,颅底结核渗出物增强,在渗出物覆盖下可出现大范围的脑实质损害。MRI 检查可以发现血管狭窄和受累动脉的血管瘤形成。或动脉梗塞所致的脑内软化灶。

六、诊断与鉴别诊断

结核性脑膜炎的诊断主要依赖于:①典型的临床表现,如低热、头痛、呕吐、项强、凯尔尼格征阳性等脑膜刺激症状。②特殊的脑脊液检查结果,表现为中度白细胞增高,生化检查提示糖、氯化物降低,蛋白质增高。典型病例诊断不难,但治疗不完全的化脓性脑膜炎、真菌性脑膜炎、癌性脑膜炎等均需予以鉴别。脑脊液的改变常为鉴别诊断的主要依据。

七、治疗

自从应用链霉素治疗结核性脑膜炎以来,结核性脑膜炎病者的死亡率已有明显降低,虽然最佳的治疗方案尚未统一,用药剂量、疗程和给药途径等仍有各家的独立经验,但在抗痨药物选择等方面,仍然大同小异。

1.药物的选择

(1)一线药物

①异烟肼(INH):自 1952 年,INH 被引入临床后,很快成为治疗各种结核感染的核心药物。它可抑制结核杆菌 DND 合成,破坏菌体内酶活性,干扰分枝菌酸合成,对细胞内外、静止期或生长期的结核菌均有杀菌作用。最低抑菌浓度(MIC)$0.025\sim0.05\mu g/mL$。儿童患者推荐的口服剂量是每日 $10mg/kg$,成人可以 $0.3\sim0.4g/d$ 顿服。口服经胃肠道迅速吸收,$1\sim2$ 小时后,血药浓度可达 $3\sim5\mu g/mL$,广泛分布于组织和体液,易透过血脑屏障,在结核性脑膜炎患者,脑脊液浓度可达血药浓度的 90%。INH 杀菌力与细菌活力成正比,对生长繁殖状态的细菌作用最强。INH 既可口服也可胃肠外给药,半减期限为 $0.5\sim1.0$ 小时,大部分的乙酰异烟肼在 24 小时内由尿排泄。单独应用易产生耐药性。不良反应以肝脏毒性最常见,可以表现为无症状性转氨酶升高到急性肝坏死;在常用剂量下,偶有周围神经炎、精神症状、诱发癫痫甚至昏迷等不良反应。对易发生周围神经炎的患者,如糖尿病、尿毒症、慢性酒精中毒、营养不良等肺结核患者可并用维生素 B_6 $100\sim200mg/d$。对妊娠、癫痫患者也可并用维生素 B_6,剂量酌情选择。INH 与苯妥英钠之间存在互相增加药物血浓度的影响。当两药同服时,须监测苯妥英钠血浓度水平,必要时减少用量。

②利福平(RFP):它与菌体 RNA 聚合酶结合,干扰 DNA 和蛋白质的合成而灭菌。对细胞内外结核菌有同样的杀菌作用,特别对半休眠状态、偶有突发生长的细菌最为有效。利福平口服吸收较好,也可静脉给药,甚至对重症结核性脑膜炎患者可以通过 Ommaya 留置器给药。儿童剂量为 $10\sim20mg/(kg\cdot d)$,成人剂量为每日 $10mg/kg$,最大不超过每日 $600mg$,晨起饭

前1小时空腹顿服,1.5~3小时后血药峰浓度可达7μg/mL,但个体差异较大,有效浓度维持8~12小时。对中枢神经系统结核患者不需调整剂量。利福平可以广泛分布于组织和体液,部分透过炎症脑膜,脑脊液中的浓度可以超过0.1mg/mL,但峰浓度很少超过1μg/mL。随着炎症的消退,脑脊液中的浓度越来越低。半减期为2.5~3.0小时,代谢产物60%由粪便排出,18%~30%有尿液排泄,泪液、汗液及其他体液中也可排出,尿可呈橘红色。单药治疗易在短期内产生耐药性。耐RFP菌致病力可有不同程度的下降。利福平的不良反应较少见,可有肝肾功能损害和血液系统毒性,间歇性用药的患者可出现流感综合征和超敏反应。消化道反应较常见,一般不影响继续用药。

③吡嗪酰胺(PZA):破坏菌体内酶活性,干扰菌体需氧电子运输系统,在酸性环境下对细胞内结核菌具有杀灭作用,特别对半休眠状态的菌群更有效。口服1.0g PZA后,血药浓度可达45μg/mL。目前推荐剂量为每日25~35mg/kg,分3次口服。口服在胃肠道内几乎全部被吸收。2小时后达高峰浓度,迅速分布到各组织与体液中,并可自由透过血脑屏障。半减期9小时,主要自尿液排出。单药治疗极易产生耐药性。肝脏毒性较多见,偶尔引起高尿酸血症和关节疼痛。过敏反应较少见。

④乙胺丁醇(EMB):乙胺丁醇是一种结核杆菌抑制剂,它可抑制细菌RNA合成,阻碍核酸合成,干扰脂类代谢.与其他抗结核药物合用能防止耐药菌产生。在药物敏感试验中,约有70%的结核分枝杆菌可被1μg/mL的EMB抑制,其余的也可被5μg/mL的EMB抑制。给药25mg/kg,峰药血浓度可达1~8μg/mL,平均为4μg/mL;给药15mg/kg,平均血药浓度为1.8~1.9μg/mL。经胃肠道吸收良好,其口服剂量为每日15~25mg/kg,成人750~1000mg/d顿服或分次服用,4小时达峰血浓度,半减期4小时。24小时内大部分以原形由肾排泄。脑膜炎症时,脑脊液浓度可达同期血药浓度的10%~50%,大多超过1μg/mL;脑膜正常时,EMB难以进入脑脊液。忌与利尿剂配伍,碱性药物能降低药效。单药治疗产生耐药速度缓慢。若剂量偏大,约有5%的患者出现球后视神经炎,表现为视物不清、辨色力差,或视野狭窄。常用剂量的球后视神经炎的发生率一般<1%,在肾功能不全者发生率增高,停药后视神经损害可恢复。过敏反应极少见。

⑤链霉素(SM):尽管链霉素在很大程度上已被更有效、毒性更低的药物取代,但它在结核性脑膜炎的治疗中仍占有一定的地位。它可干扰菌体蛋白质合成和需氧电子运输系统而杀灭或抑制结核菌生长,在碱性的条件下为细胞外杀菌药。链霉素经胃肠道不能吸收,必须胃肠外给药。儿童剂量为每日20~40mg/kg,成人每日1.0g,1.5小时达高峰血浓度。有效浓度维持12小时,主要分布在细胞外液,易渗入胸腹膜腔,也可透过胎盘进入胎儿循环,不易渗入干酪病灶和脑脊液。在脑膜炎患者,脑脊液浓度可达血药浓度的25%。半减期5小时,大部分以原形经肾小球滤过排出。主要毒性反应为第Ⅷ对脑神经的不可逆损害,前庭损害比听力下降更多见。总剂量大或血药浓度过高都可引起这些毒性,成人比儿童更常见。肾脏毒性作用在肾功能不全时尤易发生。此外,尚有皮疹、发热、嗜酸细胞增多和关节痛等。在多数抗结核治疗方案中,一般均在治疗的前几周每日给链霉素,以后逐渐减至每周2~3次,鞘内应用链霉素亦曾是大多数抗结核治疗方案的一部分,但目前已不再主张。

(2)二线药物:1991年WHO制订抗痨的二线药物为环丝氨酸、乙硫异烟胺、卡那霉素、卷曲霉素、对氨基水杨酸、氨硫脲。二线药物为抑菌药,主要用以防止结核菌耐药性的产生。这些药物对血脑屏障的通透性差异较大。对氨基水杨酸(PAS)曾被广泛用于结核性脑膜炎的治疗,但脑膜没有炎症时不能达到有效的脑脊液浓度;乙硫异烟胺在脑膜正常或有炎症时,其脑脊液浓度都可接近血药浓度;环丝氨酸也有较好的通透性,但由于其严重的神经系统毒性,限制了它在中枢神经系统感染中的应用;卡那霉素(KM)和阿米卡星都具有抗分枝杆菌作用,在脑膜正常时,脑脊液中药物浓度很低,当脑膜有炎症时,脑脊液药物浓度可轻度升高。另外,在喹诺酮类药物中,氧氟沙星最易透过血脑屏障,其脑脊液浓度可达血药浓度的 70%,甚至更高。

2.治疗方案

(1)国外经验:结核性脑膜炎的治疗方案是从其他形式结核的治疗方案演化而来。INH和 RFP 是治疗方案中的主要药物。INH 和 RFP 联用 9 个月已可有效治疗非中枢神经系统结核病,但对中枢神经系统感染,大多数医师主张应加用其他抗结核药物。由于 PZA 的血脑屏障通透性好,所以结核性脑膜炎治疗方案中多含 PZA。对儿童结脑患者,可先给予 INH、RFP和 PZA 联用 2 个月,再继用 INH 和 RFP 4 个月,疗效较好。目前,WHO 推荐结核性脑膜炎治疗方案为:联合应用 INH、RFP、PZA 和 EMB 2 个月后,对成人患者继用 INH 和 RFP 4 个月,儿童患者则继用 INH 和 RFP 10 个月,在维持治疗的前 2 个月,可每 2～3 周加用 SM或 EMB。

(2)国内方案:我国学者主张联合应用 INH、RFP、PZA 和 SM。①INH:以往应用 INH0.6g/d,但疗效欠佳。由于中国人有 80% 属 INH 快代谢型,而快代谢型的血及脑脊液药物浓度仅为慢代谢型的 20%～50%,因此为提高脑脊液中的药物浓度需增加 INH 量至 1.2g/d[儿童为 20～25mg/(kg·d)],在起始的 1～3个月内静脉滴注,病情稳定后改口服;3 个月后减为0.9g/d,6 个月后 0.6g/d,1 年后 0.4g/d,直至治疗满 2 年后停药。由于用量较大,可分为每日2 次给药,并密切随访肝功能。②RFP:0.45g/d 晨起饭前 1 小时空腹顿服,应用 9～18 个月,密切随访肝脏功能。③PZA:1.5g/d,分 3 次口服,若有关节酸痛等症状时减量或暂停,疗程3～4 个月。④SM:0.75g/d,肌内注射,1 个月后改为隔日肌内注射,疗程长短依个体差异而定,凡发现眩晕、头晕、快速转动后出现恶心、呕吐时应立即停药。若无以上明显的不良反应,应连续应用,总量达到 60～90g 为止。

(3)耐药性结核性脑膜炎的治疗:由于抗结核治疗的不规范和数十年结核杆菌的变异,结核性脑膜炎的耐药患者日趋常见。广大临床医师数十年来的经验已经有了一个比较一致的共识。目前,对耐药菌所致的结核性脑膜炎的治疗方案是:联合 4 种一线的抗结核杀菌药物,包括 INH、RFP、PZA 和 SM。当药物敏感度报告后,可加用 EMB。至少应用两种敏感药物持续治疗 18～24 个月。在治疗结核性脑膜炎的病程中,常常可发现在刚开始应用抗结核药物时,脑脊液中的生化指标反见恶化,而原来结核杆菌阴性的反而可见阳性,脑脊液蛋白质含量亦可见增高。反之,经积极抗结核治疗,而脑脊液的生化指标没有改变者,往往结核性脑膜炎的诊断值得怀疑。颅内结核瘤的治疗也可见类似的反应,在抗结核治疗过程中,在结核瘤消失之前可有暂时增大的现象。在抗结核治疗过程中,临床症状改善较慢,患者体重增加和一般状况改善常为病情恢复的早期表现,体温降低往往见于持续治疗一个月或更长的时间之后。INH 治疗的结核性脑膜炎患者,脑脊液中糖含量的升高、淋巴细胞数的降低常为最早的治疗反应,蛋白质的降低随其之后。整个治疗过程和恢复,大约需要 6 个月,甚至更长的时间。

3.辅助治疗

(1)肾上腺皮质激素:尽管皮质固醇类激素的应用与抗结核治疗的基础理论不符,但长期以来仍然主张应用,但它在抗结核性脑膜炎治疗中的地位仍不清楚,结论亦有有效、无效和更坏的说法,但是多数学者仍主张结核性脑膜炎患者应用皮质固醇类激素。目前主张口服泼尼松 1mg/(kg·d),一个月内逐步减量并停药,不主张鞘内注射。推荐指征如下:①病期:结核性脑膜炎第 2、第 3 期,有或部分椎管阻塞的患者。②剂量:成人,泼尼松 1mg/(kg·d),或地塞米松 10～20mg/d 分次给予;儿童,地塞米松 0.3～0.6mg/(kg·d)。③用药时间:持续 3～6 周,此后在 2～4 周内逐步停用。

(2)脱水剂:由于颅内压的增高,常需降压治疗。常用的药物有:①20％甘露醇 125～250mL 静脉滴注,每日 2～3 次,应注意肾功能改变。②10％甘油果糖 250mL 静脉滴注,每日 2～3 次。③七叶皂苷钠静脉滴注。

(3)抗癫痫药物:结核性脑膜炎患者常可继发癫痫发作。由于抗结核药物的 INH 的大量应用,抽搐发作颇为多见。服用 INH 者应加用大剂量维生素 B_6,并可选用卡马西平 0.1g,每日 2～3 次;或丙戊酸钠0.2g,每日 3～4 次。

4.手术治疗

结核性脑膜炎第 3 期病者,常继发颅底粘连和阻塞性或交通性脑积水,此时应做手术治疗。常用的方法有:①脑室引流:适用于急性颅内压增高,而颅内结核病灶没有很好控制之时,可作脑室引流;②脑室-颈静脉或脑室-心房引流:适用于脑内病灶稳定,没有活动性病灶,以 Omaya 手术,作脑脊液分流。

5.后遗症的治疗

结核性脑膜炎的后遗症主要有两大方面,即广泛性脑功能损害而致的精神、认知功能障碍和继发性神经功能损伤。儿童结核性脑膜炎,特别是 2 岁之前发生的结核性脑膜炎患者残留后遗症较重,常表现为认知障碍和精神症状。神经损伤主要表现有:①脑神经麻痹,第Ⅵ对脑神经损伤最为多见,治愈以后残留内斜视;②偏瘫,常由结核性脑膜炎累及脑血管后产生的脑梗死所致;③脊蛛网膜炎,由结核性脑膜炎累及脊蛛网膜炎,粘连而引起椎管阻塞,脊髓压迫而产生痉挛性截瘫和排尿功能障碍;④癫痫,50％的结核性脑膜炎患者可以出现癫痫发作。所有结核性脑膜炎的后遗症状均应作相应的症状治疗。

第六章 神经系统脱髓鞘疾病

第一节 多发性硬化

一、定义

多发性硬化(MS)是一种中枢神经系统炎性脱髓鞘疾病。临床表现各种各样,取决于CNS硬化斑块的部位。具有反复发作(时间上多发性)和多部位受累(空间上多发性)的临床特点,疾病晚期往往造成患者残疾,影响生活质量。

二、流行病学

MS的发病率、患病率与地区的纬度有关。纬度越大MS发病率越高。MS患病率高的地区是北欧、中欧、前苏联欧洲部分的中西部、美国北部、加拿大南部、新西兰和澳大利亚西南部地区;低发病区是亚洲、非洲大部分地区、阿拉斯加、墨西哥、南美洲北部的加勒比海地区。苏格兰北部、雪特兰岛及奥克尼群岛的患病率高达100~300/10万人,是迄今为止患病率最高的地区。我国是MS的低发区,遗憾的是尚无详细的流行病学资料。从笔者收治的患者分布来看,主要来自于东北三省、内蒙古、山西等地区。

人种不同对发病亦有一定影响。北美及欧洲的高加索人MS的患病率高于非洲黑种人及亚洲人。尽管MS在有色人种中患病率低,但在世界各地的分布也是不均匀的,即高纬度地区其患病率高,低纬度患病率低。人种不仅影响MS易感性,而且也影响MS的表现形式包括临床表现、病变部位、病程及预后。在日本及中国,MS患者常有视神经及脊髓的严重受累,而小脑受累少见。CSF中IgG指数升高及出现寡克隆区带者较少见。头部MRI多数正常。

MS的发病年龄通常在15~50岁,2/3的患者发病年龄为20~40岁。一般女性多见,女:男=2:1。

移民能改变MS的危险性,移民者MS患病率与其所移居地相同。易感个体在早期(通常小于15岁)由MS高发病区移居到低发区其患MS的危险性随之降低,在此时间后从高发区移居到低发区并不影响患MS的危险性。

MS的发病也与遗传因素有关。MS在患者亲属中的患病率较普通人群高;单卵双胞胎的患MS概率是双卵双胞胎的6~10倍;MS与某些HLA基因型相关联。

三、病理

基本病理改变为髓鞘脱失及炎性细胞浸润。采用淀粉样前体蛋白(APP)免疫组化技术分析,MS 病灶早期即有轴索的明显损害,其神经功能缺损可能与此关系更密切,因此目前日益受到重视。

四、病因及发病机制

MS 的发病可能与遗传、环境等多种因素有关,在这些因素的作用下触发了异常的免疫应答过程,出现免疫调节机制的紊乱,引起中枢神经系统多发性局灶性髓鞘脱失。

MS 首次发病前 10%～40%有感染诱因,近 30%的患者病情加重与上呼吸道感染或肠道病毒感染有关。但至今尚未找到病毒直接致病的证据。

外伤、妊娠和分娩、感染、疫苗接种等均可促发 MS,IFN-γ 也可使 MS 病情恶化。美国神经病学学会(AAN)指南提到,前驱感染(甚至是普通的上呼吸道感染如感冒)可使 MS 恶化的危险性增加(A 级推荐)。对于疫苗接种的建议为:①MS 患者应遵循 CDC 的免疫接种适应证(流感:A 级推荐;乙型肝炎、水痘、破伤风:C 级推荐;其他疫苗:U 级推荐,专家意见)。②出现明显的 MS 临床复发表现时应推迟接种,一般为复发后的 4～6 周。但对此没有证据(U 级推荐,专家意见)。③对于外伤后需要接种破伤风疫苗的患者,即便是在 MS 复发期,建议按时接种,但对此无确切的证据(U 级推荐,专家意见)。④对于 MS 患者接种流感疫苗的好处,专家各持己见。建议应根据个体情况,权衡利弊(U 级推荐,专家意见)。⑤对于依赖轮椅和卧床的肺功能受限患者,建议接种肺炎球菌疫苗,但没有证据(U 级推荐,专家意见)。

五、临床表现

本病起病可急性或隐匿性起病,症状可轻可重,以至轻症患者数月或数年未就诊。事实上,尸检意外地发现约有 0.1%的无症状患者被证实有 MS 病理证据。同样,现代的 MRI 扫描可发现非相关病因的无症状 MS 证据。由于 CNS 病灶分布及严重程度不一,MS 临床症状多种多样(表 6-1-1)。检查常发现神经功能障碍的体征,也可发现一些无症状病灶,如患者可表现为单侧下肢症状但颅内有双侧病灶。肢体无力、灵活程度、疲乏、步态失调等均可反映脱髓鞘的严重程度及速度。运动后无力是 MS 的特征,上运动神经元损伤常常伴随其他锥体束症状,如痉挛状态、反射亢进、巴宾斯基征,若 MS 病灶累及脊髓传入纤维(模拟下运动神经元病变),可见腱反射消失。

表 6-1-1 多发性硬化的起病症状

症状	病例数
感觉缺失	37
视神经炎	36
肢体无力	35

续表

症状	病例数
感觉异常	24
复视	15
共济失调	11
眩晕	6
发作性症状	4
膀胱功能障碍	4
莱尔米特现象	3
疼痛	3
痴呆	2
视力缺失	2
面部瘫痪	1
性无能	1
肌纤维震颤	1
癫痫	1
跌倒	1

1.临床症状

(1)痉挛状态:常伴随自发或运动诱发的肌肉痉挛。超过30%的MS患者有中—重度痉挛状态,尤其是下肢,这种情况往往伴随痛性痉挛,影响患者活动、工作、生活。少数情况下,痉挛状态为患者离床活动提供躯体支持,对于此部分病例来说,治疗痉挛状态往往弊大于利。

(2)视神经炎:表现为视物模糊或下降、辨色能力减弱,这些症状较轻,也可发展为严重的视力缺失,一般极少伴随完全的光感缺失。视力症状常为单眼,有时双眼同时受累。眶周疼痛常先于或伴随视力缺失同时发生,可由眼球运动加重,瞳孔传入障碍也常见。眼底检查可正常或见视盘肿胀(视盘炎)。视神经炎患者可见视盘苍白(视神经萎缩)。葡萄膜炎不常见,但可出现在肉瘤或淋巴瘤患者。

(3)核间性眼肌麻痹(INO)或展神经麻痹(动眼或滑车神经麻痹少见):可导致复视(遮住单眼,视物模糊可消失),前者所致的单眼眼球内收障碍在于损伤同侧内侧纵束,因此双侧核间性眼肌麻痹常提示MS。明显的眼球震颤多见,其他常见的眼球症状包括:①水平凝视障碍;②一个半综合征;③旋转性眼球震颤。

(4)感觉症状:包括感觉异常(如麻刺、刺痛、蚁走、针刺感)和感觉减退(麻木、感觉下降、濒死感),难以言状的不快感也常见(包括肢体的肿胀、发冷或紧绷感)。躯干或双下肢平面感觉障碍提示脊髓病变,并常伴躯干束带感。超过50%的MS患者经历过疼痛,疼痛可出现于身体的任何部位,并呈游走性。

(5)共济失调:可表现为小脑意向性震颤,累及头部、躯干、发音,产生特征性小脑性构音障碍(吟诗样语言)。

(6)膀胱功能失调:超过90％的MS患者出现膀胱功能障碍,约1/3患者膀胱功能障碍在1周内出现或频繁尿失禁。正常的排便反射中,膀胱括约肌的松弛(α-肾上腺能神经支配)与膀胱逼尿肌的收缩起共同调节作用。上节段受抑制所致的逼尿肌反射亢进引起尿频、尿急、夜尿及不可控制的膀胱排空感。膀胱逼尿肌和括约肌功能障碍导致两者协同失调,出现排尿障碍、断续、尿潴留、充盈性尿失禁及反复感染。

(7)便秘:超过30％的患者可出现便秘。紧急的便意及大便失禁少见(15％),但可因不重视而被社会弱化。

(8)认知功能障碍:包括记忆力减退、注意力受损、执行功能下降,在记忆、解决问题、处理信息、转化问题与认知任务之间存在困难。欣快感被认为是MS的特征,但实际上极少见,不足20％的患者出现过。MS患者影响日常生活的认知功能障碍少见。

(9)抑郁:几乎50％的患者经历过抑郁,这种抑郁可为反应性的、原发的,部分患者是因为MS本身或疲乏所致。90％的患者出现疲劳现象,此症状常是影响MS患者日常工作能力的重要原因,并可因发热、抑郁、超常的日常活动或睡眠失调(如夜尿)加重。

(10)性功能障碍:可表现为性欲减退、冷淡、男性阳痿、女性阴道干涩及痉挛。

(11)面肌瘫痪:脑桥病损引起的面肌瘫痪类似非特异性贝尔麻痹,与贝尔麻痹不同的是,此类患者不伴随同侧味觉缺失及乳突压痛。

(12)眩晕:脑干损伤所致的突发眩晕,与急性迷路炎相类似。突聋也可出现,但不常见。

2.伴随症状

(1)神经系统症状相关的热敏度改变:常由于体温调节中枢的上调,如热水澡后或运动后可出现单侧视物模糊,又称Uhthoff's现象。MS症状短期加重常见,偶有发热性疾病明显加重病例(见于急性发作或脱髓鞘发作)。传导阻滞可致相关心脏症状。

(2)莱尔米特症状:屈颈或颈部动作可诱发闪电样感觉,从颈部放射至背部、下肢,称之为Lhermitte征,较少放射至手臂,通常为自限性但也可持续数年,此征也可出现于其他原因所致的颈髓损伤,如颈椎关节强硬。

(3)发作性症状:持续时间短(10秒到2分钟)、频发(每日5～40次)、无意识变化、脑电图未见异常,常呈自限性过程(常持续数周或数月),可由换气过度或运动诱发,常见的发作性症状包括Lhermitte征,肢体、面部或躯干的强直(癫痫大发作),构音障碍及共济失调,发作性感觉紊乱及其他一些不典型症状。其机制可能是机体的兴奋信号自我调节紊乱,传递到脱髓鞘带并扩散至邻近白质束。如果脱髓鞘病灶累及三叉神经、面神经、舌咽神经,可出现三叉神经痛、面肌痉挛、舌咽部疼痛。多数病例三叉神经痛与MS无关,但在小于50岁的患者出现非典型的双侧三叉神经痛、客观感觉消失或非发作性疼痛现象,应警惕MS可能。

(4)面肌震颤:包括持续快速面部尤其是轮匝肌下部闪光样收缩或缓慢蔓延至面部的收缩,多为皮质延髓束或脑干部面神经损伤。

六、辅助检查

主要的辅助检查手段包括脑或脊髓MRI、诱发电位(视觉诱发电位、脑干听觉诱发电位、体感诱发电位)及 CSF 免疫学检查等。这些检查有助于确定病灶部位、发现亚临床病灶及鉴别诊断。

1.MRI

MRI 在 MS 诊断中具有非常重要的价值。它不仅有助于 MS 的诊断,也有助于了解病灶的活动性,是新药临床试验的重要评价指标。MS 在 MRI 典型表现为病变大小＞3mm（T_2 像),圆形或椭圆形,分布于近皮质、天幕下、脑室周围,多发 T_2 像高信号病灶,部分伴有 Gd 强化,强化呈环状或半环。但也有呈肿瘤样的不典型表现。

AAN 指南介绍了 MRI 在可疑 MS 患者的使用价值。①强有力证据支持:基于一致的 Ⅰ级、Ⅱ级及Ⅲ级证据,在 CIS 患者,MRIT_2 像发现 3 个以上白质病灶是未来 7～10 年发展为 CDMS 的极为敏感的预测指标(＞80%)（A 级推荐)。小于 3 个(1～3 个)的白质病灶也可能对未来发展为 MS 具有同样的预测价值,但这种关系需要进一步阐明;CIS 后(及基线 MRI 评价后)3 个月以上出现新的 T_2 病灶或 Gd 增强病灶对以后发展为 CDMS 具有高度预测价值（A 级推荐);在具有以上 MRI 异常表现的 CIS 患者,诊断为其他疾病而非 MS 的可能性很低（A 级推荐)。②良好证据支持:基线 MRI 发现 2 个以上 Gd 增强病灶对未来发展为 CDMS 具有很高预测价值(B 级推荐)。③证据不足以支持:从已有的证据中难以确定 MRI 特征对诊断原发进展型 MS(PPMS)有帮助(U 级推荐)。

2.诱发电位

AAN 指南介绍了诱发电位在 MS 诊断中的应用价值:①视觉诱发电位(VEP)检查很可能对发现患者发展为 CDMS 的危险性增加有帮助(指南,Ⅱ级);②体感诱发电位(SEP)检查可能对发现患者发展为 CDMS 的危险性增加有帮助(选择,Ⅱ级);③目前证据尚不能推荐脑干听觉诱发电位(BAEP)作为一项判断患者发展为 CDMS 的危险性增加的有用检查(指南,Ⅱ级)。

3.CSF 免疫学检查

CSF 检查对 MS 诊断及鉴别诊断均有益。一般而言,MS 患者 CSF 白细胞＜50/mm^3,蛋白质＜100mg/dL,寡克隆区带(OB)可以阳性,24 小时鞘内 IgG 合成率增加。值得注意的是,OB 并非 MS 的特异性指标,其他慢性感染也可以阳性,在临床高度怀疑 MS 的患者,OB 阳性更支持诊断。遗憾的是,多发生于亚洲的视神经脊髓炎(NMO)其 OB 阳性率低。

七、临床分型

MS 通常分为 4 型:①复发缓解型(RR),急性发病历时数天到数周,数周至数月多完全恢复,两次复发间病情稳定,对治疗反应最佳,最常见,50%的患者经过一段时间可转变为继发进展型。②继发进展型(SP),复发-缓解型患者出现渐进性神经症状恶化,伴有或不伴有急性复发。③原发进展型(PP),发病后病情呈连续渐进性恶化,无急性发作。进展型对治疗的反应较差。④进展复发型(PR),发病后病情逐渐进展,并间有复发。

八、诊断

MS 临床表现多样,缺乏特异性。诊断难度较大,主要依赖临床,缺乏特异性生物学检测指标。诊断的关键点是排除其他疾病。随着 MRI 技术的广泛使用,诊断的准确性也大大提高,但是仍有很多患者难以及早确诊。

早在 20 世纪 60～70 年代,基于临床表现建立了几个诊断标准,包括 Schumacher、McAlpine、Rose 等,这些标准的最大缺点是无影像及实验室诊断依据,容易将其他疾病误诊为MS。80 年代后诊断标准不断完善。

1.Poser 诊断标准(表 6-1-2)

该标准将诊断分为四种情况:临床确定、实验室确定、临床可能、实验室可能,该标准引入诱发电位、脑脊液免疫学指标作为重要的诊断依据,应用较为广泛,但是在亚洲,OB 阳性率低,对实验室确定及实验室可能的诊断帮助不大。

表 6-1-2　Poser 诊断标准

临床类别	发作次数	临床证据	实验室证据	脑脊液 OB
临床确定				
1	2	2		
2	2	1	和 1	
实验室确定				
1	2	1	或 1	＋
2	1	2		＋
3	1	1	1	＋
临床可能				
1	2	1		
2	1	2		
3	1	1	1	
实验室可能				
1	2			＋

在上述诊断标准中,临床证据是指出现神经系统症状及体征,可有客观证据,也可无客观证据。可以完全是患者的主观感觉或在病史中提供的,也可为经医生检查发现的阳性体征。神经系统检查提供的客观体征可提示中枢神经系统存在一个或以上的受损部位(大脑、脑干、小脑、视神经、脊髓)。在两个临床证据中,其中一个可以用病史来代替,此病史足以提示多发性硬化的一个典型病损部位并且无别的疾病可以解释(如 Lhermitte 征、手失去功能、视神经炎、一过性轻截瘫、典型的复视、肢体麻木)。

病变的亚临床证据是指通过各种检查发现的中枢神经系统病变。这些检查包括诱发电位、影像学检查等。

对于发作次数的判定(时间),两次发作间隔必须是 1 个月以上,每次发作历时必须超过24 小时。对于病灶多发性判定(空间)是指症状和体征不能用单一的病灶解释。如同时发生双侧视神经炎或两眼在 15 天内先后受累，应视为单一病灶。只有中枢神经系统明确存在不同部位（大脑、脑干、小脑、视神经、脊髓）的损害，才能认为是两个以上的病灶。

标准中的实验室证据系指脑脊液寡克隆区带阳性或鞘内 IgG 合成率增加。其他检查都属于临床检查的附加部分。

2.McDonald 诊断标准（表 6-1-3）

该标准将诊断分为确诊 MS（完全符合标准，其他疾病不能更好地解释临床表现）、可能 MS（不完全符合标准，临床表现怀疑 MS）及非 MS（在随访中发现其他能更好解释临床表现的疾病诊断）。该诊断的特点是突出了 MRI 在 MS 诊断中的作用，特别是 MRI 病灶在时间及空间上的多发性，对于 MS 早期诊断更有价值，为及早应用疾病修正治疗（DMT）提供了充分证据，而且特别提出了原发进展型 MS 的诊断。但是该诊断定义的脑部病灶的数目值得商榷，所定义的脊髓病灶长度不超过 3 个脊柱节段在亚洲应用时不完全相符。

表 6-1-3　McDonald 诊断标准

临床表现	所需的附加证据
2 次以上发作（复发）	不需附加证据
2 个以上临床病灶	（可有附加证据但必须与 MS 相一致）
2 次以上发作（复发）	MRI 显示病灶在空间上呈多发性
1 个临床病灶	或 1 个 CSF 指标阳性及 2 个以上二符合 MS 的 MRI 病灶
	或累及不同部位的再次临床发作
1 次发作	MRI 显示病灶在时间上呈多发性
2 个以上客观临床病灶	或第二次临床发作
1 次发作	MRI 显示病灶在空间上及空间上呈多发性
1 个客观临床病灶（单一症状）	或 1 项 CSF 指标阳性及 2 个以上符合 MS 的 MRI 病灶
	或第二次临床发作
提示 MS 的隐袭进展的神经功能障碍（原发进展型 MS）	CSF 检查阳性
	及病灶在空间上呈多发性：MRI 上有 9 个以上脑部 T_2 病灶，或 2 个以上脊髓病灶，或 4~8 个脑部病灶及 1 个脊髓病灶，或一个 CSF 指标阳性及 2 个以上符合 MS 的 MRI 病灶，或 4~8 个脑部病灶及 VEP 阳性，或小于 4 个脑部病灶加 1 个脊髓病灶及 VEP 阳性
	及 MRI 显示病灶在时间上呈多发性
	或病情持续进展超过 1 年

与 Poser 标准相似，McDonald 标准将发作定义为具有 MS 所见到的神经功能障碍，临床表现包括主观描述或客观体征，最少持续 24 小时，应排除假性发作或单次发作性表现。两次发作间隙大于 30 天。

MRI 病灶空间多发性的证据（必须具备下述 4 项中的 3 项）：①1 个 Gd 强化病灶或 9 个长 T_2 信号病灶（若无 Gd 强化病灶）；②1 个以上幕下病灶；③1 个以上邻近皮质的病灶；④3 个以上室旁病灶（1 个脊髓病灶等于 1 个脑部病灶）。

　　MRI病灶在时间上呈多发性的证据:①临床发作后至少3个月行MRI检查在与临床发作病灶不同的部位发现Gd强化病灶;②在3个月检查无Gd强化病灶,再过3个月复查显示Gd强化病灶或新发现的T_2病灶。

　　对于2次以上发作、2个以上临床病灶的患者,在诊断MS应注意MRI、CSF、VEP至少应该有一项异常,如果上述检查均无异常,诊断应谨慎,必须排除其他疾病。

　　3.McDonald诊断标准(表6-1-4)

　　对2001年颁布的McDonald标准进行了修改:首先在MRI病灶中,将脊髓病灶与天幕下病灶视为具有同等价值,1个脊髓增强病灶等同于1个脑部增强病灶,1个脊髓T_2病灶可代替1个脑内病灶;其次,对于MRI时间多发性的证据,临床发作30天后出现新的T_2病灶;再次,病灶的大小必须在3mm以上;最后,CSF阳性不再作为PPMS必不可少的条件。

表6-1-4　McDonald诊断标准

临床表现		附加证据
发作	病灶	
≥2次	≥2个	不需要
≥2次	1个	MRI显示病灶在空间上呈多发性
		或两个以上与MS临床表现一致的MRI病灶加CSF阳性
		或下一次不同部位的发作
1次	≥2个	MRI显示病灶在时间上多发
		或下一次临床发作
1次	1个	MRI显示病灶在空间上呈多发性,或≥2与MS临床表现一致的MRI病灶加CSF阳性
		MRI显示病灶在时间上多发,或下一次临床发作
PPMS(隐袭神经疾病进展提示MS)		1年疾病进展(回顾性或前瞻性决定),以及具备2项以上下列证据:头颅MRI阳性:9个T_2病灶或4个以上T_2病灶并VEP阳性;脊髓MRI阳性:2个T_2病灶;CSF阳性

　　4.McDonald诊断标准(2010)(表6-1-5)

　　2010年修订的McDonald诊断标准能够较为快速诊断MS,与过去标准相比其敏感性及特异性相同,简化了诊断过程,要求MRI检查次数减少(取消了MRI检查时间间隔的限制),对MRI时间上及空间上多发性的标准也进行了修改。

表6-1-5　McDonald诊断标准

临床表现	诊断MS必需的进一步证据
≥2次临床发作[1]	无[3]
≥2个病灶的客观临床证据或	
1个病灶的客观临床证据并有	
1次先前发作的合理证据[2]	

临床表现	诊断 MS 必需的进一步证据
≥2 次临床发作[1] 1 个病灶的客观临床证据	空间的多发性需具备下列 2 项中的任何一项： MS 4 个 CNS 典型病灶区域（脑室旁、近皮质、幕下和脊髓）中至少 2 个区域有≥1 个 T_2 病灶 等待累及 CNS 不同部位的再次临床发作[1]
1 次临床发作[1] ≥2 个病灶的客观临床证据	时间的多发性需具备下列 3 项中的任何一项： 任何时间 MRI 检查同时存在无症状的钆增强和非增强病灶 随访 MRI 检查有新发 T_2 病灶和（或）钆增强病灶，不管与基线 MRI 扫描的间隔时间长短 等待再次临床发作[1]
1 次临床发作[1] 1 个病灶的客观临床证据（临床孤立综合征）	空间的多发性需具备下列 2 项中的任何一项： MS 4 个 CNS 典型病灶区域（脑室旁、近皮质、幕下和脊髓）中至少 2 个区域有≥1 个 T_2 病灶 等待累及 CNS 不同部位的再次临床发作[1] 时间的多发性需符合以下 3 项中的任何一项： 任何时间 MRI 检查同时存在无症状的钆增强和非增强病灶 随访 MRI 检查有新发 T_2 病灶和（或）钆增强病灶，不管与基线 MRI 扫描的间隔时间长短 等待再次临床发作[1]
提示 MS 的隐袭进展性神经功能障碍（PPMS）	回顾性或前瞻性调查表明疾病进展持续 1 年并具备下列 3 项中的 2 项[4]： MS 特征病灶区域（脑室旁、近皮质或幕下）有≥1 个 T_2 病灶以证明脑内病灶的空间多发性 脊髓内有≥2 个 T_2 病灶以证明脊髓病灶的空间多发性 CSF 阳性结果［等电聚焦电泳证据表明有寡克隆区带和（或）IgG 指数增高］

诊断分级：①MS，临床表现符合上述诊断标准且无其他更合理的解释；②可能的 MS，疑似 MS 但不完全符合上述诊断标准；③非 MS，用其他诊断能更合理地解释临床表现。

（1）一次发作（复发、恶化）被定义为：①具有 CNS 急性炎性脱髓鞘病变特征的当前或既往事件；②由患者主观叙述或客观检查发现；③持续至少 24 小时；④无发热或感染征象。临床发作需由同期的客观检查证实；即使在缺乏 CNS 客观证据时，某些具有 MS 典型症状和进展的既往事件亦可为先前的脱髓鞘病变提供合理支持。患者主观叙述的发作性症状（既往或当前）应是持续至少 24 小时的多次发作。确诊 MS 前需确定：①至少有 1 次发作必须由客观检查证实；②既往有视觉障碍的患者视觉诱发电位阳性；③MRI 检查发现与既往神经系统症状相符的 CNS 区域有脱髓鞘改变。

（2）根据 2 次发作的客观证据所做出的临床诊断最为可靠。在缺乏神经系统受累的客观证据时，对 1 次先前发作的合理证据包括：①具有炎性脱髓鞘病变典型症状和进展的既往事件；②至少有 1 次被客观证据支持的临床发作。

（3）不需要进一步证据，但仍需借助影像学资料并依据上述诊断标准做出 MS 相关诊断。当影像学或其他检查（如 CSF）结果为阴性时，应慎重诊断 MS 或考虑其他可能的诊断。诊断 MS 前必须满足：①所有临床表现无其他更合理的解释;②有支持 MS 的客观证据。

（4）不需要钆增强病灶。对有脑干或脊髓综合征的患者,其责任病灶不在 MS 病灶数统计之列。

5.中国 MS 诊断及治疗专家共识

MS 的诊断必须以患者的病史、症状和体征为基础;当临床证据尚不足以作出诊断时,应寻找其他亚临床的证据,如 MRI、诱发电位(主要是 VEP)、脑脊液寡克隆区带(OB)等。CT 检查不能支持诊断。推荐应用 2005 年改版的 McDonald 标准。

在 MS 诊断中应该强调如下几点:①脑内病灶的数目是观察的一个方面,更重要的是观察病变的分布、病灶的活动性及病灶特点,病灶有时间上或空间上多发,不能用其他病因来解释,尤其要重点观察近皮质病灶、脑室旁病灶、幕下病灶、胼胝体病灶;②CSF OB/24IgG 合成率应统一检测方法,实现检测的标准化,使各组间资料具有可比性;③为了排除其他疾病,应根据患者的发病特点拟定不同的辅助检查项目,包括自身抗体、抗中性粒细胞胞质抗体(ANCA)、类风湿因子、抗 O、血管紧张素转化酶(ACE)、血沉、特殊感染检查(HIV、梅毒、HBV、HCV)、脑血管病相关检查(TCD、血脂、血糖、血管 B 超、DSA)等;④为了及早给予疾病修正(DMT)治疗治疗,可以采用国外的临床孤立综合征(CIS)诊断,但必须对内涵进行限定。

九、鉴别诊断

应与 MS 相鉴别的疾病包括①炎症性疾病:系统性红斑性狼疮、干燥综合征、结节性多动脉炎、白塞病、原发性中枢神经系统血管炎和副肿瘤性脑脊髓炎;②血管性疾病:大动脉狭窄、线粒体脑病和 CADASIL;③肉芽肿性疾病:结节病、Wegener's 肉芽肿、淋巴瘤样肉芽肿病;④感染性疾病:病毒性脑炎、神经 Lyme 病、艾滋病、人 T 细胞白血病病毒Ⅰ型感染、神经梅毒、进行性多病灶脑白质病、Whipple's 病和亚急性硬化性全脑炎;⑤遗传性疾病:肾上腺脑白质营养不良、异染性脑白质营养不良、脊髓小脑性共济失调和遗传性痉挛性截瘫;⑥营养缺乏性疾病:亚急性联合变性和叶酸缺乏;⑦非器质性疾病:癔症、抑郁和神经症;⑧其他:Arnold-Chiari 畸形、脊髓肿瘤和血管畸形。

十、治疗

目前尚无特效疗法。20 世纪 70 年代采用 ACTH 及皮质类固醇治疗。80 年代采用免疫抑制药(环磷酰胺、环孢素、硫唑嘌呤、甲氨蝶呤等)治疗。90 年代开始使用疾病修正治疗(DMT)如 β-干扰素及醋酸格里默,DMT 的诞生大大改变了 MS 治疗现状,可明显降低缓解复发型 MS 的发作次数。以后又有米托蒽醌、那他珠单抗等进入临床。目前正在进行新型口服免疫抑制药或单抗如 Fingolimod、Cladribine、Teriflunomide、Laquinimod、Fumarate、Alemtuzumab、Rituximab 等治疗 MS 的临床试验。本文主要介绍 MS 治疗指南中推荐的一些治疗方法。

1.美国神经病学学会颁布的 MS 治疗指南

（1）糖皮质激素

①依据几项Ⅰ级及Ⅱ级研究结果,糖皮质激素治疗能促进急性发病的 MS 患者的神经功

能恢复。急性发病的 MS 患者可考虑用糖皮质激素治疗(A 级推荐)。

②短期使用糖皮质激素后对神经功能无长期效果(B 级推荐)。

③目前尚无令人信服的证据表明,糖皮质激素用药剂量或用药途径影响临床效果(C 级推荐)。

④依据一项 Ⅱ 级研究结果,规律的激素冲击对复发缓解型 MS 患者的长期治疗有用(C 级推荐)。

(2)β-干扰素(IFN-β)

①依据几项 Ⅰ 级研究结果,IFN-β 能降低 MS 患者的发作次数(A 级推荐)。IFN-β 治疗减轻 MRI 显示的疾病严重性如 T_2 信号显示的病灶体积减小,也可能延缓肢体残疾的进展(B 级推荐)。

②对于极有可能发展为临床确诊 MS 或已经是复发缓解型 MS 或继发进展型 MS 患者使用 IFN-β 治疗是十分恰当的(A 级推荐)。IFN-β 对继发进展型 MS 但无复发的患者疗效不肯定(U 级推荐)。

③尽管目前尚无足够证据证实,但 IFN-β 较其他疗法更适合于治疗某些 MS 患者如发作次数多或疾病早期的患者(U 级推荐)。

④依据 Ⅰ 级、Ⅱ 级研究及几项一致的 Ⅲ 级研究结果,IFN-β 治疗 MS 可能存在剂量反应盐线(B 级推荐)。然而这种明显的剂量效应关系部分是由于各研究间应用 IFN-β 的次数(而非剂量)不同所致。

⑤依据几项 Ⅱ 级研究结果,IFN-β 用药途径可能对临床疗效影响不大(B 级推荐)。可是药物不良反应因用药途径不同而各异。虽无详细的研究,但不同类型 IFN-β 临床效果并无差别(U 级推荐)。

⑥依据几项 Ⅰ 级研究结果,MS 患者的 IFN-β 治疗受中和抗体产生的影响(A 级推荐)。IFN-$β_{1a}$ 产生中和抗体的发生率较 IFN-$β_{1b}$ 低(B 级推荐)。中和抗体的生物学效应尚不清楚,可能会降低 IFN-β 的临床治疗效果(C 级推荐)。尚不清楚皮下用药或肌内注射 IFN-β 在免疫原性方面有无差别(U 级推荐)。在使用 IFN-β 治疗的个体测定中和抗体的临床用途尚不明了(U 级推荐)。

(3)醋酸格里默

①依据 Ⅰ 级研究结果,Glatiramer acetate 在复发缓解型 MS 患者能减少临床及 MRI 病灶发作次数(A 级推荐)。Glatiramer acetate 治疗能减轻 MRI 显示的疾病严重性如 T_2 信号显示的病灶体积缩小,也可能延缓复发缓解型 MS 患者残疾的进展(C 级推荐)。

②对于复发缓解型 MS 患者使用 Glatirameracetate 治疗是十分恰当的(A 级推荐)。尽管认为 Glatirameracetate 对进展型 MS 患者也有作用,但无令人信服的证据证实(U 级推荐)。

(4)环磷酰胺

①依据 Ⅰ 级研究结果,环磷酰胺冲击治疗似乎不能改变进展型 MS 的病程(B 级推荐)。

②依据一项 Ⅱ 级研究结果,较年轻的进展型 MS 患者采用环磷酰胺冲击并追加治疗有一些效果(U 级推荐)。

(5)甲氨蝶呤:依据一项局限而模棱两可的 Ⅰ 级证据,甲氨蝶呤对改变进展型 MS 患者的病程可能有帮助(C 级推荐)。

(6)硫唑嘌呤

①依据几项似乎有矛盾的Ⅰ级、Ⅱ级研究结果,硫唑嘌呤可能降低 MS 患者的复发率(C 级推荐)。

②对残疾的进展无效(U 级推荐)。

(7)环孢素

①依据Ⅰ级研究结果,环孢素对进展型 MS 具有一些治疗效果(C 级推荐)。

②该治疗常出现的不良反应尤其是肾脏毒性以及较小的治疗效果使得该治疗难以被接受(B 级推荐)。

(8)静脉免疫球蛋白

①至今对静脉免疫球蛋白的研究普遍病例数较小,缺乏临床及 MRI 预后的完整资料,有些采用的方法有疑问。因此仅显示静脉免疫球蛋白可能降低复发缓解型 MS 的发作次数(C 级推荐)。

②静脉免疫球蛋白对延缓疾病进展效果甚微(C 级推荐)。

(9)血浆交换

①依据一致的Ⅰ级、Ⅱ级、Ⅲ级研究结果,血浆交换对进展型 MS 的治疗效果很小或无效(A 级推荐)。

②依据一项小样本Ⅰ级研究结果,血浆交换对以前无残疾患者的急性期严重脱髓鞘有治疗效果(C 级推荐)。

2.AAN 指南——米托蒽醌在 MS 治疗中的应用

基于一项Ⅰ级及几项Ⅱ级或Ⅲ级研究证据,米托蒽醌对临床恶化的 MS 患者的疾病进展有一定效果(B 级推荐),然而这种药物应限制使用,因为毒性较大。对于疾病迅速进展而其他治疗无效的患者应该使用。

基于几个结果一致的Ⅱ级及Ⅲ级研究证据,米托蒽醌可降低复发型 MS 患者的临床发作次数,降低发作相关的 MRI 结局(B 级推荐)。然而其潜在毒性相当程度上限制了在复发型 MS 患者的使用。

因为米托蒽醌的潜在毒性,应在有使用细胞毒性化疗药物经验的医生严密观察下使用(A 级推荐)。米托蒽醌治疗的患者应常规监测心、肝、肾功能(A 级推荐)。

3.欧洲神经病学协会联盟(EFNS)MS 复发治疗指南

来自几个Ⅰ级临床试验研究及 Meta 分析的一致证据表明,糖皮质激素对 MS 复发治疗有效,因此,在 MS 时,每天应静脉至少 500mg 的甲泼尼龙,连用 5 天(A 级推荐)。静脉用甲泼尼龙(1g/d,3d),口服减量用于治疗急性视神经炎(B 级推荐)。

没有证据表明,静脉或口服甲泼尼龙在治疗效果及不良反应方面有显著差异,但延长治疗时间,口服治疗可能不良反应发生率增高。因为已有的临床试验病例数少,静脉或口服用药的效果差异不能排除。然而,针对特定的糖皮质激素最佳剂量,激素冲击治疗后是否缓慢减量尚未在 RCT 充分阐述。这提示需要新的随机对照试验评价风险/效益比及特定激素在治疗 MS 复发时的不良反应,剂量,用药途径。

尚无充分的数据确定对甲泼尼龙治疗反应较好的患者亚组，但在临床，MRI、CSF 提示疾病活动性高的患者更有效（C 级推荐）。在对甲泼尼龙治疗反应差的患者，应考虑使用较高剂量[达 2g/(kg·d)，5 天]（C 级推荐）。

炎性脱髓鞘病患者包括 MS 患者在甲泼尼龙治疗无效时，可能从血浆交换中获得益处，但仅有 1/3 的患者有反应。这种治疗仅限于严重复发的患者（B 级推荐）。

在静脉甲泼尼龙治疗后应考虑采用加强的多学科康复治疗计划，这可能更进一步促进患者恢复（B 级推荐）。

4.中国多发性硬化专家共识

（1）急性期治疗

①糖皮质激素（具有循证医学证据的治疗药物）：激素治疗的原则为大剂量，短疗程，不主张小剂量长时间应用激素。适用于 MS 的糖皮质激素为甲泼尼龙。有报道在激素冲击的同时加用丙种球蛋白，但研究结论认为与单用激素相比无明显优势，因此不推荐联合用药。

②血浆置换：在 MS 的疗效不肯定，一般不作为急性期的首选治疗，仅在没有其他方法时作为一种可以选择的治疗手段。

③静脉注射大剂量免疫球蛋白（IVIg）：从目前的资料看，IVIg 的总体疗效仍不明确，仅作为一种可选择的治疗手段。用量是 0.4g/kg，连续用 5 天为 1 个疗程，如果没有疗效，则不建议患者再用；如果有疗效但疗效不是特别满意，可继续每周用 1 天，连用 3~4 周。没有充足的证据证实长期治疗对患者有益。

④急性期的对症治疗：疼痛可用卡马西平、安定类药等，对比较剧烈的三叉神经痛、神经根性疼痛，还可应用加巴喷丁等。精神症状可按精神疾病治疗，特别有严重抑郁者应预防自杀，并选择氟西汀、盐酸帕罗西汀等抗抑郁药物。疲劳是 MS 患者较明显的症状，可用金刚烷胺。膀胱直肠功能障碍建议配合药物治疗或借助导尿等处理。

（2）缓解期治疗

①β-干扰素（具有循证医学证据的治疗药物）：用于治疗 MS 的 β-干扰素有 $β_{1a}$-干扰素和 $β_{1b}$-干扰素。临床研究证实，β-干扰素能减少复发次数，并降低 MRI 上 T_2 病灶负荷。一旦开始 β-干扰素的治疗，如果疗效肯定且患者可以耐受，则应长期连续治疗。

②醋酸格里默（具有循证医学证据的治疗药物）：人工合成的 4 种氨基酸随机组合的多肽。也可减少复发次数。

③那他珠单抗（具有循证医学证据的治疗药物）：针对白细胞黏附分子 α-4 整合素的单克隆抗体。那他珠单抗的Ⅰ期、Ⅱ期、Ⅲ期临床试验都证实了其良好的疗效。但临床应用时发现可能引起进行性多灶性白质脑病（PML），对于那他珠单抗的疗效和安全性仍需要更多的临床研究证实。

④其他治疗药物：目前没有证据证实 IVIg、环磷酰胺和硫唑嘌呤哪种药物对 MS 的疗效更好，但如果在缓解期无法应用 β-干扰素，以上药物可以作为治疗的选择，具体选择何种药物应根据患者情况，药物不良反应等综合考虑，权衡利弊。对年轻的育龄女性，不主张用免疫抑制药。

5.AAN 指南：β-干扰素中和抗体对临床及影像影响的评价

(1)证据

①IFN-β 治疗 MS 均伴有中和抗体的产生(NAbs)(A 级证据)。

②中和抗体的存在(特别是高滴度时)伴有 IFN-β 疗效的降低(B 级证据)。

③IFN-β_{1a} 治疗产生中和抗体的概率比 IFN-β_{1b}(B 级证据)。

④因为现有资料差别很大、大多数患者即使持续治疗中和抗体也消失,因此不同类型 IFN-β 的血清中和抗体滴度及持续时间的差异很难确定,IFN-β 中和抗体的血清阳性率很可能受一种以上的因素影响:类型、剂量、用药途径或使用频率(B 级证据)。

⑤每周 1 次肌内注射 IFN-β_{1a} 免疫原性较每周多次皮下注射的 IFN-β 制剂(IFN-β_{1a} 或 IFN-β_{1b})为低(A 级证据)。

⑥因为在许多持续治疗的患者中和抗体也可消失,因此这些差异的持续时间也难确定(B 级证据)。

⑦虽然持续高滴度中和抗体(≥100~200NU/mL)伴有 IFN-β 治疗效果的降低,但没有足够的资料提示中和抗体检测能够就何时检测、采用何种方法检测、需要多少次检测以及采用多少的阳性界值提供特别的推荐(U 级证据)。

(2)推荐:由于证据缺乏,不能就该问题提供任何推荐。

十一、预后

病程短者可于数月内死亡,长者可达 30 年以上,无症状的缓解期可持续几十年。起病的前几年复发率最高,约 20% 的患者首次起病后一直呈慢性、进行性加重。据统计,起病 15 年后约 30% 的患者仍可工作,40% 可以步行。1991 年 Sadovinck 等分析加拿大和英国的 3126 例 MS 患者,自 1972~1988 年共死亡 145 例(4.64%),其中 119 例(82.1%)明确死因,56 例(47.1%)死于 MS 的合并症,18 例(15.1%)死于自杀,19 例(15.9%)死于恶性肿瘤,13 例(10.9%)死于心肌梗死,7 例(5.9%)死于卒中,余 6 例(5.1%)为其他。

第二节　视神经脊髓炎

视神脊髓炎(NMO)是一种主要累及视神经及脊髓的免疫介导的特发性脱髓鞘和坏死性疾病,以往被认为是多发性硬化的一种特殊亚型。2004 年,Lennon 等在 NMO 患者血清中发现了视神经脊髓炎的特异性抗体(NMO-IgG),一种结合到星形胶质细胞水通道蛋白 4 (AQP4)的自身抗体,此后 NMO 作为与 MS 不同的独立疾病,一种以体液免疫为主的中枢神经系统自身免疫性疾病已普遍得到公认。

一、病因和发病机制

1.病因

NMO 的病因尚不十分清楚,可能与 HIV、登革热、传染性单核细胞增多症、甲型肝炎等病毒感染或结核分枝杆菌感染有关,免疫接种也可诱发 NMO。

2.发病机制

在 EAE 时,不同的髓鞘抗原用于诱导自身免疫反应,用作 CNS 脱髓鞘疾病的动物模型。在很多种动物,MOC 有高度致脑炎性,能诱导复发或进行性疾病,有突出的 CNS 脱髓鞘,酷似人类 MS,40% MOG 诱导 EAE 鼠有视神经及脊髓的选择型的重要区别,是需存在抗-MOG 抗体诱导完全的脱髓鞘表型。因此,T 淋巴细胞及 B 淋巴细胞反应在这种 MS 样病损的诱导中可能起重要作用。

抗-MOG 抗体存在于 NMO 患者,但不存在于单独脊髓炎或视神经炎患者,提示抗 MOG 自身免疫可能是某些 NMO 患者的生物学标志。但抗-MOG 抗体亦见于某些 MS 患者及某些对照个体,故不可能只对 NMO 有特异性,进一步需要证明抗-MOG 抗体在 MS 或 NMO 的发病机制中有作用,至少 MOG 自身抗体的亚型具有致病作用。

若干 NMO 死检病例显示脊髓存在异常血管,似 Marie、Foix 及 Alagouanine 综合征(MFAS),即类似亚急性坏死性脊髓炎的改变,可能是硬膜动静脉畸形坏死的结果。

近代死检研究支持脊髓血管可能是 NMO 对自身免疫炎症的靶点,NMO 病损与 MS、ADEM 及脊髓栓塞病损比较,100%NMO 活动性脱髓鞘病损伴血管玻璃样变,而未见于 MS、ADEM 或梗死病损中。免疫球蛋白,活化补体(Cq 新抗原)及巨噬细胞对髓鞘蛋白的免疫反应性,包括 MOG,共存于血管周围区域,提示脊髓血管是自身免疫攻击的靶点,补体活化的体液反应在组织破坏中起作用,这些结果与 NMO 发病初始阶段的神经病理、血管周围炎症相一致。

NMO 代表一种综合征,可有不同的基础病理病因学。识别的疾病包括胶原血管、感染及毒性病因可呈现脊髓炎及视神经炎的症状,脊髓炎及视神经炎与其他典型 MS 有明确关联。遗传因素、环境因素或两者共同影响脱髓鞘综合征,表现相对选择性脊髓及视神经疾患。

与西方人 MS 患者比较,亚洲人 CNS 脱髓鞘限于脊髓及视神经的高比例。在高加索人(美国)多病例 MS 家族,早期表现限于视神经-脊髓受累。遗传性基础影响临床表现,日本人 MS 提示 HLA 基因可能与西方型 MS 及 NMO 不同,HLA 单元型在该综合征的发病机制中起作用。为什么倾向于脊髓及视神经?因为某些 NMO 病例观察到 MOG、其他抗体及补体沉淀,提示体液介导自身免疫的发病机制。

二、诊断与鉴别诊断

1.临床表现

NMO 多中年起病,中位数年龄 39 岁,女性多见,男女比例 1∶5～10,NMO 在中国、日本等亚洲人群的炎性脱髓鞘病中较多见,而在欧美西方人群中相对少见。一般急性或亚急性起病,起病前几日或数周内患者可有上呼吸道感染或消化道感染,之后相继或同时出现视神经炎和脊髓炎症状。病程多数为复发病程(80%～90%),少数为单相病程。NMO 可伴发其他自身免疫性疾病,如系统性红斑狼疮、干燥综合征、桥本甲状腺炎、重症肌无力等。

(1)视神经炎:视力丧失可出现在截瘫之前或之后,双侧同时发生或相继快速发生的视神经炎高度提示 NMO。视神经炎的其他临床特征包括眼球疼痛、严重视力损害、阳性视觉现象如运动诱导的光幻视的出现。眼底镜检查可正常，或视盘苍白伴视神经萎缩。视野检查表现为中心暗点，其他视野改变如色盲、双颞侧偏盲、中心旁暗点和视野高度缺陷也可能出现。光学相干断层扫描（OCT）检查，NMO 的视网膜纤维层明显变薄，提示 NMO 可以出现广泛的轴索损伤。

（2）脊髓炎：多数 NMO 患者出现纵向延伸的长节段横贯性脊髓炎（LETM），表现受累平面以下截瘫、感觉障碍、尿便及性功能障碍，病理征阳性等，症状多呈不完全性或不对称性。NMO 患者可出现神经根痛及痛性痉挛，高颈段受累出现急性呼吸衰竭、低血压等，顽固性呃逆可能预示急性恶化。

（3）脑部病变：部分 NMO 患者伴有颅内症状，可见脑病、癫痫发作、局灶性功能缺失及认知障碍。NMO 典型的脑部病灶多分布于室管膜周围 AQP4 高表达区域，如延髓最后区、丘脑、下丘脑、第三和第四脑室周围、脑室旁、胼胝体、大脑半球白质等。

（4）视神经脊髓炎谱系疾病（NMOSD）：自 Lennon 等发现 NMO 患者血清中 AQP4 抗体，后续 Pittock 和 Wingerchuk2007 等研究发现 NNO 相关性疾病也发现 AQP4 抗体阳性，提示这些疾病可能存在相同的发病机制，2007 年将其命名为视神经脊髓炎谱系疾病（NMOSD），包括：①NMO；②NMO 高危型，如特发性单次或多次发生的长节段横贯性脊髓炎，脊髓节段受累≥3 个椎体节段；以复发性或同时受累的视神经炎；③视神经脊髓型多发性硬化（OSMS）；④视神经炎或长节段横贯性脊髓炎伴系统性自身免疫性疾病；⑤视神经炎或长节段横贯性脊髓炎伴 NMO 的典型颅内病变。

2.辅助检查

（1）影像学检查

①眼部 MRI 检查：急性期可表现为视神经增粗、强化，部分伴有视神经鞘强化等。慢性期可以表现为视神经萎缩，形成双轨征。

②脊髓 MRI 检查：脊髓病变多较长，纵向延伸的脊髓长节段横贯性损害是最具特征性的影像表现，矢状位多表现连续病变，往往超过 3 个椎体节段以上，轴位病变多累及中央灰质和部分白质，呈圆形或 H 型，脊髓后索易受累。急性期，病变可以出现明显肿胀，呈长 T_1 长 T_2 表现，增强后部分呈亮斑样或斑片样、线样强化，相应脊膜亦可强化。慢性恢复期可见脊髓萎缩、空洞，长节段病变可转变为间断、不连续长 T_2 信号。

③头颅 MRI 检查：NMO 患者脑部病变 MRI 正常或呈非特异性白质损害，不符合 MS 诊断标准，MRI 异常率可达 60%～80%。影像学特点是累及皮质脊髓束病灶如内囊后肢和大脑脚（44%），血管性水肿可引起广泛半球病变，T_2WI 和 FLAIR 像多呈喷墨样点状增高；类脑病表现占 29%；导水管及第三、四脑室周围病变 22%，侧脑室周围病变 40%；延髓病变多与颈髓病变相连，呈鸟嘴样或扫尾状，约占 31%；颅内病灶强化效应较少见，多呈云雾样增强。

（2）血清 AQP4 抗体：AQP4 是 NMO-IgG 作用靶点，AQP4-IgG 抗体是 NMO 特有的生物免疫标志物，对 NMO 诊断敏感性为 33%～91%，特异性为 85%～100%。AQP4-IgG 血清反应和滴度可预测临床转归及疾病活动性，但抗体阴性不能除外 NMO。

（3）血清其他自身免疫抗体检测：NMO 患者可合并其他自身免疫抗体阳性，如血清

ANA、SSA、SSB、ENA、抗心磷脂抗体、抗甲状腺抗体，阳性率38%～75%；可伴有补体C3、C4下降。

（4）脑脊液检查：压力和外观正常，脑脊液细胞数轻度升高，约1/3患者急性期脑脊液白细胞＞$50×10^6$/L，但很少超过$500×10^6$/L，以中性粒细胞为主，有时可见嗜酸粒细胞；脑脊液寡克隆区带（OB）阳性率＜20%，脑脊液蛋白正常或轻度增高，一般小于1g/L，糖和氯化物正常。

（5）诱发电位：多数患者有视觉诱发电位异常，主要表现为P100潜伏期延长及波幅降低。少数患者脑干听觉诱发电位异常，提示脑内亚临床病灶。

3.诊断要点

1999年Wingerchuk等提出视神经脊髓炎诊断标准曾被广泛应用，由于AQP4抗体的发现，Wingerchuk在2006年提出了修订的NMO诊断标准（表6-2-1），要求具备2项必要条件和3项支持条件中的2项，即可诊断NMO，诊断敏感度为99%，特异度为90%。

表6-2-1　Wingerchuk的NMO诊断标准

必要条件	（1）视神经炎
	（2）急性脊髓炎
支持条件	（1）脊髓MRI病灶延伸3个椎体节段以上，呈连续性
	（2）头颅MRI不符合MS诊断标准
	（3）血清NMO-IgG阳性

随后研究认为，NMO也可出现视神经及脊髓以外的CNS病变，包括小脑、脑干和脑白质病等，AQP4-IgG的高度特异性进一步扩展了对NMO及其相关疾病的研究。Pittock和Wingerchuk 2007等研究发现NNO相关性疾病也发现AQP4抗体阳性，提示这些疾病可能存在相同的发病机制，2007年将其命名为视神经脊髓炎谱系疾病（NMOSD），同时研究发现：①NMO和NMOSD在生物学特性上并没有统计学差异；②部分NMOSD患者最终转变为NMO；③AQP4-IgG阴性NMOSD患者还存在一定的异质性，但目前的免疫治疗策略与NMO是相似或相同的。基于以上原因，2015年国际NMO诊断小组（IPND）制定了新的NMOSD诊断标准，取消了NMO的单独定义，将NMO整合入更广义的NMOSD疾病范畴中。自此，NMO与NMOSD统一命名为NMOSD，它是一组主要由体液免疫参与的抗原-抗体介导的CNS炎性脱髓鞘疾病谱，鉴于AQP4-IgG具有高度的特异性和较高的敏感性，NMOSD诊断分为AQP4-IgG阳性组和AQP4-IgG阴性组。

4.鉴别诊断

（1）多发性硬化：MS是NMO或NMOSD重要的鉴别诊断，MS最常累及的部位为脑室周围白质、视神经、脊髓、脑干和小脑，病程缓解-复发，临床上时间多发性和空间多发性是其主要特征，恢复较好。头颅MR显示病灶多分布在脑室旁、近皮质、幕下，长轴垂直于脑室壁；脊髓MRI显示脊髓病灶通常不超过2个节段，非对称偏心分布，脊髓肿胀不明显。脑脊液白细胞＜$15×10^6$/L，单核细胞为主，蛋白通常不升高（＜1g/L），脑脊液寡克隆区带（OB）常阳性，而血清AQP4-IgG多为阴性。

（2）急性播散性脑脊髓炎：ADEM是广泛累及CNS白质急性炎症性脱髓鞘疾病，以双侧多发灶性或弥漫性脱髓鞘为主要特点，多发于感染、出疹及疫苗接种后。儿童和青壮年多见，呈急性单相自限病程,少数病例可能再发。临床表现为脑病、癫痫发作、锥体系、锥体外系及脊髓受累等症状,脊髓受累多为长节段,多与脑病同时出现。CSF 检查可见压力增高,细胞数可轻-中度增高,可以淋巴细胞或多形细胞为主,红细胞常见,蛋白轻-中度增高。脑电图可见广泛中-重度异常。血清 AQP4 抗体多为阴性。MRI 可见双侧脑白质弥散性多灶性大片状或斑片状 T_1WI 信号、T_2WI 高信号病变。

(3)其他疾病:与 Leber 视神经病和视网膜疾病、横贯性脊髓炎、亚急性坏死性脊髓病、脊髓亚急性联合变性、脊髓硬脊膜动静脉瘘、梅毒性视神经脊髓病、脊髓小脑性共济失调、遗传性痉挛性截瘫、脊髓肿瘤、脊髓血管病、热带痉挛性瘫痪、肝性脊髓病等相鉴别。某些结缔组织病,如系统性红斑狼疮、白塞病、干燥综合征、系统性血管炎等伴发的脊髓损伤,也应注意与 NMO 相鉴别。

三、治疗

根据临床研究及专家共识推荐,视神经脊髓炎的治疗分为急性期治疗、序贯治疗(免疫抑制治疗)、对症治疗和康复治疗。

1.急性期治疗

目的:减轻急性期症状、缩短病程、改善残疾程度和防治并发症。

(1)糖皮质激素:大剂量甲泼尼龙冲击是 NMO 急性期首选的治疗方案,原则是:大剂量冲击,缓慢阶梯减量,小剂量长期维持。方法:甲泼尼龙 1g 静脉滴注,每天 1 次,共 3 天;500mg 静脉滴注,每天 1 次,共 3 天;240mg 静脉滴注;每天 1 次,共 3 天;120mg 静脉滴注,每天 1 次,共 3 天;泼尼松 60mg 口服,每天 1 次,共 3 天;50mg 口服,每天 1 次,共 3 天;顺序递减至中等剂量每天 30～40mg 时,依据序贯治疗免疫抑制药作用时效快慢与之相衔接,逐步放缓减量速度,如每 2 周递减 5mg,至 10～15mg 口服,每天 1 次,长期维持。部分患者对激素有一定依赖性,在减量过程中病情再次加重,对激素依赖性患者,激素减量过程要慢,可每 1～2 周减 5～10mg,至维持量(每天 5～15mg)与免疫抑制药长期联合使用。长期大量应用糖皮质激素主要的不良反应有电解质紊乱、消化性溃疡、股骨头坏死、感染、库欣综合征等,应用过程中注意护胃、补钾、补钙等,同时应用活血药物改善微循环以避免股骨头坏死。甲泼尼龙浓度过高或静脉滴注过快容易诱发心律失常,应用大剂量甲泼尼龙冲击治疗时应加以注意,使用时稀释于 500mL 的葡萄糖或氯化钠溶液中,缓慢静脉滴注至少 3～4 小时。

(2)血浆置换:部分重症 NMO 患者尤其是 ON 或老年患者对大剂量甲基泼尼松龙冲击疗法反应差,用血浆置换治疗可能有效,对 AQP4 抗体阳性或阴性的患者均有一定疗效,特别是早期应用。建议置换 5～7 次,每次用血浆 1～2L。

(3)免疫球蛋白静脉滴注:因 NMO 主要为体液免疫疾病,免疫球蛋白治疗可能有效,对于大剂量甲基泼尼松龙冲击疗法反应差的患者,可选用免疫球蛋白治疗。免疫球蛋白用量为 0.4g/(kg·d),静脉滴注,连续 5 天为 1 个疗程。

2.缓解期治疗

目的:为预防复发,减少神经功能障碍累积,一线药物包括硫唑嘌呤、吗替麦考酚酯、甲氨蝶呤、利妥昔单抗等。二线药物包括环磷酰胺、米托蒽醌。

(1)硫唑嘌呤:通过干扰嘌呤代谢抑制 DNA、RNA 的合成,抑制 T 细胞的激活,使抗体产生减少并使循环的单核细胞及有核细胞减少,目前常用的方法是硫唑嘌呤联合小剂量泼尼松治疗。用法:按体重 $2 \sim 3 mg/(kg \cdot d)$ 单用或联合口服泼尼松,按体重 $0.75 mg/(kg \cdot d)$,通常在硫唑嘌呤起效以后 $4 \sim 5$ 个月将泼尼松渐减量至小剂量长期维持。不良反应:白细胞降低、肝功能损害、恶心呕吐等胃肠道反应,应定期监测血常规和肝功能。使用硫唑嘌呤前建议患者测定硫代嘌呤甲基转移酶(TMTP)活性或相关基因检测,避免发生严重不良反应。

(2)吗替麦考酚酯:次黄嘌呤 5 单磷酸脱氢酶的非竞争性抑制药,可以阻断鸟嘌呤核苷酸和脱氧核苷酸代谢。用法:每天 $1 \sim 1.5 g$ 口服,其不良反应主要为胃肠道症状和增加感染机会。

(3)利妥昔单抗:是一种针对 B 细胞表面 CD20 的单克隆抗体,B 细胞消减治疗能减少 NMO 的复发和减缓神经功能障碍进展。用法:按体表面积 $375 mg/m^2$ 静脉滴注,每周 1 次,连用 4 周;或 1000mg 静脉滴注,共用 2 次(间隔 2 周)。国内治疗经验表明,中等或小剂量应用对预防 NMOS 仍有效,且不良反应小,花费相对较少。用法:单次 500mg 静脉滴注,$6 \sim 12$ 个月后重复应用;或 100mg 静脉滴注,每周 1 次,连用 4 周,$6 \sim 12$ 个月后重复应用。为预防静脉滴注的不良反应,治疗前可用对乙酰氨基酚、泼尼松龙。利妥昔单抗静脉滴注速度要慢,并进行监测,大部分患者治疗后可维持 B 淋巴细胞消减 6 个月,可根据 CD19/CD20 阳性细胞或 CD27 阳性记忆细胞监测 B 淋巴细胞,若 B 淋巴细胞再募集可进行第 2 疗程治疗。

(4)米托蒽醌:是一种抗肿瘤药。通过嵌入 DNA,抑制核酸合成而导致细胞死亡,能抑制淋巴细胞迁移和减少促炎性细胞因子产生,抑制 B 细胞功能。用法:按体表面积 $(10 \sim 12) mg/m^2$ 静脉滴注,每个月 1 次,共 3 个月,后每 3 个月 1 次,再用 3 次,总量不超过 $100 mg/m^2$。主要不良反应为心脏毒性和治疗相关的白血病,使用时应注意监测心电图和心脏彩超,每次注射前应监测左室射血分数(LVEF),若 LVEF<50 或较前明显下降,应停用米托蒽醌。此外,因米托蒽醌的心脏毒性有迟发效应,整个疗程结束后,也应定期监测 LVEF。

(5)甲氨蝶呤:一种叶酸还原酶抑制药,主要抑制二氢叶酸还原酶,导致 DNA 的生物合成受到抑制,甲氨蝶呤单用或与泼尼松合用能减少 NMO 复发和功能障碍进展,其耐受性和依从性较好,价格较低,适用于不能耐受硫唑嘌呤的不良反应及经济条件不能承担其他免疫抑制药的患者。用法:每周 15mg,单用或与小剂量泼尼松合用。

(6)环磷酰胺:环磷酰胺是双功能烷化剂及细胞周期非特异性药物,环磷酰胺对减少 NMO 复发和减缓神经功能障碍进展有一定疗效,为二线药物,用于其他治疗无效。用法:600mg 静脉滴注,每 2 周 1 次,连续 5 个月;或 600mg 静脉滴注,每个月 1 次,共 12 个月。年总负荷剂量不超过 $10 \sim 15 g$。主要不良反应有恶心、呕吐、感染、脱发、性腺抑制、月经不调、停经和出血性膀胱炎。使用时监测血常规、尿常规,白细胞减少应及时减量或停用,治疗前后嘱患者多饮水。

3.对症治疗

NMO 的对症治疗大多数治疗经验均来自对 MS 的治疗,痛性痉挛可选用卡马西平、加巴喷丁、普瑞巴林、巴氯芬等药物,慢性疼痛、感觉异常等可应用阿米替林、普瑞巴林、选择性 5-羟色胺再摄取抑制药(SSRI)、去甲肾上腺素再摄取抑制药(SNRI)及去甲肾上腺素能与特异性5-羟色胺抗抑郁药物(NaSSA)。顽固性呃逆可用巴氯芬。抑郁焦虑可应用 SSRI、SNRI、NaSSA 类药物以及心理治疗。伴有呼吸循环障碍,必要时行辅助通气循环支持,对于长期卧床患者需要预防血栓形成和呼吸道、泌尿系感染等。

4.康复治疗

对于有吞咽、肢体、语言等功能障碍应尽早进行康复训练,在专业康复医师和护士指导下制定合理的个体治疗方案,改善日常生活能力,对严重焦虑、抑郁甚至有自杀倾向患者应给予心理治疗,同时对患者及亲属进行疾病宣教、生活指导,提高治疗的依从性。

第三节　急性播散性脑脊髓炎

急性播散性脑脊髓炎(ADEM)是一种急性起病,临床表现多样的中枢神经系统炎性脱髓鞘疾病,好发于儿童和青年,感染及疫苗接种是最重要的诱因,以发热、精神异常、意识障碍、癫痫发作及局灶性神经系统症状与体征为主要临床特点,人群中发病率相对较低。严重者往往起病急骤,病情凶险,没有及时治疗者死亡率较高。

一、病因和发病机制

1.病因

ADEM 的病因尚不完全清楚,最新的研究认为,ADEM 是发疹性疾病和接种疫苗后的病理反应。

(1)感染:ADEM 常继发于各种病原微生物感染后,常见病原为麻疹、水痘、风疹、腮腺炎、单纯疱疹、EB 病毒、乙肝病毒、HIV、支原体、A 组 β 溶血性链球菌等。

(2)疫苗接种:ADEM 最早见于接种水痘或狂犬病疫苗后,后来发现亦可见于接种卡介苗、麻疹减毒活疫苗、乙脑疫苗、百白破疫苗、流感疫苗、人乳头瘤病毒疫苗等。有研究认为,由 CNS 组织制成的疫苗最容易引起 ADEM。

(3)病因不明:部分患者起病前找不到明确的诱因。

2.发病机制

ADEM 发病机制尚不明确,目前的研究认为是 T 细胞激活导致针对髓鞘或其他自身抗原的免疫反应。

(1)病毒机制:病毒、病毒代谢产物、疫苗相关成分直接破坏髓鞘,病毒或被感染的髓鞘成分诱发宿主细胞的细胞或体液免疫反应。

(2)分子模拟机制:病毒或疫苗中的某些成分结构与髓鞘抗原结构相似,导致错误的免疫识别、应答而引发自身免疫反应。

(3)抗原抗体反应:ADEM 患者血清中可检测到抗髓鞘碱性蛋白(MBP)和抗髓鞘少突胶质细胞糖蛋白(MOG)抗体,经治疗后抗体可消失,也可能持续存在并演变为多发性硬化。

二、临床特点

(一)临床表现

ADEM 最常见于儿童及年轻成人,虽可发生于任何年龄。在儿童病例有季节性,以冬及春为发病高峰,在儿童人群,男性发病较多,而成人则相反。约 2/3 儿童病例有前驱感染的临床证据,而成人约占 1/2。首发症状的时间因触发感染而不同;典型的在非神经疫苗接种后的 1~14 天,出疹性疾病中皮疹出现后 1 周或不到 1 周,接种狂犬病疫苗后则为 1~3 周(或更长),呈现广泛性的不同神经表现,可以是局限性及非局限性,起病迅速,数小时到数天进展,急性脑膜脑病常见于儿童(及几乎均伴发于麻疹),意识水平可内抑制进展到昏迷。青春期及年轻成人偶可呈现精神病。儿童较常伴有虚性脑膜炎、头痛及发热、全身违和及肌痛,但偶见于成人病例。局限及全身性痫性发作较常见于感染后 ADEM,比接种疫苗的多。可发生呼吸衰竭(继发于意识抑制或脊髓炎),而脑病、发热、痫性发作及虚性脑膜炎症在 MS 是非常罕见的。

ADEM 的局限性表现可有不同,取决于 CNS 内炎症性脱髓鞘性过程的部位及严重程度。多灶性神经缺损包括锥体束、大脑(偏瘫)、脑干(脑神经麻痹)、脊髓(截瘫)及小脑征等的不同组合,极常见。脑神经病包括两侧视神经炎,发生于 ADEM 较 MS 多见(表 6-3-1)。孤立的横贯性脊髓炎常考虑为独立的病名引起截瘫及排尿功能障碍,但可以是 ADEM 的一部分,约占 1/4 病例。

ADEM 可累及周围神经系统,特别是在疫苗接种后的类型,好发于神经根。疫苗接种或感染后,可引起 CBS,而感染后 CBS 与 ADEM 合并发生已有报道。MS 时未见周围神经受损,为 ADEM、MS 鉴别的主要发现之一。

表 6-3-1　ADEM 及 MS 的表现比较

	ADEM 较可能	MS 较可能
年龄	儿童<10 岁	成人、儿童免损
性别	儿童男性稍多,成人则相反	女性较男性多见,约 2 倍
症状	前驱感染	常不严重
	前驱疫苗接种	
	双侧视神经炎	单侧视神经炎
	常较严重	症状缓慢进展性
	发热	
	头痛	
	失语	急动性语言
	虚性脑膜炎	
	昏迷	正常意识
	脑干症状	
	痫性发作	震颤

	ADEM 较可能	MS 较可能
	认知受损	阵发性症状(三叉神经痛)
	多灶性神经缺损	
CSF	淋巴细胞增多,寡克隆带阴性,起病时可阳性,但 6 个月后消失,蛋白质上升	淋巴细胞增多,寡克隆带持久阳性,但起病时可阴性,以后再出现蛋白质上升(但较 ADEM 低)
	IgG 指数正常	IgG 指数增加
MRI	较大的病变	脑室周围病损
	占位效应及水肿	钆增强不均匀
	灰质受累	T_1 低强度("黑洞")
	一致性钆增强	随访扫描可显示新病损
	随访扫描正常或病变消散无新病损	

急性出血性白质脑脊髓炎或 Weston-Hurst 病是罕见的,病情较 ADEM 重(常致命),可能系同一疾病的重型,其病程较迅速,伴明显的系统性表现;痫性发作常见及常陷入昏迷。CSF 常显示压力增高及多形性细胞反应(淋巴细胞、中性粒细胞)及红细胞数明显增多,反映微出血性过程。

多症状性表现常见于 ADEM,如脑病及对称性四肢锥体束征,儿童在激发感染后呈暴发性脑炎样疾病。某些患者病情发展较缓慢,呈行为改变,技能发育的丧失,头痛及慢性疲乏。

(二)检查

ADEM(及 MDEM)的诊断常依据典型临床表现,尚无一种试验具有特征性,以下检查有助于诊断。

1.脑脊液

ADEM 的 CSF 可能完全正常,但可显示 CSF 淋巴细胞增多(<100/dL)、蛋白增高,均较 MS 明显。CSF 寡克隆带较 MS 的少,儿童 ADEMCSF 寡克隆带发生率为 3%～20%,成人 ADEMCSF 寡克隆带阳性率为 58%,ADEM 患者 CSF 出现一过寡克隆带并非不常见,恢复期 CSF 寡克隆带几均阴性,但在 MS 则罕见一过性寡克隆带,检出 ADEM 患者 CSF 特异性病毒蛋白成为其病因,但其诊断价值未确定。NMO-IgG 阴性,ADIM 无 MRI 增强反映为血清阳性 NMO 的患儿表现。

2.影像学检查

ADEM 的脑 CT 可以正常,但常显示皮质下白质非特异性低密度病损,可有或不增强。急性出血性脑脊髓炎病例的 CT 扫描可显示炎症伴出血及水肿。MRI 的诊断价值较 CT 大,MRI 为帮助 ADEM 诊断、鉴别 ADEM 与 MS 的辅助标准。标准 T_1、T_2 及 FLAIR 及 T_1 对比剂序列为肯定疾病活动的初始步骤,系列 MRI 检查极为重要。ADEM 时典型的 MRI 发现为:不对称、两侧性、多斑点头区均匀或轻度不均匀,T_2WI、质子密度加权成像及 FLAIR 信号强度增高,病变>4cm。ADEM 相关病变可以是大的连接占位,可达几乎白质的全部,但较小病变似 MS。可观察到广泛局灶性周围水肿,胼胝体在 ADEM 常不受累,虽白质受累突出,灰质亦可受累,特别是基底核、丘脑及脑干、深部灰质受累可能为 ADEM 与 MS 鉴别的可靠标准。

所有 ADEM 病损显示对比后增强,可为斑点状、结节、弥漫结节、无定形脑回或不完全或完全的环形增强,系列 MRI 检查已证明见于大部分 ADEM 病例。脑病损可部分或完全消散,随访时新病变形成极罕见,而 MS 则否。某些 ADEM 病例 MRI 异常显现,在症状起病与一般 MRI 扫描间延迟数天、数周,甚或超过 1 个月。

区别 ADEM 及 MS:无弥漫性两侧病变型,黑洞的存在,有存在 2 个或 2 个以上的脑室周围病变。用这个标准,MS 首次发作与单相 ADEM 患者鉴别,敏感性为 81%,特异性为 95%。

DWI 及 MRS 对急性脱髓鞘高度敏感,对诊断可能有帮助。单一复发 DEM 患者的 MRI 可提示 DWI 能识别 ADEM 时的急性与慢性脱髓鞘。MRS 可区别急性脱髓鞘与脑肿瘤,因 ADEM 病损显现巨分子及乳酸上升,NAA 下降,谷氨酸/谷氨酰胺(GLx)水平有助于鉴别 ADEM 与脑肿瘤。该检查显示 ADC 在大多数 ADEM 病例局限化,见于病变的周边,ADC 值从 $0.55 \times 10^{-3} \sim 0.64 \times 10^{-3}$ mm^2/s。急性期 ADC 值下降,提示弥散下降,稍后成像(亚急性期)显示弥散增加,ADC 值增加,急性期成像病变的 NAA/含胆碱化合物有下降,但亚急性期 NAA/肌酐及 NAA/含胆碱化合物均减低。

ADEM(5/8 例)弥散受限,DWI 高信号,ADC 圈低信号,但与疾病的时期不相关,脑干受累,可见脑干水肿征,天幕上或脑干的信号强度改变指示预后差,FLAIR 序列、DWI 及 ADC 图像显示最佳,虽 DWI 及 HRS 主要可鉴别急性脱髓鞘与脑瘤。

脊髓脱髓鞘病变特别难以鉴别 ADEM 与 NMO,ADEM 的脊髓病变多为火焰状,高 T$_2$ 信号,可局限于灰质、白质,或两者均累及,较 MS 更广泛。与 MS 或特发性横贯性脊髓炎比较,ADEM 可波及全切面脊髓。常伴有肿胀及斑点周围增强,使之这些病变仅通过成像背景难以与脊髓肿瘤区别。PNS 受累在诊断脊髓 ADEM 中特别重要。

MRI 可正常,或在起病后 5~14 天出现异常,儿童 ADEM 可显示仅单个脱髓鞘灶,成人患者亦可呈现单灶,甚至呈肿瘤样,有时需作活检,以排除感染或恶性病变。病灶多播散于整个 CNS 内,MRIT$_2$WI 可见多灶高信号病灶。如 MS 时所见,但其分布不同,ADEM 的病灶常较大,倾向于广泛及对称分布于大脑及小脑白质,有时在基底核、丘脑及脑干,有时亦可局限于脑干、小脑。钆增强亦有助于鉴别 ADEM 与 MS,因仅急性病变会增强,ADEM 所见病损及其增强征应同一时间及程度,而 MS 病灶的时间亦是不同的。时间上均匀病损在儿童病例较成人病例常见,时间上不均一病损表现不一定排除 ADEM。MS 时新病灶可为无症状性,在 T$_1$WI 呈低信号或"黑洞",提示系以前的破坏性炎性脱髓鞘过程。ADEM 及 MDEM 的 MRI 随访扫描应显示出病损部分或完全消散,但未见新病损出现。

MRI 在急性 CNS 白质疾患诊断具有核心重要性,临床孤立综合征者脑 MRI 异常倾向于进展为 MS,一项研究报告 10 年随访中占 83%,而 MRI 正常者仅 11% 在同期转变成 MS。病灶数增多,幕下病损及脑室周围病损具有 MS 阳性预告价值。ADEM 多累及皮质下白质,很少累及脑室周围白质。反之,MS 病灶倾向于皮质下白质及脑室周围,成人 MS 大都位于脑室周围病灶,特别在侧脑室三角部及体部。皮质灰质病灶虽不常见,仅见于 ADEM 组,亦可以是

ADEM 的仅有表现。基底核病灶常为无症状性,近 2/3 部分消散,1/3 近乎消失。

ADEM 病损边缘不清,可能系水肿之故。但 MS 病灶边缘较清晰,某些恢复期 ADEM 病例 MRI 病灶迅速消散。

ADEM 及 MS 白质病灶均不对称,是获得性脱髓鞘病损的特征。对称性白质异常应考虑白质营养不良。反之,ADEM 的深部灰质异常常是对称性的。恢复期 MRI 有助于鉴别 ADEM 与 MS。大多数儿童 ADEM 复查 MRI 显示完全或部分消散,某些病例可残留胶质增生及脱髓鞘,恢复期 MRI 单相性组无新病灶。相反,系列 MRI 扫描成人及儿童 MS 常显示新的症状性病损(复发时),或无症状性病灶(恢复期)。DWI、MTI、质子波谱分析可提高诊断特异性。

(三)诊断

ADEM 的诊断常根据在前驱事件(如感染或疫苗接种)的背景下,发生局灶或多灶性 CNS 播散性损害综合征。一般诊断不困难。依据发病年龄及临床表现对其病因进行鉴别诊断,在鉴别时以下情况应予注意:①初次发作需与 MS 鉴别,表 6-3-1 有助于鉴别 ADEM 与 MS。非特异性感染在临床神经综合征前并不能鉴别 ADEM 及 MS,因 MS 可在感染后加重。②CNS 血管炎亦可呈现 CNS 多灶性损害表现,可伴或不伴系统性表现(为 DIC 或血清病),应注意鉴别。③多发脑梗死特别是心源性脑栓塞常无前驱事件。④慢性脑膜炎或肉芽肿瘤(结节病)的起病形式及 CSF、MRI 改变与 ADEM 有明显差别。如主要临床表现是单灶性,需排除局限性脑炎、脑脓肿或脑瘤。⑤病情严重者应与感染性脑炎鉴别(表 6-3-2)。

表 6-3-2 ADEM 与感染性脑炎的比较

	ADEM	感染性脑炎
临床特点		
最常见年龄	儿童	任何年龄
近期疫苗接种	常	不常
前驱疾病	常有	偶有
发热	可发生	常见
视觉丧失(一或两眼)	可发生	不常见
脊髓受损征	可发生	罕见
实验室发现		
血液	偶发生白细胞增多	白细胞增多常见
MRI(T_2加权)	多发相同程度高信号灶,可累及两侧大脑半球白质,基底核、脑干、小脑及脊髓	两侧大脑皮质灰质及其白质一个或多个弥漫性高信号灶。基底核、脑干及小脑较小范围的高信号灶
CSF	淋巴细胞性白细胞增多,蛋白质升高,糖正常及培养阴性,急性出血性白质脑炎可见红细胞	淋巴细胞性白细胞增多,蛋白质升高,糖正常、培养阴性、单纯疱疹脑炎可见红细胞

(四)病程

ADEM 可在数日内达高峰,缓解亦可相同迅速。以往死亡率高(可达 20%),特别是麻疹后 ADEM(10%~30%),随麻疹疫苗接种后麻疹发病降低,死亡已属罕见。大多数 ADEM 可在数周或数月得到完全恢复,有的病例可残留运动紊乱、认知受损、视力丧失及行为问题。少数发生痫性发作,成人 ADEM 的预后较儿童 ADEM 差。

儿童 ADEM 并不复发,儿童 MS 至少 2 次分开发作(至少相隔 1 个月)。ADEM 发病后数月内复发,应考虑复发性 DEM,其复发表现与首次相似。复发在 6 个月后,则为 MDEM,复发表现与首次发作不相同,所有儿童 MDEM 复发在停用激素 2 个月内,故至少 6 个月应避免免疫刺激(疫苗接种)。儿童 MS 在一年内复发占 35%~60%.某些病例可数年不复发,但可进行性加剧。

三、临床类型

(一)感染后脑脊髓炎

感染后脑脊髓炎(PIEM)有前驱或伴发感染,一般发生于感染后 30 天内常为病毒性,多为麻疹病毒感染,约为 1/1000。ADEM 可见于水痘-带状疱疹及风疹病毒感染,发生率分别为 1/10000 及 1/20000。其他感染(或副感染)激发原因包括支原体(及其他非典型肺炎)感染、疱疹病毒、钩端螺旋体及包柔螺旋体。PIEM 的发生率在广泛接种麻疹疫苗后已大大减少,但仍有发生。非特异性感染或未认识的病毒性感染亦可为 ADEM 的前驱,故无特异性感染介质,不应排除其诊断,Olek 等称之为特发性 ADEM。依据前驱疾病,ADEM 表型可有不同,麻疹伴 ADEM 倾向于临床表现严重,小脑性共济失调与风疹感染密切有关。最近报道儿童 ADEM 可伴发于链球菌 Aβ 感染,见于 3~14 岁儿童,呈典型的 ADEM 临床表现,但以肌张力不全性锥体外综合征为突出表现(70%),或呈情绪不稳,不适当言语等行为疾患(50%),该综合征发生在急性咽炎后,但与风湿热或小舞蹈症不同,可伴抗基底核抗体上升。

(二)疫苗接种后脑脊髓炎

历史上描述的狂犬病疫苗接种后及麻疹病毒感染后疾患为疫苗接种后脑脊髓炎(PVEM)原型。1853 年较广泛接种琴纳天花(牛痘)疫苗患者发生"神经麻痹性意外",1920 年接受从兔脊髓制备的狂犬病疫苗后,使约 1/1000 人发生"神经麻痹性意外"。

最初认为神经麻痹性意外由疫苗的病毒组分所引起,后认识到其系 CNS 组织污染了疫苗的结果。现已不再用活体感染的 CNS 组织来制备疫苗,与实验性过敏性脑脊髓炎(EAE)相似,EAE 是由接种髓鞘或髓鞘抗原到合适的实验动物,产生临床及病理上与 ADEM 极相似的疾病。PVEM 继续见于狂犬病疫苗含神经组织后,如样本制剂是从兔脑制备,鸭胚疫苗亦含小量神经组织,特别应用在发展中国家。无神经成分的麻疹、腮腺炎及风疹疫苗是最常伴发 PVEM 的,但其发生率为(1~2)/1000000 活麻疹疫苗接种,低于麻疹病毒感染后 PIEM 的发生率 1/1000。虽两者均为 ADEM 的原因,为预防 ADEM,疫苗接种会显著降低 ADEM 的发生率。PVEM 将只占现今 ADEM 病例中 5% 以下。PVEM 的潜伏期一般为疫苗接种后 3 个月内。

（三）器官移植后脑脊髓炎（POREM）

同种异体实质器官移植已用于心脏、肺、胰、肝、肾及其他器官疾病的治疗,此外同种异体性骨髓移植已成为血液急性肿瘤的治疗方法,自体血细胞生成性干细胞移植近已考虑用于自身免疫性疾病的治疗。近有报告 ADEM 发生于 2 例移植后患者,其中 1 例 EB 病毒可能为其致病原。至少两种不同的机制引起 POTEM:①由于器官移植后,长期应用免疫抑制/免疫调节药物,使这些患者受急性微生物感染或潜在病毒感染再活化的危险性增加。感染的危险性在同种异体移植时增加明显,感染可经供者器官转移到受者。②甲氨蝶呤、环孢素及环磷酰胺等免疫抑制剂与像 ADEM 的 CNS 白质疾病有关。这些药物亦抑制免疫反应,其与引起 ADEM 的发病原理有关,因而可能用于 ADEM 的治疗。若器官移植受者 ADEM 的总发生率较一般人群高,随着器官移植应用的增多,ADEM 的发生可能会增加。

（四）MDEM

ADEM 的临床表现为单相病程。恢复期发生复发代表生理性传导阻滞,而不是免疫介导机制的真正再活化。已有报告复发的脑脊髓炎病例,特别是小儿病例,成人复发则难与 MS 鉴别。相对罕见的 ADEM 病例复发,曾称为慢性或复发性 ADEM,近曾建议称双相性 EM,由于缺乏 MDEM 的严格定义,而致不同组报道的 MDEM 描述呈现不同的临床病理学实体。MDEM 可能代表激素调制的 ADEM,或一种不寻常类型的 MS,或易感 ADEM 个体的机会复发,或可能是三者的综合。

一项重要的对的 48 例儿童 CNS 急性播散性脱髓鞘病的研究,平均随访 5.64 年,28 例（58.1%）最终诊断为 ADEM,7 例（15%）为 MDEM,13 例（27%）为 MS。MDEM 病例在初次发作后数月内复发,所有复发发生于停用激素后 2 个月内,提示 MDEM 部分可能是激素干预 ADEM 的自然史的现象。在此后的随访期可未再复发。而另一组 84 例儿童 ADEM 随访 6.6年,其中 90% 为单相性,10% 为双相性病程;可见 MDEM 好发于儿童。

据报道,成人 MDEM 的平均年龄为 30～77 岁,1 例曾 4 次发作,2 例 3 次发作,2 例各有 2次发作,均无前驱感染或疫苗接种。首次复发见于首次发作后 13 个月。复发的临床表现,至少部分是在首次发作的相同 CNS 范围,少有寡克隆带。MDEM 在空间及时间的播散性较 MS的少。

（五）急性出血性白质脑脊髓炎（AHLEM）

AHLEM 或 Weston-Hurst 病是一种超急性 ADEM,罕见,病情较 ADEM 严重,常可致命。

最常见前驱病史是非特异性上呼吸道感染,无特异性诊断性临床试验。临床表现拟似 ADEM,但发展更急,更严重。伴明显的 CNS 表现,包括局部或多灶神经学体征,常发生痫性发作及意识模糊,常可陷入昏迷。曾有报告在初期恢复后复发。常伴发热,CSF 压力常增高,蛋白质、红细胞、白细胞增多,反映微出血性过程。初期 CT 正常,继以低密度白质病变,出现在首发症状后 12 小时内,CT 上的病损可随病情缓解而大部分消失,MRI 在病损发展方面可显示更多发现。

该疾患代表较严重及破坏型 ADEM,CNS 白质坏死性血管炎,累及小静脉及毛细血管,血管周围多形核细胞及红细胞积聚。血管周围脱髓鞘病损常融合成大的病损。

鉴别诊断包括：迅速发展的发热及意识模糊的局灶性大脑疾患，包括脑脓肿及脑炎，特别是单纯疱疹性脑炎。

（六）复合性中枢及周围性脱髓鞘病

尚未完全确定，有些病例报告其呈亚急性进展性病程，迄今尚未证明有关的病毒或神经抗原，PNS 可见洋葱球形成，提示脱髓鞘及再髓鞘化，这些患者有与 MS 一致的临床表现，可能是中枢神经及周围性脱髓鞘病两种疾病并存。

（七）局限型 PIEM

ADEM 的病损及表现可局限于 CNS 的某部分，如脊髓、视神经或小脑。

1.急性及亚急性横贯性脊髓炎

急性及亚急性横贯性脊髓炎是指数小时到数天的单独脊髓功能紊乱，无脊髓受压证据，严重者呈完全性横贯性脊髓炎，39％有前驱发热病，初症为感觉异常、背痛或下肢无力，37％神经缺损在 1 天内达最重，42％后果良好，38％一般及 20％差。迅速发病者预后差，约 7％发展成 MS（临床诊断）。完全性横贯性脊髓炎与部分性或不全性综合征不同，后者中 50％～90％演变成 MS。

2.视神经炎（ON）

MS 时的 ON 大多数为单侧性，VEP 亦提示对侧眼受累，同时两侧性 ON 罕见于 MS，较常见于 Devic 病。ON 后发展成 MS 的发生率在 20％～70％，单独 ON 并不代表 ADEM，小儿发疹后发生 ON 是副感染的最佳例子，曾有报告在麻疹、风疹、腮腺炎及水痘后。大多数病例呈双侧 ON 受累，仅小部分病例有附加神经异常。年龄较轻进一步提示不是 MS 的初起表现。大多数 ON 患者视力恢复好，在风疹后 ON 病例预后稍差。

3.小脑炎

急性、单一共济失调见于很多不同的病毒感染后，最常见于水痘感染，约有 50％，小儿水痘病例中为 1/1000，恢复良好，病程数日到 3～4 周，大多数病例可自发缓解，ON 系直接侵入还是自身免疫，皮质激素治疗效果等均待解决。

四、发病机制

ADEM 的感染因子与免疫系统尚未被广泛研究。虽感染因子与 ADEM 发病机制密切有关，但 CSF 内未曾分离到微生物。分子拟似可能是前驱感染触发 ADEM 的机制之一。虽有研究已经证明儿童 ADEM 的周围及 CSF 淋巴细胞特别是 Th2 细胞已对 MBP 的反应性增加，在血清中亦未发现抗 MBP 抗体。然而，ADEM 的进一步免疫学研究，尚需决定 ADEM 与 MS 间是否存在差异。尽管 ADEM 与 MS 在多灶性脱髓鞘伴淋巴细胞性及巨噬细胞浸润间存在明显的病理学相似性。但仍有重要的差异，死于起病后 1 个月内不同间隔的 ADEM 患者的病理组织学研究，已经证明在临床表现数天内显示非常多的镜下病损，以后病损大小或数目并不增加。而在相同时期急性或早期 MS 起始时病损较少及较大，且在病程中病损增大及数目增多。以炎症脱髓鞘病的动物模型看，EAE 与 ADEM 很相似；狂犬病疫苗接种后 ADEM 实际上就是人 EAE。

ADFM 的组织病理,炎症及脱髓鞘区显示静脉周围有单核细胞,有时有中性粒细胞及满载脂质的吞噬细胞,较晚期有星形细胞增生及胶质增生的病理证据。

动物模型研究的结果指出感染机制及一种继发性自身免疫反应引起 ADEM 的 CNS 脱髓鞘。感染因子引起初始损伤,继之以继发性自身免疫反应。髓鞘蛋白的序列与入侵病毒有明显同源性,感染因子(或一种疫苗)及髓鞘位点分享共同抗原,能触发一种自身免疫反应,常指分子拟似性。T 淋巴细胞介导自身免疫反应对髓鞘自身抗原(如 MBP、PLP 及髓鞘少支细胞糖蛋白)。在福氏试剂免疫接种后可诱导 ADEM。在 Theiler 小鼠 EM 病毒模型中,$CD4^+$ 及 $CD8^+$ T 淋巴细胞与继发自身免疫反应有关。已经观察到在病毒感染后对髓鞘自身抗原的 $CD4^+$ 及 $CD8^+$ T 淋巴细胞反应。有趣的是,严重免疫缺陷小鼠不能发生免疫反应,并不发生脱髓鞘。B 淋巴细胞及抗体对神经节苷脂 GM_1 及 CDla 亦可能起作用。研究识别 Th2 细胞($CD4^+$ 辅助亚组,驱动 B 淋巴细胞产生抗体),其对 ADEM 患者的周围血中 MBP 有反应性。引起 PIEM/PVEM 症状的精确分子机制尚未完全阐明,在 ADEM,B 淋巴细胞及 T 淋巴细胞一起介导 CNS 炎症性损害。可能是多种免疫机制导致临床综合征的效应相,进一步动物模型研究可能会提供对 ADEM 的病理生理更多认识。

五、治疗

对 ADEM 尚无特殊治疗。因其罕见,故尚无报道关于其任何治疗药物的规范的临床试验,因此疾病的处理是根据其发病机制。与 MS 一样,进行免疫抑制及免疫调节。因 MS 有慢性神经变性、轴索丧失与炎症程度相关性差,故 ADEM 更属纯粹的炎症性脱髓鞘疾病。用于 MS 的治疗会更有效于 ADEM,并影响长程预后。

1.皮质激素

皮质激素对 ADEM 是有效的第一线治疗,建议静脉滴注甲泼尼龙 0.5~1g/d,3 天。ADEM 的自然病程呈现自发性改善,因此难以绝对确定其有效性。最近倾向认为激素对 ADEM 病例的存活改善,可能反映皮质激素,特别是甲泼尼龙的应用增多。皮质激素应用的合理性是其能减轻炎症、减轻脑水肿及封闭血脑屏障,降低引起脱髓鞘的活性免疫细胞及体液因素。在某些病例,停用皮质激素治疗可继以复发,可能是形成 MDEM 的基础,MDEM 复发较 ADEM 后时间更短。GCS 使 ADEM 恢复改善,致残减轻,激素类治疗起保护性影响,停用激素而复发故应谨慎渐减口服泼尼松龙 1~2 个月。

2.血浆交换(PE)

PE 用于对静脉滴注皮质激素反应差的病例,若干报告 ADEM 对 PE 的反应好,但多与皮质激素及环磷酰胺合用。14 天中 7 次 PE,但改善常见于首次交换后。

3.静脉滴注免疫球蛋白(IVIg)

IVIg 亦曾成功治疗数例 ADEM,但其证据逊于 PE,已有若干未被证明神经炎症经 IVIg 治疗证明有效,常作为替代 PE 的简便治疗。现应用于 ADEM 对皮质激素治疗无反应及禁忌者,或不能实际应用 PE 者。IVIg 对 PVEM 患者较 PE 好。静脉滴注环磷酰胺治疗曾有成功的例子,但未得到广泛认可。

严重 ADEM 患者,特别是急性出血性白质脑脊髓炎,可发生脑水肿,应合用甘露醇及过度换气。若保守治疗无效,可考虑开颅减压术。ADEM 在常规疫苗接种后复发而成为 MDEM,故应在确诊 ADEM 后至少 6 个月内避免疫苗接种或其他免疫刺激。

4.电刺激小脑顶核(FNS)

我们曾对 5 例 ADEM 患者在皮质激素治疗后仍处于 AM 的病例,应用电刺激小脑顶核治疗 5～7 天,患者的意识障碍有明显改善,神经缺损症亦随之逐渐恢复,若同时服用多巴胺激动剂,效果可增加,值得临床试用,有待今后积累更多经验,进一步确定其疗效。关于其治疗机制、可能与 FNS 抑制血管免疫炎症、保护神经元,改善与促进神经传导等有关。

第四节　脑桥中央髓鞘溶解症

脑桥中央髓鞘溶解症(CPM)是临床罕见的与代谢紊乱相关的脱髓鞘疾病。由 Adams 在 1958 年首次提出在慢性酒精中毒或营养不良的患者,出现痉挛性四肢瘫痪、假性延髓性麻痹,并出现昏迷而且很快死亡。病理检查的主要发现是脑桥基底部大面积对称性脱髓鞘病变,髓鞘脱失明显,但并不存在炎症反应,考虑这种脱髓鞘病变是与代谢紊乱相关,而非炎性脱髓鞘。另外,长期性低钠血症的患者,当血钠纠正过快,也可以出现 CPM 表现。随着影像学的进步,很多 CPM 患者可以获得生前诊断。

一、病理

CPM 最显著的病理改变,就是在脑干水平切面可见脑桥基底部中央呈灰色,呈细颗粒状的病灶。病灶可从直径数毫米大小到占据几乎整个脑桥基底部,但在病灶与脑桥表面脑桥之间总有一圈正常髓鞘存在。病灶从背部可至内侧丘系,非常严重时可延至其他被盖部结构。极少见的情况下病灶可扩展至中脑,但从未牵涉到延髓,在脑桥有严重病变的病例中,有时可在丘脑、下丘脑、纹状体、内囊、深层脑皮质及相近的脑白质发现与脑桥病变相似,对称分布的脱髓鞘区,称之为脑桥外髓鞘溶解,显微镜下病灶最基本的特点是受累区髓鞘的全部破坏与相对完好的轴突及桥核神经细胞,病变总是从脑桥中心开始且病变最严重的部位也是此处,有时发展成明显的组织坏死,在脱髓鞘区可见反应性吞噬细胞与神经胶质细胞,但无少突神经胶质细胞,引人注目的是病灶无其他炎性反应存在。目前对此病的共识是:一些脑局部区域,特别是脑桥基底部,对某些代谢失调的特殊易感性造成了脑桥中央脱髓鞘症。这种代谢失调既可能是迅速或过度纠正的低钠血症,也可能是严重高渗血症。

目前临床对 CPM 病因和发生机制的看法不一致,普遍认为 CPM 是由某些严重疾病所致。Dieterle 等总结 1985 年以前报道的 315 例 CPM,前 2 位病因为慢性酒精中毒(41.0%)和电解质紊乱,尤其是低钠血症(32.0%)。回顾性分析国内 1999—2005 年报道的 72 例 CPM,首位病因是各种原因导致水电解质平衡紊乱(特别是低钠血症)及快速纠正史 39 例(54.0%),其次是酒精中毒(26.3%),其他病因包括垂体危象、放疗后、糖尿病、白血病、垂体瘤术后、另外肝移植术后、产后出血伴垂体功能不全、席汉综合征伴低钾、血液透析后等均有个案报道。

二、临床表现

(1)CPM为散发,男女及任何年龄均可发生,已有许多儿童病例报道。

(2)其显著特点是常伴发于严重疾病,常在原发病的基础上突然发生四肢弛缓性瘫、咀嚼、吞咽及言语障碍,眼震、眼球协同运动障碍;可呈缄默及完全或不完全性闭锁综合征;多数CPM患者预后极差,死亡率极高,可于数日或数周内死亡,少数存活者遗留痉挛性四肢瘫等严重神经功能障碍,偶有完全康复的患者。

①认知功能障碍:虽然典型的CPM表现为闭锁综合征,但实际上,几乎每例患者在急性期均存在认知功能障碍,甚至意识障碍,轻者仅为注意力、短时记忆力、记忆力保存能力下降及学习能力降低,重者可逐渐出现意识模糊、嗜睡甚至昏迷,部分严重感染者可有谵妄。意识障碍多为CPM的最早症状,也可在其他症状出现后不久逐渐显现。当原发疾病稳定,脑干等其他症状减退后,意识障碍也可逐渐好转,但认知功能障碍可保持较长,甚至终生遗留。目前认为,认知功能障碍除了因为原发疾病如韦尼克脑病、肝衰竭、肾衰竭、严重水电解质紊乱对中枢神经系统的损害外,更多是由于脑桥外髓鞘溶解累及皮质及皮质下的表现,由于CPM很少侵犯脑桥被盖部,故上行网状激活系统常不被累及。

②脑干症状:约1/3的患者可表现脑干损害症状,常为构音障碍、吞咽困难、咽反射亢进及舌不能外伸等球麻痹表现,少数可因双眼协同运动障碍而出现复视,还可有咀嚼无力及眼球震颤,由于大多数脑神经核团位于脑桥被盖部,较少受累,故瞳孔反射、角膜反射、面部感觉运动均被保留,偶见脑桥外病灶累及运动皮质而出现中枢性面瘫等表现。

③肢体瘫痪:肢体瘫痪的发生率较高,可累及双上肢及下肢,多数是四肢弛缓性瘫痪,腱反射降低,病理反射阳性,少数由于病灶累及运动皮质或传导束,从而出现四肢痉挛性瘫痪,腱反射亢进。一般而言,肢体瘫痪常发生在假性球麻痹之后,上肢症状较下肢出现早,这是由于在脑桥基底部,皮质-延髓束的位置靠近正中线,最早被波及,而皮质脊髓束中支配下肢的纤维最靠外,最后被波及,重者常表现为闭锁综合征。

④锥体外系症状:在MRI、CT检查及尸检中,可发现约半数CPM患者有小脑损害,多为小脑蚓部、齿状核及绒球小结叶萎缩,其中许多患者是与伴发的韦尼克脑病有关。部分还可出现基底节病变,急性期由于意识障碍、四肢瘫痪,故锥体外系症状并不明显,但起病几周后,患者常可出现小脑性共济失调、肌张力不全或类帕金森症候群,约半年后症状可基本消失,曾有报道仅有额叶皮质及深层髓鞘损伤而遗留平衡和步态异常。

⑤无症状性CPM:可见于有长期饮酒史患者,意识清楚,可表现为眼球震颤及小脑性共济失调步态等慢性酒精中毒症状,无锥体束征及脑神经损害表现,血清电解质无异常,听觉、运动诱发电位均正常,但MRI可见脑桥典型病灶,可累及大部分脑桥基底部,这些患者常在偶然的MRI检查及尸检中才被发现。

⑥低血压:除接受肾移植的患者外,几乎所有的CPM患者均会发生低血压,直立时血压更低,即使既往有高血压病史者或在老年患者中,也表现血压偏低。

三、辅助检查

1.脑脊液检查

基本正常,少数患者可出现颅内压轻度升高,蛋白质、细胞数升高等。

2.脑干听觉诱发电位

可表现为Ⅱ波以后不出波,潜伏期异常等脑干受损的特征性改变,脑电图大多正常,少数出现广泛性慢波。

3.CT、MRI

头颅CT、MRI的异常表现对诊断CPM有重要意义,但CT检出病灶的概率很小,MRI是目前最有效的检查方法。典型表现为基底部以中线对称的蝙蝠翅样病灶。MRI可显示对称分布的长T_1长T_2弛豫。出现临床症状1周内MRI可显示正常,发病后2～3周异常信号显示清楚,几乎占除周边外的整个脑桥。必须注意,MRI及CT阴性均不能完全排除CPM:①较小病灶不能完全反映出来;②MRI的特征性表现在起病后10天才最明显;③约几周后,病情缓解,MRI改变可完全消失。此外,需与梗死和肿瘤鉴别,CPM无显著占位效应,病灶的对称分布也不符合血管分布的特征。

四、诊断

患者在严重的疾病基础上几天内出现意识障碍、假性球麻痹、弛缓性四肢瘫痪及闭锁综合征,可临床诊断CPM,用MRI及CT检查有助于确诊。

五、鉴别诊断

1.急性基底动脉梗死

CPM应与急性基底动脉梗死鉴别,后者病情发展更快,病变范围更大,除脑桥外还可波及中脑、丘脑及延髓,其锥体束征常不对称,由于更多地累及脑桥被盖部结构,故可出现多数脑神经损伤。

2.多发性硬化

常有反复缓解及复发的病史,多部位损伤表现,很少单独累及脑桥基底部。

六、治疗

(1)本病应以预防为主,在严重器官功能衰竭、创伤、手术等情况下,应注意保持水、电解质紊乱,当出现低钠血症时,应按常规补钠,最初24小时内应＜12mmol,最初48小时内＜21mmol,并及时补充各种所需维生素及微量元素,控制因低钠血症所产生的中枢神经症状如痫性发作、颅内高压、昏迷、呼吸骤停等。

(2)目前CPM仍以支持及对症治疗为主,积极处理原发病。纠正低钠血症应采取慢速,不使用高渗盐水,并限制液体入量;急性期给予甘露醇、呋塞米等脱水药治疗脑水肿;早期用大剂量激素冲击疗法有可能抑制本病的发展;也可试用高压氧和血浆置换治疗。

七、预后

多数患者预后极差,于发病后数天或数周内死亡,死亡原因与原发疾病的加重有关。少数存活者遗留痉挛性四肢瘫等严重神经功能障碍,偶有完全康复的患者。

第七章　神经-肌肉接头和肌肉疾病

第一节　重症肌无力

重症肌无力(MG)是一种神经-肌肉接头传递障碍的慢性疾病,是认识相对充分的神经系统自身免疫性疾病之一。主要临床特征为受累骨骼肌肉极易疲劳,短期收缩后肌力减退明显,休息和使用抗胆碱酯酶药物后肌无力症状可部分和暂时恢复。

一、流行病学

MG 是累及神经-肌肉接头最常见的疾病。自 1950 年以来,50 个以上的研究调查了 MG的流行病学情况,大多数研究人群来自欧洲和北美,文献中报道的患病率高低不一。估计其患病率约为 43/100 万～84/100 万,但近期报道的患病率远高于此。英国的患病率约为 2/1 万～7/1 万,美国弗吉尼亚中部和北部的患病率约为 1.5/1 万,希腊的患病率为 70.63/100 万,平均年发病率约为 7.4/100 万。过去 50 年内 MG 的患病率增加而病死率显著下降。20 世纪 90 年代的患病率至少高于 50 年代 4 倍,美国 1995 年统计 MG 患者为 38000 名,而 2000 年统计时增至 59000 名,这可能与疾病的知晓率增加、检查手段的完善、患者寿命延长等因素有关。我国没有确切统计学资料,参照国外数据,估计至少有 30 多万人患 MG,但实际人数可能大大超过这一估计。

二、病因和发病机制

尽管本病曾被认为是"研究最为彻底的人类自身免疫病",但在发病机制方面仍存在许多争议,近些年来有关非 AChR 抗体机制的研究对原有认识做出了重要补充,目前对于 MG 的认识已从体液介导的自身免疫病转变成为整个免疫系统(抗体介导、细胞调节、补体参与)均有参与的神经-肌肉接头信号传递障碍性自身免疫病,其发病机制可归纳为以下几方面。

1.自身免疫机制

最早在 MG 中发现的自身抗体是横纹肌抗体,这类抗体中绝大多数被证明与结构蛋白 Titin 相结合,晚期起病者 Titin 抗体阳性率高且病情严重,胸腺瘤患者常可见 Titin 和 Ryano-dine 受体抗体阳性,这型患者可合并有心肌炎或肌炎。其他骨骼肌蛋白抗体在 MG 患者中也有所报道,包括肌球蛋白、原肌球蛋白、肌钙蛋白等,这些抗体与 MG 发病机制的关系尚未明了。自从 20 世纪 70 年代后,实验研究证明,由电鳗放电器官提取的 AChR 注入家兔、豚鼠、猴等动物后可成功地产生实验性肌无力模型,并在实验动物血清中测到抗 AChR 抗体。70%～90%的肌无力患者血清中可以测到抗 AChR 抗体。因此,多数人认为重症肌无力是以体液介导为主的自身免疫病。AChR 抗体为多克隆抗体,其轻链和亚类结构各异,不同患者的抗体可能识别的抗原表位也不相同。大多数致病性抗体与 AChR-α 亚单位形成的抗原表位结合,此区域称为主要免疫原区(MIR)。MIR 中最主要的致免疫片段位于 α 亚单位的胞外氨基端。Manfredi 等发现 MIR 区域与某些逆转录病毒的抗原表位存在分子模拟。AChR 抗体影响神经-肌肉接头信号传递主要通过以下三种机制:①直接与 AChR 结合并影响其功能;②与 AChR 交联后促进胞饮作用和加速受体的降解;③激活补体导致突触后膜的破坏。大约 20%左右的全身型 MG 患者 AChR 抗体呈阴性,在这些患者中 30%的患者血清中可检测到 MuSK 抗体,但是 AChR 抗体阴性的眼肌型 MG 患者 MuSK 抗体也阴性。MuSK 抗体阳性患者的病情似乎重于 AChR 抗体阳性者,部分患者有肌萎缩。一些 MuSK 抗体能破坏 AChR 的通道功能,但其具体病理机制不明。有人推测 MuSK 抗体可能是通过影响 AChR 在神经-肌肉接头的簇聚而破坏神经-肌肉接头传递。

AChR 自身抗原被抗原提呈细胞(APCs)摄取后,形成 APC-MHC Ⅱ类分子-多肽三分子复合物,与 T 细胞受体(TCR)特异性结合,成为 T 细胞激活的第一信号。APCs 表面的 B7 分子和 T 细胞表面的 CD28 结合形成 T 细胞激活的第二信号。双信号的作用使 T 细胞激活,完全活化的 CD4+ T 细胞表达 CD40 配体。B 细胞可以通过 TCR 识别的三分子复合物及其 CD40 与 CD4+ T 细胞表面 CD40L 结合而激活,从而产生大量的细胞因子和特异性抗体,最终导致针对 AChR 自身抗原的免疫损伤。因此,MG 患者体内 AChR 特异性的 CD4+ T 辅助细胞对于 B 细胞的激活和高亲和力 IgG 抗体的合成至关重要。

一些研究表明,Th1 和 Th2 细胞分泌的细胞因子与 MG 的发病机制有关,IL-4 具有促进 B 细胞增殖、分化以及 AChR 抗体产生的作用,可能与疾病的进展和持续有关;IFN-γ 可诱导 B 细胞成熟,辅助 AChR 抗体的产生并诱导临床症状的产生,可能与疾病的起因有关。所以有学者认为,IL-4、IFN-γ 可能是 MG 的中心效应分子。

在动物实验中,若预先耗竭补体,实验性变态反应性肌无力模型则不能制成,而 MG 患者突触后膜则发现补体及免疫复合物的异常沉积,说明补体参与了 MG 发病。近来在实验性肌无力(EAMG)动物的眼外肌中发现衰变加速因子(DAF)、CD59 和补体受体-1 相关蛋白等补体调节蛋白水平明显降低,提示可能与眼外肌易受累有关。

2.胸腺异常

胸腺在诱导自身抗原免疫耐受和淋巴细胞对外来抗原免疫应答方面发挥重要作用。在发育过程中,可以见到骨髓干细胞出现于胸腺被膜下并发生基因重排,并编码 T 细胞的抗原受体。未成熟 T 细胞穿过胸腺皮质,能识别 MHC 抗原的到达髓质。绝大多数不能识别自身 MHC 抗原的未成熟 T 细胞会被自动删除。在这一过程中可能会对自身抗原应答的 T 细胞也会被清除。T 细胞一旦到达髓质,即可分化为辅助和抑制性细胞并输出到周围。

临床上,90%的 MG 患者有胸腺异常,约有 70%的患者伴发胸腺增生,即使胸腺大小正常者亦有生发中心增多。10%～15%的患者伴发胸腺瘤。许多 MG 患者胸腺切除术后症状明显改善,AChR 抗体的滴度明显下降。这些现象均表明胸腺与 MG 明确相关。

研究发现,胸腺肌样上皮细胞表面存在 AChR,MG 胸腺组织中可发现数量异常增加的成熟 T 细胞,胸腺瘤和增生胸腺内富含 AChR 反应性 T 细胞。当把病者胸腺移植到严重联合免疫缺陷鼠模型上时可以产生抗人 AChR 抗体,许多 MG 胸腺可见产生 AChR 抗体的 B 细胞。目前认为胸腺是激活和维持 MG 自身免疫反应的重要器官,在病毒感染和特定的遗传素质的共同作用下,胸腺自身免疫耐受和调节机制受到损害,并经分子模拟和交叉免疫反应,产生抗自身的 AChR 抗体,引起神经肌肉-接头损害而导致 MG 的发生。

3.遗传因素

在重症肌无力患者家系中,疾病的发病率比普通人群高 1000 倍。有研究发现,一级亲属中约有 33%～45%在单纤维肌电图上呈现 jitter 增宽,约 50%的血清 AChR 抗体水平轻度增高。AChR 亚单位、TCR 和细胞因子基因多态性也多有报道。组织相容抗原(HLA)检测发现,欧美高加索人种的重症肌无力发病与 HLA-DR3、B8 有关,女性患者与 HLA-A1、B8 和 DR3 有关,男性患者与 HLA-A3、B7 和 DR2 有关。日本和我国的重症肌无力与 HLA-DR9 有关。因此,本病可能与多基因易感性有关。少数重症肌无力患者有阳性家族史,此类患者称为家族性重症肌无力力。

4.不同肌群受累的机制

MG 患者中眼外肌和提上睑肌最易受累,其可能机制与这些肌肉的解剖生理结构和免疫过程有关。动眼运动神经元放电频率非常高,为 $400～500Hz$,容易加重肌肉接头传递异常;支配眼外肌神经纤维突触皱褶较少,因此 AChR 和 Na^+ 通道也较少,在病理情况下容易降低安全因子并加重肌肉接头传递障碍。快收缩纤维和慢收缩纤维的 Na^+ 通道密度有所不同,快收缩纤维的通道密度更高,这些差别可能与除眼外肌的其他肌群受累有关。此外,眼外肌还包括一部分多重支配纤维,具有强直收缩特性,其力量的产生与终板电位引起的膜去极化相称.多重支配纤维没有安全因子,AChR 的减少会降低这些纤维的收缩力量。眼肌型 MG 的 AChR 抗体滴度很低,针对 AChR 抗原表位的 T 细胞应答弱于全身型 MG。补体调节蛋白在眼外肌的表达要少于其他骨骼肌,在补体介导的病理过程中较易受累。MG 和非免疫性神经-肌肉接头疾病均易累及提上睑肌,其机制不甚明了。提上睑肌与眼外肌不同,为快收缩纤维,具有高度抗疲劳性,没有多重支配纤维,提上睑肌在睁眼时一直受到神经冲动的刺激,因此在病理情况下更易比其他肌肉疲劳。此外,提上睑肌的突触皱褶较少,AChR 数目较少所致安全因子降低可能也有关系。

三、病理

受累骨骼肌纤维间静脉周围有淋巴细胞浸润,称为淋巴漏现象。急性期病者肌纤维间和神经肌肉接头处有巨噬细胞浸润,肌纤维间有散在灶性坏死。亦有部分肌纤维萎缩,肌核密集,呈失神经支配性改变。晚期患者可见骨骼肌萎缩、细胞内脂肪变性。极少数患者有灶性心肌炎或弥漫性心肌炎样变。胸腺异常多为组织增生,胸腺生发中心增多。胸腺瘤按病理形态可有以淋巴细胞为主、上皮细胞为主或混合型三种。

四、临床表现

任何年龄均可罹病,女性略多于男性。儿童型 MG 在不同人种的发病率有很大差异,高加索人 10 岁以下起病者占所有 MG 病例的 10%,日本人 15 岁以前起病者为 29.2%,香港中国人 15 岁以下起病者为 38.4%,国内 14 岁以下起病者为 47.8%。成年人重症肌无力有两个发病高峰,第一个高峰为 20～30 岁,以女性多见,常伴胸腺增生;第二个高峰为 40～50 岁,男性较为多见,常伴胸腺瘤和其他自身免疫性疾病。近年来随着整个人群的年龄老化,55 岁以上人群中的发病率和患病并不少见,以眼肌型多见。

本病常呈慢性或亚急性起病,全身所有骨骼肌,包括眼外肌、面部表情肌、咽喉舌肌、颈肌和肢带肌均可受累,但以脑神经支配的肌肉(眼外肌、表情肌、咽喉肌等)受累更为多见。不管何群肌肉受累,受累骨骼肌肉的无力症状总有波动,晨轻暮重,疲劳后加重。疾病早期常有自发缓解与复发。晚期病者,运动障碍严重,虽经休息后其症状仍不能恢复。成年病者常从一组肌肉无力开始,在一至数年内逐步累及其他肌群。眼外肌受累为最常见的首发症状,表现为眼睑下垂、复视或眼球活动障碍。随病情进展,逐步出现构音困难、进食呛咳、面部表情缺乏、吹气不能、屈颈抬头无力、四肢疲软等。严重病者可因呼吸肌受累而呼吸困难,乃至需人工辅助呼吸。部分晚期患者出现眼外肌、颞肌、舌肌、肩胛肌、肱三头肌、股四头肌等肌肉萎缩。也有少数患者以远端肌无力为主,其受累肌群分布、电生理以及免疫情况与典型 MG 有所不同。Werner 等报道 84 例 MG 患者中有 6 例(7%)主要表现为远端肌无力。

五、临床分型

MG 是一种临床异质性明显的疾病,为了便于对患者描述和研究,可根据不同情况进行临床分型。

1.Ossermann 分型

Ⅰ型:为单纯眼外肌受累,无其他肌群受累之临床所见。

Ⅱa型:轻度全身型,有脑神经(眼外肌)、肢体和躯干肌无力,但不影响呼吸肌,无明显延髓肌症状。

Ⅱb型:中度全身型,有明显的睑下垂、复视、构音和吞咽困难及颈肌、四肢肌无力,部分患者的躯干肌和四肢肌力尚好,易发生肌无力危象。

Ⅲ型:重度激进型,进展较快,常在 6 个月内迅速进展,发展为肌无力危象。

Ⅳ型:迟发重症型,多于 2 年内逐渐由Ⅰ、Ⅱa型和Ⅱb型发展到肌无力危象。

2.美国重症肌无力基金会(MGFA)分型

2000 年 MGFA 依据不同的临床特点和严重程度对 MG 进行分型,见表 7-1-1。

表 7-1-1 MGFA

Class Ⅰ	任何眼外肌无力,可能伴有闭眼困难,其他肌力正常
Class Ⅱ	除了眼外肌外的肌肉轻度无力,也可伴有任何程度的眼外肌无力

Ⅱa	主要累及肢体、躯干或两者肌肉,也可轻度累及口咽部肌肉
Ⅱb	主要累及口咽部、呼吸肌或两者均累及,也可累及肢体、躯干或两者肌肉
Class Ⅲ	除了眼外肌外的肌肉中度无力
Ⅲa	主要累及肢体、躯干或两者肌肉,也可累及口咽部肌肉但程度相对较轻
Ⅲb	主要累及口咽部、呼吸肌或两者均累及,也可累及肢体、躯干或两者肌肉
Class Ⅳ	除了眼外肌外的肌肉重度无力,也可伴有任何程度的眼外肌无力
Ⅳa	主要累及肢体、躯干或两者肌肉,也可累及口咽部肌肉但程度相对较轻
Ⅳb	主要累及口咽部、呼吸肌或两者均累及,也可累及肢体、躯干或两者肌肉
Ⅴ	患者插管,有或无机械通气,但术前常规准备除外,有胃管而无插管的患者归为Ⅳb

3.国内常用分型

(1)成人重症肌无力

①单纯眼肌型:表现为一侧或双侧,或左右交替出现睑下垂,晨间眼裂较大,午后或傍晚时睑下垂明显。也可有复视、斜视,晚期则眼球固定。部分患者将演化为其他类型。

②延髓肌型:表现为咀嚼、吞咽困难、构音不清、言语低沉、说话多鼻音、呐吃,连续说话后声音越来越轻。此外,闭眼时出现兔眼或双眼闭不紧,鼓腮、吹气、露齿无力。面部表情尴尬、苦笑面容。该组患者可伴颈肌无力。口周和颈部肌肉萎缩。严重者完全不能进食,需鼻饲喂食。此型肌无力患者感染后常可加重症状,极易发生呼吸困难而危及生命。

③全身肌无力型:可由单纯眼肌型、延髓肌型为首发症状逐步累及全身骨骼肌肉,亦可从首发后迅速发展到全身肌无力。此型患者表现为眼外肌、延髓肌、表情肌、颈肌和四肢肌都无力。从其他肌无力起始的全身肌无力者常在首发症状后,数周至数月内迅速进展,并发生进食和呼吸困难,重者发生肌无力危象。

④脊髓肌无力型:仅有脊神经支配区的肌肉无力,表现为抬头、屈颈无力,以青少年多见。常有头下垂、举臂困难和步行易跌,上下楼梯时尤为明显。此型患者多数起病隐袭,易被误诊为肢带型肌营养不良、周围神经病或功能性疾病。部分可衍化为全身型肌无力,多数患者预后良好。

⑤肌萎缩型:各型肌无力患者均可伴发肌肉萎缩,但很少见。肌肉萎缩以颞肌、口周、颈、肢带和小腿肌较多见,本型进展迅速且预后差。

成人型 MG 在1~2 年内病情波动较大,且易发生肌无力危象,病死率较高,5 年后进入稳定期.10 年以上为慢性期,此两期患者病情稳定,极少发生危象。

(2)儿童重症肌无力:我国儿童重症肌无力约占总数的 20%~47%,比例高于白种人。除个别病例之外,绝大多数病例仅表现单纯眼外肌麻痹,为一侧或双侧眼睑下垂、复视等,可呈左右交替发病。进展为全身型甚少见。上呼吸道感染、发热等可能为诱发因素。约有 1/4 病儿可自发缓解,但也常复发。

(3)新生儿重症肌无力:由患病母亲血清中的抗 AChR 抗体经胎盘输入胎儿体内引起,新生儿表现喂饲困难、肌张力低下、哭声低弱、动作减少等。有家族史的先天性 MG 称为家族性或先天性 MG，与突触相关蛋白基因缺陷有关，如 AChR 亚单位基因突变或终板 AChR 聚集蛋白 Rapsyn 基因突变均可致病。

（4）危象：危象系指由于疾病的严重发展，或药物应用不当、感染、分娩、手术等诸多因素所致的肌无力加重，呼吸肌麻痹而不能维持正常的换气功能的危急状态。可分为肌无力危象、胆碱能危象和反拗性危象。

六、实验室检查

80％以上的成年患者血清抗 AChR 抗体阳性，我国儿童型肌无力患者大多阴性。抗体阳性与临床症状的严重性不成比例。部分抗体阴性患者中可测到 MuSK 抗体和突触前膜抗体。部分患者血清中可测到抗核抗体、抗甲状腺抗体。伴胸腺瘤的患者可测到 titin、raynodin 抗体。胸腺 CT 检查常可见到胸腺增生或伴发胸腺瘤。合并甲状腺功能亢进者可有 T_3、T_4 增高，TSH 降低。

肌电图低频重复刺激（3Hz/s）后，电位依次衰减10％以上者视为阳性，全身型 MG 阳性率约为84％左右，眼肌型 MG 仅为 $29\%\sim61\%$。单纤维肌电图（SFEMG）表现为 Jitter 增宽和阻滞，是 MG 最敏感的诊断方法，敏感性＞95％，但其特异性欠佳，也可见于其他神经肌肉疾病，如肌萎缩侧索硬化症、多发性肌炎等，临床应用中需加以鉴别。

七、诊断和鉴别诊断

根据受累骨骼肌的易疲劳性和病情波动，一般诊断并不困难。怀疑者可作疲劳试验，即令患者受累骨骼肌作重复或持续收缩动作，如持续上视（提上睑肌）、重复闭眼睁眼（眼轮匝肌）、咀嚼（咀嚼肌）、举臂（三角肌）等，连续数十次或持续数十秒钟后即可见到被测肌肉肌无力明显加重，即疲劳试验阳性。亦可作药物试验，方法为：记录患者肌无力程度，肌内注射新斯的明 0.5～1mg（同时加用阿托品 0.5mg 以减轻新斯的明不良反应），30 分钟后比较肌内注射前后肌力改变，有明显改善者可确诊。若仍不能确诊可做重复电刺激肌电图或单纤维肌电图。诊断过程中一定要紧密结合临床和辅助检查，单凭 AChR 抗体、胸腺 CT 或重复电刺激不能肯定或否定 MG 的诊断。

虽然临床上对 MG 的诊断并不十分困难，但在临床实践中，特别是临床思维活动中，根据肌无力累及的范围和特征，仍需与下列肌病相鉴别（见表 7-1-2）。

八、治疗

所有患者均首先给予抗胆碱酯酶抑制药。其次是考虑患者是否适合进行胸腺切除治疗、糖皮质激素、免疫抑制药和血浆置换。通常要先达到诱导缓解，再维持这种缓解，缓解1～2年后可逐渐减量。胸腺瘤患者行胸腺切除。年轻的全身型 MG 患者如果 AchEI 疗效不佳，也可以进行胸腺切除，最好在发病后 1 年内完成。进展性加重的所有类型 MG 患者均要给予免疫治疗，同时给予药物预防药物的不良反应。此外，应当关注患者的精神状态。

表 7-1-2　重症肌无力的鉴别诊断

全身型 MG	延髓肌型 MG	眼肌型 MG
1.其他神经-肌肉接头疾病	1.脑干卒中	1.眼睑痉挛症
Lambert-Eaton 综合征	2.运动神经元病	2.线粒体肌病,如 KSS
先天性肌无力综合征	3.多脑神经病变	3.眼咽型肌营养不良症
神经毒素中毒,如肉毒毒素、蛇毒		4.甲亢性眼病
2.特发性炎性脱髓鞘性多　发性神经		5.脑干病变
根神经炎		6.其他原因的睑下垂
吉兰-巴雷综合征		
Miller-Fisher 综合征		
CIDP		
3.其他肌病,如特发炎症性肌病、代谢		
性肌病和肌营养不良症		

（一）对症治疗

最常用的对症治疗药物是溴比斯的明,对球部和四肢骨骼肌无力效果好,新斯的明起效快,对四肢肌无力效果好,阿奴斯的明对四肢肌无力效果好。3,4-二氨基吡啶可促进突触前膜释放 Ach,在先天性肌无力综合征患者有效。首先应当单一用药,个别情况下联合用药。在患者躯体和精神负担加大、感染和月经期间应当加大用药剂量,怀孕时用药剂量可以升高也可以降低,此外应当根据患者的临床症状加重和缓解而调节用药的剂量,由于每个患者对胆碱酯酶抑制药的反应不同,必须对每个患者进行详细观察,而后选择最佳剂量和作用最充分的药物,应当经常对患者对药物的反应进行检查控制。

溴比斯的明,片剂为 10mg、60mg 和 180mg 三种。此药起效慢,不良反应比新斯的明小,开始从小剂量开始,一日 3 次,每次 10mg,而后逐渐加大剂量到稳定在身体可以耐受的剂量,由于此药的作用持续 3~6 小时,有必要一天服用 4 次和多次,并且和患者的生活习惯相适应。轻中度的 MG 每天药物总量为 120~360mg。新斯的明的片剂为 15mg,针剂为 5mg/2mL,此药发挥作用快,口服后 15~30 分钟显效,可以迅速扭转 MG 反应,清晨服用一次可以使患者迅速穿衣和吃早饭,如果作为常规用药应当每 2~3 小时应用一次,新斯的明引起的肌肉方面的不良反应比溴比斯的明常见。阿伯农斯的明的剂量为 10mg 片剂,作用持续 6~8 小时每6 小时服药一次。

由于胆碱酯酶抑制药抑制乙酰胆碱的水解,导致乙酰胆碱在副交感神经末梢、神经节前突触、终板和中枢神经系统堆积,出现不良反应(表 15-2-1)。毒蕈碱(毒蘑菇的毒素)作用在神经节后副交感神经受体,不作用在烟碱神经节和运动终板,为了描述乙酰胆碱的不同作用,习惯称作用于神经节后副交感神经受体的作用为毒蕈碱样作用,作用于神经节和运动终板称烟碱样作用。毒蕈碱样不良反应一般出现在开始应用胆碱酯酶抑制药达到治疗剂量时,应采取抗副交感神经药物进行治疗。不良反应比较轻,可以给予 L-莨菪碱一日 3 次,一次一片,严重不良反应可以给予阿托品 0.5mg 肌内注射或 L-莨菪碱肌内或静脉注射,根据经验胆碱酯酶抑制药的毒蕈碱样不良反应随着时间的延长而逐渐减轻。烟碱样不良反应和中枢神经系统的中毒表现一般出现在长期用药的患者,该不良反应常被抗副交感神经药物所掩盖,只有当出现胆碱能危象伴随呼吸肌瘫痪或中枢性呼吸麻痹时才被诊断出,可能是患者突然死亡的原因。

表 7-1-3 胆碱酯酶抑制药的不良反应

毒蕈碱样	烟碱样	中枢神经系统
瞳孔缩小	肌无力	不安静
分泌过多(唾液过多、大汗、气管内分泌物增多)	呼吸肌无力	恐惧
	肌疲劳现象	头晕
消化道症状(腹泻、腹部痉挛、恶心、呕吐、厌食、大小便失禁)	肌束颤	失眠
	肌肉痉挛	头痛
呼吸困难	震颤	意识障碍
心动过缓和低血压	构音障碍	或昏迷
	吞咽困难	癫痫

(二)针对免疫异常的治疗

1.糖皮质激素

作为首选药物,适于小到中等剂量的胆碱酯酶抑制药不能获得满意疗效、胸腺切除术前或术后恶化者以及不能手术者。以较大剂量开始时,MG 病情可短暂加重或诱发危象,通常发生在给药后的 4～10 天。对 Ⅱ b、Ⅲ 和 Ⅳ 型患者从小剂量 20mg/d 开始逐渐增加,而后每 6 天增加 12.5mg,最后增加到每 2 天 100mg 或 60～80mg/d 或 1mg/(kg·d),有时在剂量达到每 2 天 100mg 以前临床症状已经明显好转,就没有必要继续增加剂量。如果患者病情较重需要更大剂量激素,可以合用血浆置换或静脉滴注免疫球蛋白(IVIg)以减少短暂加重的风险。Ⅰ 和 Ⅱ a 型患者可从 60～80mg/d 或 1mg/(kg·d)开始或大剂量甲泼尼龙冲击疗法。通常在 4～6 周出现改善,在此期间剂量维持在 50～80mg/2d,多数患者在临床症状改善后 3 个月抗体水平下降,为了维持好转后的状态,糖皮质激素必须缓慢减量至维持量,一般降至每 2 天 15～30mg,维持治疗 1 年后再经过数月逐渐减量停药,维持在 0.2mg/kg 一般没有任何不良反应。1 年不能减少到该剂量以下者要联合使用免疫抑制药。糖皮质激素的不良反应包括体重增加、体液潴留、电解质紊乱、高血压、糖尿病、焦虑、失眠、神经质、青光眼、白内障、胃肠道出血和穿孔、类固醇肌病、机会性感染和股骨头坏死。对此在治疗以前一定要明确告诉患者,同时应当告诉患者有 80%～90% 的患者可以获得满意的疗效。骨质疏松可用碳酸钙 1500mg/d 和维生素 D 400～800U/d。胃肠道并发症可以用制酸药物和胃黏膜保护药预防。大剂量冲击时有猝死可能,故冲击治疗期间应进行心电监护。此外患者应当低盐和高蛋白饮食,补充钾。使用糖皮质激素前应先进行肝炎病毒学相关检查,如果存在病毒肝炎,应该请传染科给予抗病毒治疗后再进行免疫抑制药治疗。

2.免疫抑制药

适于糖皮质激素疗效差及糖皮质激素依赖患者的长期治疗。骨髓抑制是此类药物常见的不良反应,白细胞低于 $4 \times 10^9/L$、血小板低于 $100 \times 10^9/L$ 时应该减药并使用药物提升血细胞数量。如果白细胞低于 2500/L 应当停药。其次是肝肾功能的异常,应定期复查(开始每周一次,其后改为 2~4 周一次)。肝功能＞正常高限的 2 倍和肾功能＞正常高限时要立即停药并给予相应治疗,肝功能异常未增高到上述水平时可用药同时联合保肝治疗,肝肾功能恢复正常后可尝试从小剂量重新开始原来的免疫抑制药。使用免疫抑制药前也应先检查是否存在病毒性肝炎,对于肝炎请传染科给予抗病毒治疗后,肝炎稳定后再进行免疫抑制药治疗。由于此类药有潜在致畸作用,所以对男女均应当避孕。所有免疫抑制药均存在致癌性的潜在风险。

硫唑嘌呤主要抑制 T 细胞的功能。硫唑嘌呤与糖皮质激素合用者的功能恢复优于单用糖皮质激素者,用于全身型 MG。一般合用两者时,先逐渐减少糖皮质激素的用量,而保持硫唑嘌呤的用量。硫唑嘌呤一般 50mg/d 开始,逐渐增加剂量到 2~4mg/(kg·d),分 2~3 次给药,起效时间为 2~6 个月,治疗应当维持至少 1~2 年。不良反应有流感样症状、胃肠道不适和胰腺炎,通常在开始治疗后的数周内出现。还有患者出现肝功能异常、白细胞减少、贫血、血小板减少或全血细胞减少,通常在减量后改善。环孢素用于硫唑嘌呤无效或不能耐受者,主要通过抑制钙神经素信号通路而抑制 T 细胞的功能,可显著改善肌力且降低 AchR 抗体的滴度。50mg,bid 开始,逐渐增加到 4~6mg/(kg·d)。不良反应主要为肾脏毒性和高血压,震颤、牙龈增生和多毛也较常见。他克莫司在其他药物疗效不佳的患者尝试,主要是在 RyR 抗体阳性患者。与环孢素一样属于大环内酯类,抑制激活的 T 细胞的增殖。他克莫司亦可作用于 RyR 受体介导的钙离子释放过程,还有加强兴奋收缩耦联的作用。3mg/d,开始 tid,不良反应与环孢素相似但明显较环孢素轻。麦考酚酸莫酯用于不能耐受硫唑嘌呤无效或不能耐受者,其代谢产物霉酚酸可以抑制嘌呤合成,从而选择性影响淋巴细胞增殖。一般 500mg,bid 开始,逐渐增加到 2000~3000mg/d。主要不良反应是腹泻,臂髓抑制作用较弱。环磷酰胺用于糖皮质激素加硫唑嘌呤、环孢素或麦考酚酸莫酯无效或不能耐受这些药物者。能够抑制 B 细胞活性和抗体的产生,在大剂量还能够抑制 T 细胞,显著改善肌力和减少糖皮质激素用量。0.2g/次,每周静脉注射 3 次;或 0.8~1.0g/次,每月一次,总剂量为 8~10g。其不良反应包括胃肠道反应、骨髓抑制、机会性感染、膀胱刺激、引起不育以及诱发恶性肿瘤的潜在可能性。甲氨蝶呤疗效不佳,每周给予 10~15mg。在上述药物治疗无效的患者可试用。

3.血浆置换和静脉滴注免疫球蛋白(IVIg)

主要用于非常严重的全身型和暴发型 MG 以及合并危象时,上述方法不能很快获得治疗效果,由于作用短暂,仅在特别危重的患者应用,协助诱导缓解和准备手术。一般血浆置换的第一周病情好转,治疗方法通常为成年人每次置换 3~5L 血浆,隔日或每日一次,共 4~6 次。作用持续 1~3 个月,经过几次置换后疗效可以得到巩固。不良反应包括低血压、血浆成分过敏、低钙血症、低蛋白血症、心功能不全、置管处感染以及传播病毒感染的潜在风险等。IVIg 的适应证与血浆置换相同,不良反应较少,因此常常被首选,在危象时血浆置换起效更快。IVIg 的有效性与血浆置换无显著性差异,与口服甲泼尼龙的疗效也没有差异,1g/kg 和 2g/kg 剂量的疗效无显著性差异。

MG 的早期治疗策略是在疾病的早期给予血浆置换或 IVLg,而后给予糖皮质激素可以获得更好的效果,糖皮质激素的不良反应更小。

4.胸腺切除

一般在Ⅱb、Ⅲ和Ⅳ型 MG 患者如果在 6 个月内症状没有缓解应当进行手术治疗,Ⅰ和Ⅱa型一般不进行手术治疗。60 岁以上的患者胸腺出现退休性改变,没有必要进行手术治疗。AchR 抗体阴性的患者胸腺切除术的疗效尚未确定,MuSK 抗体阳性患者不需要胸腺切除术治疗。对严重的 MG 通过重症监护和辅助呼吸以及泼尼松治疗,预后也比较好,手术和非手术组症状改善没有明显差别,胸腺手术只在极严重的 MG 进行。76%的患者在手术后症状消失或改善,病理检查显示许多生发中心,临床症状缓解比较缓慢,生发中心少,缓解迅速,在手术前进行放疗预后更好,单独放疗只应用于患者不能耐受手术治疗。

伴有胸腺瘤的患者均需要胸腺切除。应该在 MG 稳定后行胸腺瘤切除术。手术前调整胆碱酯酶抑制药的最小有效剂量,在手术前留有充足的时间是患者达到最佳的营养和健康状态,手术当天不给予胆碱酯酶抑制药。手术期间应当有一名有治疗 MG 经验的医生对患者进行不断的观察,手术后由于患者呼吸功能不全和分泌物阻塞应当进行气管插管,手术后在密切观察病情变化状态下可以给予胆碱酯酶抑制药,开始给予足量,几天后逐渐减量,许多患者在手术后 24 小时临床症状明显改善并维持几天,在这期间胆碱能反应的危险比较高,所以患者离开手术观察室后还要密切观察病情变化,手术后效果开始出现,胆碱酯酶抑制药的剂量应当及时减量。手术后如果必须应用抗生素,一般选择合成青霉素。镇静药应用也应当小心。

5.MG 危象和胆碱能危象

无论何种危象,均要及时进行气管插管、人工辅助呼吸和停用抗胆碱酯酶药物。只有在进行了气管插管并清除了气管内分泌物后,才能开始寻找导致危象发生的原因及进行其他治疗措施。在危急状态下有时很难根据临床和药理学经验来区别是肌无力危象还是胆碱能危象,因为两种危象可以出现在同一个患者的不同肌肉,在此情况下应当停止胆碱酯酶抑制药数天。长时间应用胆碱酯酶抑制药可以引起运动终板对乙酰胆碱暂时的不敏感,在进行持续监护情况下停止所有药物 14 天会再次敏感。危象不能被马上控制,气管切开必须进行。新的治疗在应用胆碱酯酶抑制药的同时,要早期给予血浆置换或 IVIg,及时控制感染,亦可使用大剂量甲泼尼龙冲击治疗。待患者力量恢复达到一定程度,可逐渐增加胆碱酯酶抑制药的剂量,尝试脱离人工通气,应尽早常规给予口服糖皮质激素和其他免疫抑制药。

肌无力危象可以出现在 MG 患者,也可以出现在健康人感染或麻醉期间应用抗生素和肌松药的情况下,肌无力危象确诊后首先静脉注射新斯的明 0.25mg 或溴比斯的明 1mg,而后非常小心地增加剂量,从静脉注射到肌内注射剂量应当增加 1.5 倍到 2 倍,如果出现生命危险应当进行血浆置换。胆碱能危象是通过胆碱酯酶抑制药过量产生烟碱样运动终板阻断作用而引起,常常和出现严重的肌无力相关,当抗副交感神经药物治疗毒蕈碱样表现过量时,没有及时发现胆碱能危象发展的危险很大,一般先给予阿托品 1mg 静脉注射,5 分钟后如果有必要可以再静脉注射 0.5mg,而后的剂量必须符合毒蕈碱样表现,烟碱样表现可以通过应用双复磷(胆碱酯酶激活药)而改善。

6.避免使用的药物

有些药物通过抑制突触前膜 Ach 的释放和阻滞突触后膜 Ach 的结合而导致神经-肌肉接头传导阻滞加重,引起 MG 症状突然恶化或诱发 MG,这些药物包括:糖皮质激素、抗生素(四环素、链霉素、新霉素、庆大霉素、卡那霉素、紫霉素、妥布霉素、氨苄西林、杆菌肽、多黏菌素等)、抗心律失常药物(奎尼丁、普鲁卡因胺、利多卡因、普罗帕酮)、β受体阻滞药(普萘洛尔)、神经精神类药物(巴比妥类、苯二氮䓬类)、镇痛药(吗啡、哌替啶等)以及青霉胺、奎宁和氯喹等。

九、预后

在眼肌型 MG 患者中 10％～20％可以自愈，20％～30％始终局限于眼外肌，80％的患者在发病后 3 年内逐渐发展成为全身型 MG。眼肌型 MG 给予糖皮质激素和免疫抑制药能够改善眼外肌症状，防止向全身型 MG 发展的疗效尚不肯定。患者的生活质量由于抑郁和运动的障碍而出现下降。70％的 MG 患者在发病 1 年内达到最严重，发生危象的患者中 20％～30％在发病 1 年内出现首次危象。随着机械通气、重症监护技术以及免疫抑制药的广泛应用，MG 死亡率至 3％以下，预后差的主要原因是伴随恶性胸腺瘤。

第二节 皮肌炎

皮肌炎(DM)是一种主要累及皮肤和骨骼肌的炎性微血管病，属于特发性炎性肌肉病范畴。包括成年人皮肌炎、青少年皮肌炎、皮肌炎伴恶性肿瘤、皮肌炎叠加其他胶原血管病、无肌病皮肌炎、药物相关的皮肌炎和 Wong 型皮肌炎。皮肌炎占炎性肌肉病的 90％，儿童期发病率高峰在 5～14 岁，成人期发病高峰为 30～50 岁。本病女性患者多于男性，男女之比为 1：1.9。

一、病因和发病机制

皮肌炎的发病主要和体液免疫异常激活有关，因补体激活和膜攻击复合物形成，导致毛细血管内皮细胞破坏和微栓塞形成，出现以骨骼肌和皮肤为主的多系统损害。在皮肌炎的肌肉组织中可检测到白细胞介素-1α、IL-1β、转化生长因子 β、巨噬细胞炎症蛋白 1α，说明促炎症细胞因子在 DM 发病中也有一定作用。遗传因素在 DM 的发病机制中也起重要作用。

二、病理改变

主要病理改变是炎细胞浸润、毛细血管坏死和肌纤维变性，束周肌纤维病变是皮肌炎的典型病理改变，其特征是 2～10 层的纤维萎缩在肌束周围。而血管内皮细胞坏死是此病的特征病理改变，导致大量的毛细血管闭塞消失，在部分残存的血管内皮细胞内可以看到管网包涵体，肌纤维的改变是由于血管闭塞导致的缺血损害，儿童皮肌炎还可以看到骨骼肌和皮肤的钙化。皮肤的表皮基底细胞层空泡变性，角质形成细胞坏死，血管扩张，出现活化的 CD4[+] 辅助淋巴细胞和中性粒细胞浸润。

三、临床表现

急性或亚急性发病。常呈对称性损害四肢近端肌肉，四肢远端肌肉力量相对较好，但晚期也受累及，可以发生吞咽困难和呼吸肌无力。腱反射存在，但在一些严重的肌无力或肌萎缩患者，腱反射消失。肌痛不常见，发生率不超过30%。

皮肌炎存在特征性的皮疹，25%的患者最先的主诉是皮疹。包括：①睑淡紫色皮疹，一侧或双侧眼睑出现，常伴发眼睑或面部水肿；②Gottron征，位于关节伸面，多见于肘、掌指、近端指间关节处，慢性期表现为伴有鳞屑的红斑，皮肤萎缩，色素减退；③暴露部位皮疹，面、颈、前胸（V字区）、或背、肩（披肩征）红斑，暴露在太阳下红斑加重，伴随瘙痒；④技工手，手指的侧面、掌面皮肤过度角化、变厚、脱屑、粗糙伴皲裂，类似技术工人的手；⑤甲周毛细血管扩张和甲周红斑，常见于成年人皮肌炎；⑥皮肤异色病样改变，可能是淡紫色红斑区皮肤慢性活动性的结果，导致花斑状的低色素、高色素、毛细血管扩张和萎缩，伴或不伴鳞屑。罕见的皮肤改变包括获得性鱼鳞病，手掌黏蛋白样丘疹和斑块、手指掌面的皱褶、全身性水肿。不常见的皮肤损害表现包括萎缩性头皮的皮肤病伴非瘢痕性脱发、脂膜炎和网状青斑。38%的儿童存在瘙痒，瘙痒有助于鉴别皮肌炎和系统性红斑狼疮，后者罕见瘙痒。皮下钙化出现在长期没有治疗的患者，一些病例出现皮肤溃疡形成、感染和疼痛，特别在受压部位。

皮肌炎可以伴发血管炎，出现消化道出血、胃肠黏膜坏死、胃肠穿孔或视网膜血管炎等。部分皮肌炎患者可出现关节挛缩。由于累及到口咽部骨骼肌和食管上部可出现吞咽困难。心脏损害出现房室传导阻滞、快速性心律失常、心肌炎。肺脏间质损害导致间质性肺炎、肺纤维化、弥漫性肺泡损伤。当皮肌炎伴发其他结缔组织病时，出现发热、不适、体重减轻、关节疼痛、雷诺现象。

特殊类型皮肌炎如下。

1.无肌病皮肌炎

具有特征性的皮肌炎的皮损，持续6个月以上，不包括最初的6个月经过系统的免疫抑制药治疗连续2个月以上者以及使用能导致皮肌炎样皮肤损害的药物如羟基脲、他汀类降脂药。无肌无力的临床证据，肌电图、肌活检、磁共振结果正常。

2.叠加综合征

女性明显高于男性，比例为9∶1。重叠的其他结缔组织病依次为系统性硬化症、类风湿关节炎、系统性红斑狼疮、干燥综合征、结节性多动脉炎。

3.药物性皮肌炎

D-青霉胺、青霉素、磺胺、异烟肼、他莫昔芬、氯丙嗪、安他唑啉、克立咪唑、保泰松、干扰素-α2b均可以导致皮肌炎样综合征。

4.Wong型皮肌炎

特点是红斑、过度角化、滤泡丘疹，有一些报道滤泡丘疹仅出现在膝关节和肘关节的伸侧面皮肤。

四、辅助检查

1.血清肌酶

肌酸肌酶在活动期可升高到 50 倍。虽然肌酸肌酶浓度常与疾病活动性相平行,但在某些活动性皮肌炎患者可以正常。

2.肌电图

针极肌电图显示自发电活动增多伴纤颤电位,复合重复放电,正锐波。运动单位电位为低波幅、短时限、多相电位。

3.肌肉活检

肌活检对诊断最重要,浸润的炎细胞主要在血管周围或肌束衣,此外可见束周肌纤维变性,伴随毛细血管密度明显下降。电镜检查可见血管内皮细胞内管网包涵体。

4.影像学研究

MRI 在 T_2 加权像和短 T_1 翻转复原像显示活动性病变为高信号,其信号强度与疾病活动性呈正相关。MRI 的 T_2 弛豫时间可作为检测肌肉炎症的定量指标,与疾病活动性相关。

5.肌炎特异性抗体

①抗合成酶抗体是最常见的肌炎特异性抗体,依据氨基酸的不同,抗合成酶抗体分成若干亚型,出现在 25%～30% 的特发性炎性肌肉病的患者;②抗 Mi-2 抗体,出现在 15%～20% 的皮肌炎患者;③抗信号识别颗粒抗体,在皮肌炎患者中阳性率为 2% 左右;④其他少见的肌炎特异性抗体,抗 CADM-140 抗体主要在非肌炎性皮肌炎患者表达。抗 p155/140 抗体出现在 13%～21% 的皮肌炎患者。抗 p140 抗体主要在青少年肌炎患者。抗 SAE 抗体出现在 8.4% 的皮肌炎患者表达,在多发性肌炎或重叠综合征的不表达。

五、诊断和鉴别诊断

结合患者的临床表现,即出现皮肤和骨骼肌的联合损害,皮肤改变具有 DM 的典型皮疹,在临床上就可以提出诊断。诊断按照下列标准,如果为男性,大于 45 岁,伴随恶性肿瘤的可能性加大。此外抗体的检查不仅可以进一步协助诊断,而且还可以指导进一步的治疗药物选择。

其鉴别诊断主要排除多发性肌炎、其他结缔组织病合并的多发性肌炎以及肌营养不良,这些患者的皮肤损害一般不出现 DM 的典型皮疹,此外骨骼肌病理改变一般没有典型 DM 的束周肌纤维损害特点。

六、治疗

1.皮质类固醇激素

是治疗皮肌炎的一线用药。大剂量泼尼松能改善肌力和功能,短期静脉用甲泼尼龙也有效。58%～100% 的皮肌炎患者至少有部分反应;单独应用泼尼松治疗 30%～66% 的患者恢复正常,开始治疗 3～6 个月症状改善。初始泼尼松 0.75～1.5mg/(kg·d),最高到 100mg/d,维持 3～4 周。对于重症患者或有威胁生命的系统并发症患者,可选择甲泼尼龙冲击 1.0g/d,

连续 3 天。在大剂量泼尼松治疗 3～4 周后,开始递减剂量,10 周可递减到隔日用药 1mg/kg,如果有效,且无严重不良反应,再进一步将隔日剂量以每 3～4 周减 5～10mg 的速度递减,当泼尼松减至 20mg 隔日 1 次以后,递减速度不超过每 2～3 周减 2.5mg。一般在治疗后 3～6 个月患者肌力和活动能力开始明显恢复。如果泼尼松治疗 4～6 个月后病情客观上无改善或者再减量期间病情恶化,则需要加二线药物。泼尼松剂量加倍,每日给药,至少 2 周,才能减量到隔日一次。一旦患者恢复肌力,再开始缓慢减量。泼尼松和其他免疫抑制药的剂量调整应该根据客观的临床检查,而不是 CK 水平或患者的主观反应。如果没有肌力恶化,不要轻易增加免疫抑制药的用量。

在应用糖皮质激素过程中要补钙 1g/d 和维生素 D 400～800U/d,必要时补钾。监测血压、血糖和电解质。建议低钠、低糖类和高蛋白饮食,控制体重增长。对有基础间质性肺病或应用糖皮质激素联合其他免疫抑制药治疗的患者,可以用复方新诺明预防肺孢子虫病的机会感染。如果在糖皮质激素减量过程中患者出现肌无力加重,并且 CK 升高,EMG 显示自发电位增多,需要考虑肌炎活动。当大剂量泼尼松治疗无反应时,应当考虑诊断是否正确。在活动性肌炎患者,皮质类固醇很少能引起近端肌无力。患者 CK 和肌电图正常,出现皮质类固醇中毒的其他表现如库欣面容,则应考虑可能是类固醇肌病。物理治疗、保持体力活动、小剂量应用皮质类固醇将有助于防止肌肉失用。

2.免疫抑制药

为治疗皮肌炎的二线用药。应用免疫抑制药的指征包括:对糖皮质激素治疗反应差、在糖皮质激素减量过程中病情复发、重症患者和有系统性威胁生命的并发症的患者,可以在开始就联合应用糖皮质激素和二线治疗;绝经后妇女和 50 岁以上男性、X 线片提示骨质疏松明显、有可能需要停用糖皮质激素的患者,也可以选择免疫抑制药。①甲氨蝶呤:对 71%～80% 的患者有效,而且起效较快。推荐方案为从 7.5mg/周开始,渐递增 2.5mg/1～4 周,最高可达 20mg/周,依据耐受性和病情需要决定剂量。如果口服剂量无效或病情严重,可以采用肌内或静脉用药。大剂量用药需要注意监测药物的不良反应,应注意甲氨蝶呤可以导致间质性肺病,所以伴有间质性肺病的患者不宜使用。②硫唑嘌呤,回顾性研究显示硫唑嘌呤对部分皮肌炎和多发性肌炎患者有效。推荐方案为开始 50mg/d,逐渐递增剂量,达到 2～3mg/(kg·d)。同样需要监测药物反应和不良反应。

3.静脉滴注入丙种球蛋白

大剂量 IVIg 对治疗皮肌炎有效,起效快,用于合并危及生命的系统并发症的重症患者,可与糖皮质激素和免疫抑制药联合应用。静脉注射连用 5 天,尔后 1 个月一次,共 6 个月。不良反应包括流感样症状、无菌脑膜炎和肾功能受损等。

4.康复治疗

在急性期只能进行被动性的肢体康复训练,后期可以进行物理治疗和有规律地进行游泳,这些治疗必须在患者的稳定期逐渐进行,部分患者出现营养缺乏、体重下降、弛缓性便秘和吞咽困难,对这些患者应当进行特殊的饮食治疗。

七、预后

急性期经过治疗肌力恢复正常并处于稳定状态,可恢复正常工作的 50%,经过 2 年没有复发,可全天工作,一般 60%~70%的患者可达标。约 2/3 的患者在病程 3 年后还有轻度的肢体活动障碍;约 10%的患者病程超过 10 年病变还处于活动状态;25%的患者在病后 2~3 年症状再次恶化;20%~30%的患者在病后几年内死亡,死因多为心肌梗死、吞咽和呼吸麻痹以及恶性肿瘤,4%死亡患者由糖皮质激素的不良反应引起。

第三节　多发性肌炎

多发性肌炎是一种散发性的骨骼肌免疫性炎性变性疾病,是免疫介导的炎性肌病的罕见类型,多数情况下是其他自身免疫性疾病伴随骨骼肌炎性损害。

一、病因和发病机制

多发性肌炎由 T 细胞介导,CD8+ T 细胞介导的抗原定向和 MHC-I 限制性的细胞毒性反应。多种炎性趋化因子和前炎性因子参与了肌纤维局部炎性环境的形成,从而能促使 T 细胞的浸润。T 细胞浸润以肌内衣为主,可以突破肌纤维的基底膜进入肌纤维内部并释放多种可以导致肌纤维坏死的物质。而多发性肌炎患者的肌纤维不仅参与了 T 细胞的募集、抗原呈递和共刺激过程,并且可以通过释放刺激细胞因子活化 T 细胞,还可以分泌前炎性因子,促进活化的 T 细胞向肌纤维募集,维持肌内衣的炎性环境。肌纤维不仅是受到 T 细胞浸润攻击的靶单位,也可以通过分泌细胞因子来形成前炎性微环境,促使炎性反应的形成。病毒感染可以导致肌肉组织自身免疫反应。此外肌炎表型与相应的单倍型相关有研究提示多发性肌炎可能与 HLA-B7 和 HLA-DRw6 有关。

二、病理改变

肌肉的主要病理改变是炎细胞浸润和肌纤维坏死。炎细胞浸润以肌内衣和血管周围为主,浸润的炎细胞以 CD8+ T 细胞为主,也可以见到巨噬细胞。肌纤维的坏死一般分散出现,伴随淋巴细胞和单核细胞的浸润,可见炎细胞侵入非坏死性肌纤维。肌纤维膜表达 MHC-I。肌纤维的肥大一般不明显,少数患者的骨骼肌存在线粒体异常,出现破碎红纤维。间质结缔组织增生也不显著。

三、临床表现

多发性肌炎多为成年人发病,发病年龄通常大于 20 岁,儿童罕见。

急性或亚急性发病,临床表现为在几周和几个月内迅速发展的肌无力,肌无力双侧对称,近端重于远端,如骨盆带、肩带肌、上肢或前臂肌肉。此外肌肉无力还可以累及躯干肌颈部肌肉和吞咽肌,极个别的患者累及面肌眼外肌。在疾病晚期,有时也在早期出现呼吸肌受累及表现,个别患者呼吸肌受累可以作为首发症状。少数患者出现面肩肱型分布,大约1/3的患者开始表现为远端肌肉受累及。20%～30%的患者出现肌肉持续性钝痛和一过性肌肉疼痛,极个别患者肌肉疼痛作为首发症状出现。合并结缔组织病患者更容易出现肌痛。

多发性肌炎患者可以合并其他系统性损害,心肌受累可以出现心律失常、心肌炎;呼吸系统表现为呼吸肌力弱或肺间质纤维化,消化系统损害导致胃肠道症状和食管运动下降以及吞咽困难。

多发性肌炎可以合并红斑性狼疮、干燥综合征、抗磷脂抗体综合征和自身免疫性甲状腺炎等免疫性疾病,也可以合并恶性肿瘤,但较皮肌炎少见。对于拟诊多发性肌炎的患者还需要做必要的筛查和随诊观察。

四、辅助检查

1.血清肌酶

最敏感的肌酶化验是肌酸磷酸肌酶(CK),在活动期可升高到50倍。天冬氨酸转氨酶、丙氨酸转氨酶、乳酸脱氢酶也升高。

2.肌炎特异性抗体

①Jo-1抗体出现在25%～30%的特发性炎性肌肉病的患者;②抗Mi-2抗体出现在9%的特发性肌炎患者表达该抗体;③抗信号识别颗粒抗体在多发性肌炎患者中阳性率为7%～9%。

3.肌电图

出现多相电位增加、小活动电位、插入活动增多、纤颤电位、正相波、假肌强直放电,肌源性损害合并失神经现象也是肌炎的特点。

4.影像学

可以发现骨骼肌出现水肿改变,一般没有骨骼肌的钙化。

5.肌肉活检

肌活检对是诊断多发性肌炎最重要的方法,MHC-I/CD8$^+$T复合物是诊断多发性肌炎的重要病理表现。其中抗颗粒信号识别抗体阳性的肌炎以坏死性肌肉病为特点,可以没有炎细胞浸润。

五、诊断和鉴别诊断

首先根据患者急性或亚急性发病的特点、伴随出现四肢近端无力、血清CK升高和肌源性肌电图损害规律,在临床上提出多发性肌炎的诊断。肌肉活检可以进一步明确诊断。在此基础上应注意是否合并其他结缔组织病和恶性肿瘤,通过抗体检查进一步确定不同炎性肌肉病的亚型。2003年Dalakas等提出的诊断标准见表7-3-1。

表 7-3-1　Dalakas 等提出的多发性肌炎诊断标准

	确诊的多发性肌炎	可能的多发性肌炎
肌无力	有	有
肌电图	肌源性损害	肌源性损害
肌酸肌酶	升高（高于正常 50 倍以上）	升高（高于正常 50 倍以上）
肌肉病理	原发性炎症，伴有 CD8/MHC-Ⅰ 复合体，无空泡	广泛 MHC-Ⅰ 表达，无 CD8⁺ 细胞浸润或空泡
皮损或钙化	无	无

在临床工作中不是多发性肌炎被漏诊，而是许多其他肌肉病被误诊为多发性肌炎。鉴别诊断包括下列疾病。

1.包涵体肌炎

一般在成年晚期缓慢发病，早期出现手指屈肌和股四头肌的无力，CK 轻度增加。病理检查可以发现肌纤维内出现镶边空泡、肌内衣为主的炎细胞浸润以及肌纤维内的类淀粉蛋白沉积，电镜检查可以发现肌纤维内管丝包涵体。MHC-I 在部分肌纤维表达。对糖皮质激素治疗没有效果。

2.肢带型肌营养不良

青少年慢性发病，出现进行性加重的肢带肌肉无力，CK 存在不同程度的增加，一般肌炎的免疫学检查不能发现抗体的显著增加。病理检查可以发现肌纤维肥大、萎缩和间质增生和炎细胞浸润，MHC-I 在肌纤维不表达。对糖皮质激素治疗没有效果。

3.脂肪累积性肌病

亚急性发病，出现四肢无力和恶心表现以及 CK 的增加，症状在休息后可以自行缓解，给予糖皮质激素治疗后症状迅速改善，肌肉活检可以发现肌纤维内大量的脂肪滴沉积，缺乏炎细胞浸润。

六、治疗

1.急症处理

如有呼吸困难和缺氧时，应及时予以人工呼吸和给氧，必要时可行气管切开及辅助呼吸。如有吞咽困难，应注意防止吸入性肺炎和保证足够的营养，可采用鼻饲混合奶、要素或匀浆饮食以及静脉输入复方氨基酸液或 10%脂肪乳等。

2.激素治疗

首选药物。

地塞米松 10～20mg/d 或甲泼尼松 500mg/d 静脉滴注或泼尼松 80～120mg 隔天顿服，一般在大剂量激素治疗 6 周左右临床开始见效，然后维持 8～12 周后逐渐减量，每 2～4 周减少 1 次，每次减少 5～10mg，逐步减少至 30mg，隔天顿服。整个疗程需要 1 年左右，激素剂量不足时肌炎症状不易控制，减量太快则症状易波动，应予以注意。

3.免疫抑制剂

激素治疗无效或不满意时加用免疫抑制剂,硫唑嘌呤 50～100mg/d,环磷酰胺每周 200～600mg,分 2 次静脉注射,或环磷酰胺 100mg/d 口服。用药期间应注意防止白细胞减少或肝脏损害。

4.中药治疗

雷公藤多苷 10mg,口服,3/d。未婚未育的男女患者忌用,服药后可有月经紊乱或闭经。部分患者可出现 GPT 升高。

5.血浆交换治疗

泼尼松和免疫抑制剂治疗无效时,可采用血浆交换治疗改善肌无力和临床症状。

6.小剂量全身放疗和胸腺切除

均有应用,并取得疗效。

7.对症治疗

肌肉疼痛可辅以镇痛药物,并应用 ATP 或能量合剂,有利于病情恢复。应用蛋白同化剂如苯丙酸诺龙或丙酸睾酮等,对缓解症状、减轻疼痛有帮助。对缓解期的慢性患者可先用按摩、推拿、水疗等物理疗法,以减轻或防止肌肉萎缩和肢体挛缩。此外,治疗中应警惕潜匿性肿瘤存在,一经发现立即手术切除,可使本病症状减轻或缓解。若合并充血性心力衰竭需使用普萘洛尔方可缓解,用洋地黄、利尿药类药物无效。乙型肝炎病毒能促发多发性肌炎,两者共存时使用激素治疗两者均可好转。

七、预后

本病预后随泼尼松应用以后而逐步改善,不能及时治疗者将继发肌肉萎缩、活动受限或瘫痪。病死率国外报道为 14％～50％,国内为 9％～36％。年老体弱、复发、吞咽和呼吸困难、肺部感染及合并恶性肿瘤者预后差。

第四节　肌营养不良

肌营养不良(MD)是一类由遗传基因突变导致的原发性进行性骨骼肌疾病。不同类型的 MD 出现特定肌群的肌力进行性丧失,肌酸激酶呈不同程度升高。发病年龄可从新生儿至成年晚期。根据主要受累肌群的不同以及发病年龄,肌营养不良分为多个类型,比较常见的类型包括抗肌萎缩蛋白病、强直性肌营养不良、面肩肱型肌营养不良和肢带型肌营养不良,其他少见的类型还有 Emery-Dreifuss 型肌营养不良、远端型肌营养不良、眼咽型肌营养不良、先天性肌营养不良。

一、抗肌萎缩蛋白病

(一)概述

抗肌萎缩蛋白病是一种性连锁隐性遗传性肌病,主要包括 Duchenne 型肌营养不良

（DMD）和 Becker 型肌营养不良（BMD）。DMD 是我国最常见的 X 连锁隐性遗传性肌病，发病率约为 1/3500 活产男婴。BMD 相对少见，预期患病率约 1/17500 活产男婴。

（二）病因和发病机制

DMD 是已知最大的基因，全长 2.4～3.0Mb，占整个基因组 DNA 的 0.1%，含 79 个外显子，转录成 14kb 的 mRNA，编码 3685 个氨基酸，产生 427kD 的抗肌萎缩蛋白。抗肌萎缩蛋白是肌膜下肌浆内的细胞骨架蛋白，它与肌膜上抗肌萎缩相关糖蛋白结合，形成紧密连接的抗肌萎缩蛋白-糖蛋白复合体，后者在细胞外与基质中层粘连蛋白 2 结合，在细胞内与肌动蛋白等连接，对维持细胞膜的完整性以及力量的传递具有重要作用。人类有 4 种全长的和 4 种截断的抗肌萎缩蛋白剪切体。抗肌萎缩蛋白有 4 个结构域，即 N 端肌动蛋白结合区、杆状区、半胱氨酸富集区和 C 端区。半胱氨酸富集区含钙结合部位，其 N 端和杆状区的 C 端共同参与连接膜蛋白 β-抗肌萎缩相关糖蛋白。C 端区有很多磷酸化位点，与多种膜蛋白结合。DMD 基因突变主要导致 DMD 和 BMD。90% DMD 是由框外突变所致，这些突变产生提前终止密码，导致过早停止转录信使 RNA，产生了可以被迅速降解的不稳定的 RNA，最终导致不能合成抗肌萎缩蛋白。如果突变保持翻译阅读，出现框内缺失，则产生质和量均降低的抗肌萎缩蛋白，导致 BMD。尽管最常见的遗传模式为 X 连锁隐性遗传，但该病有较高的散发突变率，占近 30%。这与 DMD 基因太大，容易发生随机突变事件有关。非家族性 DMD 患者还可能由生殖细胞的 X 染色体嵌合引起。

抗肌萎缩蛋白缺陷后引起一系列继发改变（如机械性膜损伤，钙离子通透性异常和慢性细胞内钙超载，异常免疫反应，信号转导功能异常等）而导致进行性肌纤维坏死，另外慢性炎症和肌纤维变性后出现异常纤维化，丧失再生能力，从而使临床症状恶化。在不同肌纤维中及不同年龄阶段时死亡肌纤维（凋亡和坏死）有所不同，相邻肌群中可出现完全正常和成片坏死的肌纤维。

（三）病理改变

主要病理改变是肌纤维出现肥大、发育不良、坏死、再生和嗜酸性改变，伴随出现慢性炎症和结缔组织增生。其中 DMD 的肌纤维坏死和再生多为灶性分布，而 BMD 的肌纤维再生和坏死多轻微或分散出现。肌纤维的抗肌萎缩蛋白缺乏或减少。

（四）临床表现

DMD 起病于儿童早期（3～5 岁），多数患者在出生后有运动发育延迟，在 3 岁前可以站立和行走，但随后出现运动发育停止并倒退，多不能正常跑步，或跑步时易跌倒。6～11 岁出现对称性持续性肌力下降，肌无力在躯干和四肢近端为主，下肢重于上肢。由于髂腰肌和股四头肌无力而登楼梯及蹲位站立困难，行走时腰椎前突，身体向两侧摇摆，形似鸭步；由仰卧站立时须先转为俯卧位，然后屈曲膝关节及髋关节，同时用手支撑躯干呈俯跪位，接着双手顺次支撑双足背、双小腿、双膝和双大腿，方能直立。肩胛带肌肉受累，出现举臂无力，因前锯肌和斜方肌无力，不能固定肩胛内缘，使肩胛游离呈翼状支于背部，出现翼状肩胛。腓肠肌假性肥大见于 90% 以上患儿。膝腱反射常在病程早期即减弱或消失，跟腱反射可存在多年。疾病早期肌萎缩多不明显，随病情发展伴随出现四肢近端肌萎缩和大关节挛缩。多在 12 岁前发展至不能独立行走。10 余岁时出现心肌病变，18 岁后均有心肌病表现。所有患者存在一定程度非进展性认知障碍。因活动减少,故骨密度减低,容易骨折。

BMD 发病在 5～19 岁,病情进展较慢,肌无力开始出现在盆带肌和下肢肌。5～10 年后发展到肩带肌和上肢肌,晚期躯干肌、胸锁乳突肌和肢体远端肌也受到累及。屈颈肌力保存。常伴腓肠肌肥大,可出现运动诱发的肌痉挛。病程晚期可出现肘关节挛缩,常合并有弓形足、心脏和智能异常。

其他少见类型:肌肉痉挛疼痛综合征,早期出现肌肉疼痛和痉挛,没有肌肉力量下降。DMD 相关扩张型心肌病,以左心室扩张和充血性心力衰竭为特点,男性患儿在 10 余岁时病情迅速进展,诊断后 1～2 年死于心力衰竭。平均死亡年龄为 30～40 岁。早期因平滑肌受累出现胃动力障碍,也可以出现巨结肠、肠扭转、肠痉挛和吸收障碍等。大部分女性携带者无症状,但由于逃避 X 染色体失活,肌纤维中超过 50% 的 X 染色体表达突变基因,可表现出不同程度的肌无力。少数女性可有典型 DMD 表型,可能是包含 Xp21.2 在内的 X 染色体的重组或缺失,X 染色体完全缺失如 Turner 综合征,或 X 染色体单亲二倍体。DMD 突变的女性携带者发生扩张型心肌病的概率较高。邻近基因缺失综合征伴其他 X 连锁疾病包括色素性视网膜炎、慢性肉芽肿病、McLeod 表型、甘油激酶缺乏症及肾上腺发育不良。

(五)辅助检查

1.血生化

早期 CK 水平可达正常人的 50 倍以上,出生后即可不正常,疾病晚期逐渐下降。CK 升高的程度与病情严重性无关。

2.电生理检查

肌电图出现肌源性损害的表现,如果 CK 升高达数千,没有必要进行该检查。心电图但可以发现窦性心动过速等异常。

3.肌肉活检

骨骼肌呈肌营养不良样病理改变,抗 Dystrophin 抗体进行免疫组化染色可见 DMD 的肌纤维缺乏抗肌萎缩蛋白,在 BMD 只有部分肌纤维膜缺乏该蛋白。

4.基因检查

65%～70% 的患者基因检查阳性。DMD 基因突变包括整个基因缺失、1 个或多个外显子缺失或重复、小片段缺失、插入及单个碱基改变。在 DMD/BMD,部分缺失或重复集中在 2 个重组热点,1 个接近 5'端,包含 2～20 外显子(30%),另一个包含 44～53 外显子(70%)。多重 PCR,Southern 杂交和 FISH 可被用于检测缺失;Southern 杂交和定量 PCR 可用于检测重复;基因测序用于检测小的缺失或插入,单个碱基变化或剪切突变。

(六)诊断及鉴别诊断

一般根据,5 岁前发病、缓慢发展的四肢无力、腓肠肌肥大、血清 CK 显著增高可以初步考虑 DMD,如果在 5 岁后发病,疾病发展相对缓慢和 CK 升高不显著,可以初步考虑为 BMD。在此基础上首先进行 DMD 基因检查,所有的 DMD 以及 85% 的 BMD 可以通过基因检查而明确诊断。

鉴别诊断应当除外:①肢带型肌营养不良,也出现四肢近端的肌无力,部分类型可以出现腓肠肌肥大,CK 不同程度的增加,肌肉的病理检查可以发现部分类型出现少数肌纤维的抗肌萎缩蛋白丢失。②先天性肌营养不良,出生后就出现四肢的无力,多无腓肠肌肥大,CK 轻至中度增加,肌肉的病理检查不会出现显著的抗肌萎缩蛋白丢失。DMD 基因检查正常。③近端型脊髓性肌萎缩,出现四肢近端的无力,个别患者出现腓肠肌肥大,CK 不高,肌电图为神经源性损害。

(七)治疗

治疗前应行各种检查对肌肉、心脏、脑进行评估,适宜的治疗可延长生命,改善生活质量。

(1)低脂肪、低糖饮食,多吃蔬菜、水果,摄取丰富的维生素,少量多餐,避免肥胖,加重运动困难。保证维生素 D 和钙剂的摄入,防止骨折。

(2)物理康复:尽可能保持肌肉功能,防止肌肉萎缩和关节挛缩。热疗有助于改善局部血液循环,按摩对于防止关节挛缩有帮助。水下运动有助于克服阻力进行运动锻炼。支具的应用对防止畸形和挛缩有重要价值。严重的脊柱侧弯应行手术矫形,以改善呼吸功能,跟腱松解术有助于维持运动功能,在一定时间内可提高生活质量。呼吸肌瘫痪者早期应用呼吸机辅助呼吸可以有效延长患者的生存时间。

(3)药物治疗:糖皮质激素对延缓疾病发展的作用已得到肯定,可改善肌肉力量和功能,延长行走能力2~3年,将 DMD 患儿的平均死亡年龄从 16 岁延长到 25 岁。一般可于 5 岁后应用,具体用法为每周用 5~10mg/(kg·周),在周五和周六两天用 2.5~5mg/(kg·d),不良反应比每天用要少,也不影响生长。也可以按照 0.75mg/(kg·d)用 10 天,停 10 天的方法用。更多的主张是连续用药,效果更好,在 BMD 患儿应用疗效有限。促蛋白质合成同化激素如氧甲氢龙也获得了暂时性疗效。

(4)用药禁忌:DMD 患者易患恶性高热,因此在给予全身麻醉前应进行适宜的评估和准备。心脏毒性药物如氟烷禁用。抗胆碱能药物和神经节阻滞药等可降低肌张力,应禁止使用。

(八)预后

DMD 多在 9~13 岁不能独立行走。在 15~25 岁死亡,常死于呼吸和心力衰竭,30% 的患者死于心脏病。应用呼吸机可使寿命延长 6~25 年。BMD 一般在 16 岁以后不能独立行走,病程可达 25 年以上,平均死亡年龄为 45 岁,50% 的患者多死于心脏病。

二、强直性肌营养不良

(一)概述

强直性肌营养不良(DM)是成人最常见的肌营养不良症,仅次于迪谢内肌营养不良的第二常见的肌营养不良类型,由 Delege 首先描述,1909 年 Strinert 也描述了此病,为常染色体显性遗传,常累及多个器官系统,表现为肌强直、肌无力等。全球患病率为 2.1~14.3/10 万,发病率约为 1/8000 活婴,无明显地理或种族差异。

(二)病因和发病机制

强直性肌营养不良分为两型:DM1 和 DM2。1 型基因定位于染色体 19q13.2~19q13.3,编码蛋白为强直性肌营养不良蛋白激酶(DMPK),正常 CTG 拷贝数为 5~37,而 DM1 患者的 CTG 拷贝数为 50 至数千,正是由于 CTG 异常表达导致了 DMPK 对细胞产生毒性,引起一系列的临床症状,而且 CTG 重复的长度有组织特异性,同一患者的不同组织中 DM 基因的表达程度都可不同。DM2 基因定位于染色体 3q13.3～q24,它是由于 CTG 拷贝异常而发病,正常重复次数为 11～26 次。

(三)诊断与鉴别诊断

1.临床表现

(1)DM1 型:又称 Strinert 病,其临床表现如下。

①本病任何年龄均可发生,但多见于青春期后,男多于女。

②根据发病年龄不同,可分为先天型、儿童型、经典成人型、晚发型/无症状型。

③主要症状为肌无力、肌萎缩和肌强直,肌无力发生顺序由高往低依次是:肢体远端肌肉、颈屈肌、面肌、肢体近端肌肉,远端肌肉肌无力症状发病早于并重于近端,伸肌重于屈肌。肌萎缩出现顺序由高往低依次是:颞肌、咀嚼肌、肢体远端肌肉、胸锁乳突肌、肢体近端肌肉,且远端肌肉萎缩早于和重于近端,体检可见“斧状脸”“鹅颈”等典型体征,肌强直是本病的特征性表现,可分为动作性肌强直:握拳放松困难,坐位起立时迈步困难,重复动作后症状减轻。叩击性肌强直:叩击前臂肌肉后不容易松弛。并可有构音障碍或吞咽困难,多有遗传早发现象。

④其他系统表现:心脏可有心律失常;部分患者可有智力障碍;年轻时可出现白内障、眼睑下垂,但复视少见;还可有多汗、秃发、月经不调、阳痿、性欲下降等内分泌系统表现。呼吸系统受累可有肺活量减少,呼吸困难;平滑肌受累表现为食管扩张、巨结肠等。

(2)DM2 型:其临床症状较 DM1 型轻,多在 30 岁左右发病,表现为肌强直,颈部、肘部及髋部近端屈肌为主的肌无力,与 DM1 不同的是有明显肌痛、肢体僵硬和疲劳感,多无遗传早发现象。

2.辅助检查

(1)实验室检查:血清 CK 可正常或轻度升高,胆固醇增高,IgG、IgM 代谢增加。

(2)肌电图:可出现典型肌强直电位,受累肌肉重复电刺激后出现肌强直波逐渐衰减。

(3)肌肉组织活检:可见肌纤维大小不一,Ⅰ型纤维萎缩,Ⅱ型纤维肥大。

(4)基因检查:有特异性,患者 DMPK 基因的 CTG 三核苷酸序列异常重复扩增常超过100,且重复数目与症状严重性相关。

(5)头颅 MRI:可见轻度脑皮质萎缩、额叶和颞叶皮质下白质病变、侧脑室扩张;其中前额叶受累是 DM1 的影像学标志性特征;且皮质下白质病变的严重性与认知功能障碍相关。

3.诊断要点

根据临床典型的肌无力、肌萎缩和肌强直症状以及多系统损害的特点,结合中青年起病的特征、阳性家族史、典型肌强直放电肌电图可诊断,确诊可行基因检测发现异常 CTG 三核苷酸序列重复扩增。

4.鉴别诊断

(1)先天性肌强直:通常出生就有全身性肌强直,肌肉假性肥大也是很突出的征象,叩击肌肉可出现肌球征,肌电图呈典型肌强直电位。但不伴肌无力、肌萎缩和多系统损害征象。遗传学上由骨骼肌氯离子通道 CLCN1 基因突变引起。

(2)先天性副肌强直:幼年起病,肌强直较轻,无肌萎缩,肌肥大也不明显。为常染色体显性遗传的骨骼肌钠离子通道病。

（3）迪谢内肌营养不良（DMD）：幼年起病，伴肌无力、肌萎缩，肌肉假性肥大，肌酶高，但无肌强直。肌电图也无肌强直电位。

（4）脊髓性肌萎缩症（SMA）：有肌萎缩、肌无力，但无肌强直，肌电图为神经源性损害。

（四）治疗

1.一般治疗

适当活动，按摩理疗，预防肺部和心脏、内分泌系统的并发症。

2.对症治疗

（1）肌强直

苯妥英钠：0.1g，口服，每日3～4次。

普鲁卡因胺：0.5～1g，口服，每日3次，但要注意对心脏的毒副作用。

乙酰唑胺：每日0.25～0.75g，口服，分次服用。

硫酸奎宁：300～400mg，口服，每日3～4次。

卡马西平：0.1～0.2g，口服，每日3次。

（2）肌无力和肌萎缩

苯丙酸诺龙：每周25～50mg，肌内注射。

灵孢多糖注射液：每日每次2mL，肌内注射，1～3个月为1个疗程。

加兰他敏：每次2.5mg，每日1～2次，肌内注射，1个月为1个疗程。

三、面肩肱型肌营养不良

（一）概述

面肩肱型肌营养不良（FSHD）是第三常见的肌营养不良类型，而且有着很高的散发概率。仅次于强直性肌营养不良和抗肌萎缩蛋白病，其发病率是1～5/10万。在英国北部达3.95/10万。

（二）病因和发病机制

面肩肱型肌营养不良的分子缺陷是在4号染色体长臂的亚端粒区3.3kb的DNA重复片断的复制缺失（D4Z4）。通过影响邻近基因的表达而发病。

（三）病理改变

肌肉活检可以发现病理改变变异非常大，有的患者出现明显的肌营养不良改变，也可以表现为非常小的肌纤维分散出现在大肌纤维之间，部分患者伴随炎细胞浸润。少数患者的肌纤维出现镶边空泡或嗜酸性的沉积物。

（四）临床表现

临床表现的外显率具有年龄依赖性，发病年龄在10～50岁，多在20岁以前出现临床症状。在一些家系中可以看到在10岁以前发病的婴儿病例。疾病进展快慢不一，有些人可能缓慢和轻微，而另一些人进行性加重。男性多见，具有遗传早显现象，即在连续几代的病例中发病年龄提前。

面部和肩带肌无力是该病标志性症状。症状的发展规律多从面肌到上肢肌肉,再到盆带肌肉,95%的患者在 30 岁出现面肌无力,特别是眼眶周围的肌肉,睡眠的时候睁着眼,导致角膜得损害。查体发现睫毛征阳性、不能吹哨、被嘴和鼓腮,伴随构音障碍,试图笑的时候,稍稍撅起的嘴角会出现特征性肌病面容。肩带肌肉无力会导致手臂上抬困难,出现翼状肩胛。累及躯干和骨盆的肌肉,造成严重的脊椎前弯和无法步行,特别是上下楼困难。腹部肌无力常出现在疾病的晚期。该病可以单独影响脊柱旁肌肉,导致中轴肌病和弯腰综合征。

个别患者出现心肌病。个别患者会有听力丧失、视网膜微血管病变,智力下降以及癫痫发生。

(五)辅助检查

1.血生化

血 CK 正常或升高于正常高限的 5 倍。

2.肌电图

多为肌源性损害,个别患者神经源性损害。

3.MRI

可以证实该病的骨骼肌分布特点,出现中轴肌肉损害的患者可以表现为脊柱旁肌肉的显著萎缩。

4.肌肉活检

肌肉活检可以发现病理改变非常大,有的患者出现明显的肌营养不良改变。也有的患者仅出现个别小的肌纤维。

5.基因检查

是目前的主要确诊手段,EcoRl/Blnl 双酶切＋p13E-11 杂交已成为常规检测方法。可以诊断 95%的病例,其中 70%～90%遗传自父母,10%～30%为自发新突变。少数家系与 4q 染色体没有连锁,但现在没有发现其位点。发病的患者有 50%的可能遗传给下一代。

(六)诊断

根据典型的面部和肩带肌无力表现、血清 CK 轻度升高和肌源性肌电图改变可以初步考虑到 FSHD 的可能性,通过基因检查可以确定诊断。鉴别诊断需要排除其他青少年或成年发病以累及面肌为特点的骨骼肌疾病。强直性肌营养不良也出现面肌瘫痪,但四肢远端肌肉存在显著的肌强直现象和肌无力,此外伴随秃头和内分泌异常。基因检查可以发现 DM1 和 DM2 相关基因突变。眼咽型肌营养不良以眼球运动障碍为主,伴随出现吞咽困难,但面肌无力不显著,四肢近端的无力仅出现在部分患者。基因检查可以发现多聚腺苷酸结合蛋白核 1 基因第一外显子(GCG)的异常扩增或(GCA)插入。眼咽型远端型肌营养不良以眼球运动障碍、吞咽困难和四肢远端无力为主要表现。

(七)治疗

重点进行康复治疗,目前没有任何药物证明可以延缓疾病的发展,包括糖皮质激素。对于患者的闭眼困难,应当防止干燥性眼炎的发生,可以在患者睡眠时用胶纸把眼睛暂时封起来,防止角膜干燥。

对于翼状肩胛采取手术治疗,把肩胛骨固定在胸壁上可以改善上肢的活动。

（八）预后

有些患者累及躯干和骨盆带肌肉,造成严重的脊椎前弯和无法步行。腹部肌无力常出现在疾病的晚期。患者寿命一般不缩短。极个别患者发展迅速,在 20 岁即不能行走。

四、肢带型肌营养不良

（一）概论

肢带型肌营养不良(LGMD)是一组以累及盆带和肩带肌为主要临床特点的遗传性肌肉病。显性遗传型被归为 LGMD1,隐性遗传型则被归为 LGMD2。每个位点按字母顺序加以后缀而命名。现在已经确定了由不同基因突变所致的 7 个显性(LGMD1A～1G)和 14 个隐性遗传类型(LGMD2A～2N)。LGMD 属于第四常见的肌营养不良类型,发病率较面肩肱型肌营养不良低。发病率在英国北部为 2.27/10 万,不同类型的 LGMDs 其发病率具有很大的差异,不同地区存在某种特定亚型的高发病率。LGMD2A 和 LGMD2B 在欧洲以及我国都是最多见类型,LGMD2I 在欧洲个别国家常见,但 LGMD2I 在我国罕见。

（二）病因和发病机制

LGMD 不同亚型存在各自的突变基因,其中部分类型的编码蛋白不清楚。不同的基因突变导致各种肌纤维细胞外基质蛋白、肌膜蛋白、肌节相关蛋白、核膜蛋白及酶等缺陷,出现不同的肌纤维的发育障碍。

（三）病理改变

肌纤维出现发育不良、肥大,伴随间质增生。可以存在肌纤维的坏死和再生改变,LGMD2A 存在分叶样肌纤维,LGMD2B 可以发现大量的炎细胞浸润,LGMD2I 的肌纤维可以发现许多空泡。在部分类型免疫组织化学或蛋白定量分析可以发现蛋白的缺乏,LGMD2A 的骨骼肌成长 Calpain-3 蛋白缺失,LGMD2B 存在 Dysferlin 缺乏,LGMD1C 出现 Caveilin-3 在肌膜上缺如或部分减少。但许多膜蛋白可以出现继发性脱失。

（四）临床表现

所有 LGMDs 类似均起病隐匿,可以儿童或成年人发病,共同临床特征是骨盆和肩胛带肌肉的不同程度的进行性无力,表现为行走、跑步及爬楼梯困难,部分患者可见肌肉肥大,跟腱挛缩出现用脚尖走路。在 LGMD2B/Miyoshi 肌病中患者不能用脚尖行走,在 LGMD2A 和 LGMD2C-2F 中翼状肩胛最明显,在 LGMD1A、LGMD2A 和/Miyoshi 肌病中可有腓肠肌萎缩。面部肌肉通常不受累。部分亚型可以出现多系统受累,包括心脏、呼吸系统。各种亚型的临床表现略有差异。LGMD2C-F 统称为 Sarcoglycan 肌病,部分患者的临床表现和 DMD 类似,起病于 1～15 岁,表现为不同程度的躯干以及四肢近端无力,可有腓肠肌肥大、翼状肩胛以及脊柱前突,多数患者在发病 10 年后不能行走,心脏受累常见。LGMD2N 和 LGMD2B/Miyoshi 肌病的临床表现以及病理改变类似。

（五）辅助检查

1.血清 CK

呈不同程度升高。

2.肌电图

肌源性损害的特点。个别类型 LGMD 患者中呈神经源性损害。

3.肌肉 MRI

可以协助确定肌肉病变的分布特点，并对诊断加以提示。

4.肌肉活检

可以发现肌纤维出现肌营养不良改变。不同类型的 LGMD 可以通过免疫组织化学染色以及 Westernblot 检测明确缺陷蛋白。

5.基因检查

可以协助 LGMD 的诊断。但是存在相同基因缺陷因等位基因的变异而出现极端不同的临床表型。

（六）诊断和鉴别诊断

患者出现缓慢进展的四肢近端无力、CK 升高和肌电图呈肌源性损害，首先应当进行肌肉活检，确定是否为肌营养不良，而后首先排除性连锁的抗肌萎缩蛋白病，再确定是 LGMD。不同 LGMD 亚型的诊断主要依靠骨骼肌的免疫组织化学或免疫荧光染色确定是那种蛋白的脱失，部分类型可以进行基因检查，肌肉活检加基因检查基本可以使 76％的 LGMD 明确类型。不同类型的 LGMD 应当在基因检查后进行病理检查，以确定蛋白丢失的程度。

鉴别诊断包括：①抗肌萎缩蛋白病，患者发病后出现四肢近端无力，其中 DMD 存在腓肠肌肥大，基因检查可以发现 DMD 基因突变。肌肉活检发现肌纤维膜出现抗肌萎缩蛋白脱失可以明确诊断。②先天性肌病，出生后发病，出现肢带型的肌肉无力，但进展缓慢或不进展，肌电图为肌源性损害，但肌肉活检可以发现疾病特征性的病理改变。③多发性肌炎，一般发病比较急，出现四肢近端的无力。肌肉活检可以发现肌纤维坏死和炎细胞浸润，肌纤维的肥大不明显，也没有明显的间质增生。④肌原纤维肌病，出现四肢近端或远端的无力，多伴随心脏损害或周围神经病，CK 轻度增加，肌肉病理检查可以发现肌纤维内出现异常蛋白沉积，肌纤维膜没有蛋白的脱失。

（七）治疗

主要在于延长寿命，改善生活质量。

一般治疗包括控制饮食防止肥胖。物理康复和伸展训练提高关节活动性和维持肌肉力量，防止挛缩。应用机械辅助装置协助行走和活动。此外还需要进行呼吸机辅助呼吸、亚临床心肌病的监测以及社会和心理支持和鼓励。关节挛缩可以进行整形外科治疗。

药物治疗，丙种球蛋白在个别患者可以增加肌肉力量和延缓疾病的发展，可能和药物的抗炎和减轻纤维化的作用有关。一水肌酸口服可以提高肌肉的力量。

（八）预后

根据疾病不同的亚型其预后也有很大的差异，心肌、呼吸肌受累可能会影响寿命。LG-MD2C 型和 LGMD2F 型 20 岁前死亡。

第八章　运动障碍性疾病

第一节　帕金森病

帕金森病曾被称为震颤麻痹或原发性帕金森病。最早于1817年由James Pakinson首先描述,该病主要有静止性震颤、肌强直、运动迟缓、姿势反射消失、姿势屈曲等临床表现。主要是黑质多巴胺神经元丧失,导致纹状体内乙酰胆碱、多巴胺等神经递质失去平衡而发病。

发病于40岁前的帕金森病称为早发性帕金森病;发病于20岁前的帕金森病称为少年型帕金森病。一项于1997—1998年在中国29454位来自北京、西安、上海地区的居民中进行的帕金森症患病率研究。中国PD标准化患病率(所有性别):≥65岁:1.67%,其中男性为1.7%,女性为1.64%;而且随着年龄的增加,本病的发病率增多,如75岁以上发病率可达到2.74%。

帕金森病的主要病理变化是黑质和蓝斑含色素的神经细胞变性凋亡,同时在上述区域以及纹状体、苍白球以及脑干的迷走神经背核等处也发现有嗜酸性的包涵体(Lewy体),从而使得多巴胺在黑质的合成减少以及黑质纹状体通路中,尾状核和壳核中的多巴胺含量减少。

一、病因和发病机制

帕金森病的病因不明,有环境、遗传、细胞氧化应激、自噬异常等学说。目前认为与多因素相关,包括:环境因素、α-突触核蛋白、氧化应激、遗传易感性。

目前大家较为接受的帕金森病发病是因为环境-遗传-应激等因素导致α-突触核蛋白异常聚集并逐渐从低位脑干以及嗅器开始,向脑桥,中脑扩散。当α突触核蛋白累及黑质、蓝斑等部位后,患者黑质中的神经元大量老化丧失,当其数量减少到50%左右,纹状体中多巴胺递质减少80%,就会逐渐出现帕金森病的临床症状。但很多正常老人尸检也发现路易体,却终生未发病。而LRRK2突变的PD患者也有相当部分不存在路易体病理变化。

二、诊断与鉴别诊断

1.临床表现

帕金森病多发病于50~60岁,并随着年龄的增加发病率增高,也有少数患者可在年轻时发病。男性多于女性。帕金森病患者具有临床症状以及自然病程的显著异质性,可将帕金森病划分为以下临床亚型:①早发缓慢进展型;②迟发快速进展型;③震颤型;④以运动迟缓和肌强直为主的姿势不稳步态障碍型。临床表现主要为二大类症状,即运动症状和非运动症状。

(1)运动症状

①运动迟缓:运动迟缓是 PD 最特征性的临床表现,开始表现为日常活动缓慢、运动减慢及反应时间的延长。运动迟缓主要表现为运动幅度以及运动速度的损害,包括吞咽唾液困难导致的流涎、构音障碍、面具脸、行走时的摆臂动作减少等。除全身运动缓慢外,还表现为精细动作受损。但帕金森病患者在情绪激动或应激状态下可完成快速的非常规运动,表明帕金森患者的运动程序是完整的,但无外界刺激下,患者无法完成该程序。

②震颤:70%～80%的 PD 患者存在震颤。典型的帕金森震颤多为静止性震颤,频率为4～6Hz,多在肢体的远端,静止状态下出现,随意活动时消失或减轻,情绪紧张激动时加重,睡眠时完全消失。少数患者除肢体震颤外,也有头部及下颌、口唇的震颤。同时,有相当一部分患者存在姿势性震颤,部分患者起始可以表现为单纯的姿势性震颤,随着疾病进展逐渐出现典型帕金森病的表现。帕金森病的姿势性震颤多在维持姿势数秒后出现,而原发性震颤在维持姿势立即出现。如果患者以震颤为首发症状,往往预示病程进展缓慢,预后良好。

③肌强直及屈曲姿势:PD 患者的肌强直表现为运动过程中的阻力增高,通过被动屈曲、伸直、旋转肢体时容易发现。在关节活动时,增高的肌张力始终保持一致而均匀的阻力,称为"铅管样强直"。如果合并有震颤或潜在不可见的震颤时,可在均匀阻力上出现断续停顿,称为"齿轮样肌强直"。值得注意的是,齿轮样肌强直是在铅管样肌强直的基础上合并震颤出现,如果无铅管样肌强直而仅因为震颤如出现的阻力停顿改变称为"齿轮样现象"。严重的肌强直可导致颈、躯干、关节的屈曲而出现姿势性畸形。在疾病晚期,肌强直可导致屈曲姿势,一些患者可出现"爪型手""爪型脚"畸形,还有过度的颈部前屈、躯干前屈、脊柱侧弯和躯干倾斜。

④姿势反射消失:姿势反射消失是姿势不稳步态障碍性 PD 患者的一个特征,通常发生在疾病的后期,伴随有冻结步态和跌倒症状。患者和对照者的一个鉴别就是在功能性前伸测试中通常高估自己的平衡能力,患者更愿意为完成任务而不顾其运动表现,从而在复杂性运动和认知任务中出现运动失误。

⑤冻结:是 PD 患者最严重的运动障碍之一,也称为运动阻滞,是运动不能的一种形式。典型表现为开始行走的启动障碍和突然不能移动双脚;转弯、狭窄路面、过街或到达终点时突然不能移步。是 PD 患者跌倒的最常见原因,常导致患者骨折。关期的步态冻结与多巴反应性的异常识别有关,冻结也可能是 PD 患者在开期波动的一种关的现象,而与运动迟缓以及震颤无关。

(2)非运动症状:传统观点认为帕金森病是一种运动障碍疾病,但越来越多的研究表明大部分患者存在有非运动症状。近88%的患者存在非运动症状,甚至非运动症状比运动症状更影响患者的生活。

①自主神经功能障碍:消化系统可以出现顽固性便秘、流涎、腹胀易饱、厌食等症状。心血管系统可以出现心悸不适,更为深远的影响是直立性低血压。还有 PD 患者常有泌尿系统症状,包括尿急、尿频、尿失禁、排尿困难。另外自主神经系统损坏方面,PD 患者可以出现性功能障碍,包括性欲减退以及勃起障碍,而在服用多巴胺药物后,又可以出现性欲的亢进。皮肤方面,PD 患者的汗液分泌存在异常,多表现为多汗及脂溢性皮炎。

②感觉障碍:90%的PD患者可以出现嗅觉减退,有研究发现嗅觉减退可发生于PD的超早期阶段,至少比其他临床症状早出现4年。因此新的诊断标准将嗅觉减退列为支持条件之一。同时PD患者还有其他感觉异常,包括痛觉过敏、视觉障碍等。

③认知及精神行为异常:对PD患者的日常生活质量影响巨大。有研究发现84%的PD患者存在有认知功能衰退,48%达到痴呆诊断标准。近50%~60%的PD患者有抑郁、淡漠、焦虑的症状,44%的患者病程中出现过幻觉。原来作为排除标准之一的早期痴呆已在新诊断标准中剔除。抑郁是PD的一个常见症状,但与原发抑郁不同,PD抑郁主观体现自责、罪恶感、自杀等症状不及抑郁症患者明显,而主要表现为快感缺失,兴趣减退,精神运动迟滞,注意力集中困难、疲乏、烦躁不安等。与5-HT系统的相关性少,更多与多巴胺和去甲肾上腺素系统相关。精神症状多表现为视幻觉、错觉、妄想和错误感觉,这与听幻觉和思维混乱为主的精神分裂症明显不同。幻觉与精神症状与PD的进程、药物的使用以及睡眠障碍相关。

④睡眠障碍:睡眠障碍是PD的公认特征之一。主要表现有日间过度嗜睡、睡眠发作、不宁腿、快动眼期睡眠障碍(RBD)。有研究发现这些睡眠障碍是PD的一部分,与年龄相关,用增加夜间睡眠的药物并不能减少日间嗜睡症状的发生。PD患者不宁腿的发生率为10%~22%,可能与间脑脊髓多巴胺通路的退变有关。而RBD则被认为是包括PD在内多种神经退行性疾病的前驱症状。

2.辅助检查

(1)常规的血液、脑脊液对帕金森病的诊断并无价值。但腰穿压力释放试验对脑积水导致的帕金森综合征有重要鉴别意义。血清以及脑脊液的自身免疫抗体可鉴别炎症继发的帕金森综合征。

(2)早期帕金森患者可通过嗅棒检查发现早期的嗅觉减退。脑内超声可以在PD患者的中脑发现黑质的高回声区。睡眠脑电图可以发现PD患者存在的睡眠障碍。肛周肌电图以及视频眼震电图也可用于帕金森病与帕金森综合征的鉴别诊断。

(3)常规磁共振主要用于帕金森病的鉴别诊断,但也有很多研究提示DTI、MRS等功能磁共振在PD的诊断中可以发挥更多的作用。

(4)应用^{18}F-DOPA PET或DAT PET显像可以发现纹状体的不对称损害。也有使用SPECT进行多巴胺转运体显像或纹状体多巴胺再摄取和突触前囊泡显像来鉴别PD与其他帕金森综合征。

3.诊断要点

(1)中老年发病,缓慢进展性病程。

(2)运动迟缓,并同时至少伴有静止性震颤、肌强直中的一项。

(3)偏侧起病。

(4)左旋多巴治疗有效。

4.诊断标准

根据2015年MDS发布的国际帕金森病临床诊断标准以及2016年中华医学会神经病学分会帕金森病及运动障碍学组发布的中国第二版帕金森病临床诊断标准进行诊断。按此标准临床确诊帕金森病的特异性超过90%;临床诊断很可能的帕金森病的特异性和敏感性都达到

80％以上。

(1)临床确诊帕金森病:需要有以运动迟缓为主及肌强直和(或)静止性震颤的核心症状。有两条或以上支持标准,无绝对排除标准和警示征象。

(2)很可能帕金森病:需要有以运动迟缓为主及肌强直和(或)静止性震颤的核心症状。无绝对排除标准,不超过两条警示征象,另外需要对应数量以上的支持标准抵消。

(3)核心症状:运动迟缓和肌强直和(或)静止性震颤之一。

(4)支持标准:①患者对多巴胺能药物的治疗明确且显著有效。在初始治疗期间,患者的功能可恢复或接近至正常水平。在没有明确记录的情况下,初始治疗的显著应答可定义为以下两种情况:药物剂量增加时症状显著改善,剂量减少时症状显著加重。以上改变可通过客观评分(治疗后 UPDRS-Ⅲ 评分改善超过 30％)或主观描述(由患者或看护者提供的可靠而显著的病情改变)来确定;存在明确且显著的开/关期症状波动,并在某种程度上包括可预测的剂末现象。②出现左旋多巴诱导的异动症。③临床体检观察到单个肢体的静止性震颤(既往或本次检查)。④以下辅助检测阳性有助于鉴别帕金森病与非典型性帕金森综合征:存在嗅觉减退或丧失,或头颅超声显示黑质异常高回声($>20mm^2$),或心脏间碘苄胍闪烁显像法显示心脏去交感神经支配。

(5)绝对排除标准:①存在明确的小脑性共济失调,或者小脑性眼动异常(持续的凝视诱发的眼震、巨大方波跳动、超节律扫视)。②出现向下的垂直性核上性凝视麻痹,或者向下的垂直性扫视选择性减慢。③在发病后 5 年内,患者被诊断为高度怀疑的行为变异型额颞叶痴呆或原发性进行性失语。④发病 3 年后仍局限于下肢的帕金森样症状。⑤多巴胺受体阻滞药或多巴胺耗竭剂治疗诱导的帕金森综合征,其剂量和时程与药物性帕金森综合征相一致。⑥尽管病情为中等严重程度(即根据 MDS-UPDRS,评定肌强直或运动迟缓的计分大于 2 分),但患者对高剂量(不少于每天 600mg)左旋多巴治疗缺乏显著的治疗应答。⑦存在明确的皮质复合感觉丧失(如在主要感觉器官完整的情况下出现皮肤书写觉和实体辨别觉损害)以及存在明确的肢体观念运动性失用或进行性失语。⑧分子神经影像学检查突触前多巴胺能系统功能正常。⑨存在明确可导致帕金森综合征或疑似与患者症状相关的其他疾病,或者基于全面诊断评估,由专业医师判断其可能为其他综合征,而非帕金森病。

(6)警示征象:①发病后 5 年内出现快速进展的步态障碍,以至于需要经常使用轮椅。②运动症状或体征在发病后 5 年内或 5 年以上完全不进展,除非这种病情的稳定是与治疗相关。③发病后 5 年内出现球麻痹症状,表现为严重的发音困难、构音障碍或吞咽困难(需进食较软的食物,或通过鼻胃管、胃造瘘进食)。④发病后 5 年内出现吸气性呼吸功能障碍,即在白天或夜间出现吸气性喘鸣或者频繁的吸气性叹息。⑤发病后 5 年内出现严重的自主神经功能障碍,包括:体位性低血压,即在站起后 3 分钟内,收缩压下降至少 30mmHg(1mmHg＝0.133kPa)或舒张压下降至少 20mmHg,并排除脱水、药物或其他可能解释自主神经功能障碍的疾病;发病后 5 年内出现严重的尿潴留或尿失禁(不包括女性长期存在的低容量压力性尿失禁),且不是简单的功能性尿失禁(如不能及时如厕)。对于男性患者,尿潴留必须不是由前列腺疾病所致,且伴发勃起障碍。⑥发病后 3 年内由于平衡障碍导致反复(>1 次/年)跌倒。⑦发病后10年内出现不成比例的颈部前倾或手足挛缩。⑧发病后 5 年内不出现任何一种常见的非运动症状,包括嗅觉减退、睡眠障碍(睡眠维持性失眠、日间过度嗜睡、快动眼期睡眠行为障碍)、自主神经功能障碍(便秘、日间尿急、症状性体位性低血压)、精神障碍(抑郁、焦虑、幻觉)。⑨出现其他原因不能解释的锥体束征。⑩起病或病程中表现为双侧对称性的帕金森综合征症状,没有任何侧别优势,且客观体检亦未观察到明显的侧别性。

5.鉴别诊断

帕金森综合征是一组以运动迟缓、强直和(或)震颤为主要表现的症候群的统称,它的鉴别诊断范围宽泛,这也反映了基底节不同部位的受累情况。基底节是由一组皮质下核团构成,包括纹状体(壳核和尾状核)、丘脑底核(STN)、苍白球外侧部、内侧部和黑质致密度。基底节在控制运动功能方面具有重要的作用,此外现在也认为其在调节情感和认知方面同样具有重要意义。在帕金森综合征的一系列病因中最常见的是帕金森病(约占75%)。既往PD的诊断主要是根据出现帕金森综合征"三主征"(震颤、强直、运动迟缓)的其中两个,但是尸检结果发现这种标准下的诊断错误率达到24%。后来的临床病理研究发现有不对称静止性震颤且对多巴反应良好的帕金森综合征更能预测最终正确的病理诊断。根据修订后的标准(也就是英国脑库标准),99%临床诊断的PD得到了病理证实。

PD脑多巴胺系统PET或SPECT影像提示纹状体多巴胺能标记物的摄取减少,特别是在壳核后部。影像学检查有助于疑难病例的诊断和进行科研工作,但是在实际临床实践中却不太需要,因为一般仅通过临床诊断标准就可以做出PD的诊断。在未来,疾病修饰疗法的出现可能改变目前这种情况,尽可能地在疾病的早期就做出诊断就显得极为重要。基因检测并未常规使用,但是在科研工作中它有助于确定PD的高危人群。LRRK2基因突变受到了人们特别的关注,因为它不仅是家族性PD最常见的原因,而且约1%的散发性PD也与之有关。在犹太人和北非阿拉伯人中LRRK2基因的突变尤其常见。根据年龄的不同,其外显率为28%~74%。发病年龄早于40岁的患者要考虑是否存在Parkin基因突变。

(1)非典型帕金森综合征:非典型帕金森综合征是一组神经退行性变疾病,通常比PD病变累及的范围更广,包括黑质、纹状体和(或)苍白球。总的来讲,虽然它可以表现为帕金森综合征的表现(强直和运动迟缓)但是临床表现与PD还是略有不同,这也反映了其潜在病理基础的不同。帕金森综合征常见的特点是早期出现语言和步态损害,而没有静止性震颤,症状的不对称性,对左旋多巴反应差,临床进展快。在疾病早期可能对左旋多巴有一定反应以至于难以与PD区分开来。多巴胺系统的影像学检查通常没有辅助诊断价值,因为有些非典型帕金森综合征也存在多巴胺神经元的变性。从病理角度讲,帕金森综合征的神经元出现退行性变但是没有路易小体的形成。基底节/丘脑网络的代谢影像学有助于鉴别诊断,它反映的模式是苍白球内侧核(GPi)活动性降低、丘脑活性增加,但是PD却有相反的表现。

多系统萎缩(MSA)可以有帕金森综合征、小脑及自主神经系统受累的综合表现,从而可以分为帕金森综合征为主型(MSA-p)和小脑为主型(MSA-c)。在临床上,当患者出现非典型帕金森综合征的表现且有小脑的体征和(或)早期典型的自主神经功能障碍(常见的是直立性低血压)时应当疑诊MSA。MSA的病理特点是黑质、纹状体、小脑下橄榄核神经元变性并胞内包涵体形成,后者的主要成分是α-突触核蛋白。MRI的T2序列可以显示MSA-p型的病理性铁沉积,即在其壳核外表面(壳核边缘)出现高信号,或是显示MSA-c型的小脑及脑干的萎缩。

进行性核上性麻痹(PSP)是非典型帕金森综合征的另一种形式,它的主要特点是眼球慢扫视、眼睑失用、眼动受限,可表现为向下凝视。患者常感觉颈部僵硬感,早期出现步态异常和跌倒。在晚期将会出现明显的语言和吞咽困难及痴呆。MRI检查提示特征性表现,即中脑萎缩明显而脑桥相对保留(矢状位可见"蜂鸟征")。从病理上来讲,PSP的特点是黑质和苍白球神经元变性并胞内神经纤维缠结、包涵体形成,后者的主要成分是tau蛋白。

皮质基底节变性并不常见,常表现为不对称的肌张力障碍,单手笨拙及皮质感觉功能异常,包括失用、失认、局灶性肌阵挛或是异己肢体现象(患者难以感知肢体在空间的位置)。痴呆可能出现在疾病进程的任何一个阶段。MRI通常可以显示皮质的不对称性萎缩。病理发现包括无色神经元变性并tau蛋白聚集,这和PSP的表现类似。

(2)继发性帕金森综合征:可能与药物、脑卒中、肿瘤、感染或是一氧化碳、锰等毒物暴露有关。精神安定药等多巴胺拮抗剂的使用是继发性帕金森最常见的原因。虽然这些药物在精神科广泛应用,但是医生应该意识到这些药物也是精神安定药并且能引起继发性帕金森综合征和迟发性运动障碍,如主要被用来处理胃肠道不适的甲氧氯普胺、氯丙嗪。其他能够引起继发性帕金森综合征的药物还包括丁苯那嗪、胺碘酮、锂制剂等。

最后,帕金森综合征也有其他很多变性病的特点,如肝豆状核变性、亨廷顿病(特别是青少年型,也就是 Westphal 变异型)、多巴反应性肌张力障碍,还有脑内铁沉积性变性病,如泛酸激酶(PANK)相关神经变性病(既往称为哈勒沃登-施帕茨病)。

三、治疗

1.常用药物及用法

(1)复方左旋多巴制剂:内含左旋多巴及脱羧酶抑制药,是改善帕金森震颤、强直、运动迟缓等运动症状最有效的药物,但长期使用容易出现症状波动以及肌张力障碍等运动并发症。

①美多巴:每片 0.25mg,含 0.2mg 左旋多巴及 0.05mg 苄丝肼;一般从 0.0625mg 每日 3 次开始增加,逐渐滴定至运动症状得到满意改善,单次服药后有效改善时间一般在 3~4 小时,故需 3~4 次给药,年轻患者一般早期不应超过每日 0.5mg。

②息宁:每片 0.25mg,含 0.2mg 左旋多巴及 0.05mg 卡比多巴;国内目前仅有控释片,因其释放方式与美多巴不同,一般其生物利用度是美多巴的 2/3,替换时注意调整剂量。一般从 0.125mg 每日 2 次开始使用,由于其为控释片,一般药效可维持 5~6 小时,每次可仅服用 2 次,但注意其药物起效相对缓慢。

(2)多巴胺受体激动药:由于麦角类多巴胺激动药的心脏瓣膜及肺纤维化的不良反应,目前已不用于帕金森病的治疗。临床使用的均为非麦角类多巴胺激动药,主要作用于纹状体神经元的突触后的 D_2、D_3 受体,作用较左旋多巴弱。由于其不依赖多巴胺的作用,同时多为长效制剂,有利于持续多巴胺能刺激,可以预防和减少运动并发症的发生。多巴胺受体激动药共同的不良反应主要是日间嗜睡、精神症状、冲动控制障碍以及心脏的不良事件,因此高龄患者慎用。

①吡贝地尔:每片 50mg,100mg 吡贝地尔等于左旋多巴 100mg 作用强度。对突触后多巴胺 D_2、D_3 激动以及突触前的去甲肾上腺素 α_2 受体拮抗作用,因此除了改善震颤、强直、运动迟缓外,对步态障碍也有一定作用,有研究认为其可以改善患者的抑郁和认知功能障碍。一般从 50mg,每日 1 次开始服用,逐渐至每日 3 次,单药治疗时最大剂量为每日 250mg,联合左旋多巴治疗最大剂量为每日 150mg,其胃肠道反应相对较明显,开始服用前可予以多潘立酮等胃肠动力药对症处理。

②普拉克索:常规制剂每片 0.25mg 和每片 1mg,控释片每片 0.75mg,1mg 普拉克索等于左旋多巴 100mg 作用强度。对突触后多巴胺 D_2、D_3、D_4 受体有激动作用,因此除了改善震颤、强直、运动迟缓外,是目前对帕金森病合并抑郁最推荐的药物,一般从每日 0.125mg,每日 3 次开始服用,按周逐渐增加剂量,起效剂量为 0.25mg 每日 3 次,一般日均推荐治疗剂量为每日 1.5~2.25mg,最大剂量为每日 4.5mg。

③罗匹尼罗:常规规格:0.25mg,0.5mg,1mg;缓释片每片 4mg,5mg 罗匹尼罗等于 100mg 左旋多巴作用强度。对突触后多巴胺 D_2、D_3 受体有激动作用。常规制剂从 0.25mg,每日 3 次开始逐周滴定,最大剂量为每日 24mg,缓释片可每日服用一次。

(3)单胺氧化酶 B 抑制药:主要抑制突触前和突触旁的单胺氧化酶 B 受体,减少突触间多巴胺的代谢,同时也提高了突触间包括去甲肾上腺素以及五羟色胺的浓度。可改善帕金森患者较轻的肌强直和运动迟缓,对冻结步态较为有效,有研究认为其有一定神经修饰作用。但其不能与 5 羟色胺再摄取抑制药等药物合用,同时注意其对血压、睡眠以及认知的影响。超剂量时可抑制单胺氧化酶 A 受体造成更为严重的不良影响。

①司来吉兰:每片 5mg,10mg 司来吉兰等于 100mg 左旋多巴作用强度。一般从 2.5mg 早午或 5mg 早上服用开始,最大剂量为 5mg 早午或 10mg 早上服用。

②雷沙吉兰:片剂:0.5mg、1.0mg、2mg 雷沙吉兰等于 100mg 左旋多巴作用强度。一般 1mg 每日 1 次服用。

(4)儿茶酚胺-氧位-甲基转移酶抑制剂:由于托卡朋的肝损害已退出市场,目前仅有恩他卡朋。

恩他卡朋:每片 0.2mg,由于该药不能透过血脑屏障,因此必须与左旋多巴合用,减少左旋多巴在肠道的代谢,左旋多巴合用恩他卡朋等于增加 30% 的剂量作用强度。同时可以增加曲线下的多巴胺浓度,改善晚期帕金森患者的症状波动。但研究表明,恩他卡朋可能增加异动症,尤其剂峰异动的风险。

(5)促多巴释放剂:金刚烷胺:作用机制来源于 NMDA 受体拮抗和对 GABA 能神经元的作用。有弱的促多巴胺分泌作用。每片 0.1 剂量(0.1 剂量=100mg)左旋多巴作用强度。其对运动症状有较弱而全面的改善作用,同时对异动症有较好的改善。但注意其对睡眠、认知、精神症状的加重。一般每次 0.1 剂量每日 2 次,最多不超过每日 0.4 剂量,建议最后服药时间在下午 4 点前,以减少对睡眠的影响。

(6)抗胆碱药:苯海索(安坦)每片 2mg,主要对震颤有改善作用,但对强直以及运动迟缓无明显改善作用,由于其对老年人的认知、精神症状、睡眠、情绪以及青光眼、排尿障碍等不良作用,目前已较少用于一线治疗。

2.早期帕金森病的治疗

（1）神经修饰治疗：一旦诊断帕金森病，就应该开始神经修饰治疗，具体药物主要有：MAO-B 抑制药，其中雷沙吉兰 1mg 有较充足的阳性实验支持。包括多巴胺激动药、抗炎药物、抗氧化药物、清除自由基药物等可能也有一定神经修饰作用。

（2）早发型且不伴智能减退的患者的治疗：①非麦角类 DR 激动药；②MAO-B 抑制药司来吉兰，或加用维生素 E；③金刚烷胺；若和（或）抗胆碱能药；震颤明显而其他抗 PD 药物效果不佳时，可选用抗胆碱能药；④复方左旋多巴＋COMT 抑制药；⑤复方左旋多巴：一般在①、②、③方案治疗效果不佳时加用。

（3）晚发型和伴智能减退的患者的治疗：首选复方左旋多巴，必要时可加用 DR 激动药、MAO-B 抑制药或 COMT 抑制药。

3.中晚期帕金森病的治疗

（1）症状波动的治疗：症状波动包含了剂末恶化、开-关现象。

①剂末现象和突发关期的处理：可以选择左旋多巴与 DA 受体激动药合用；加用 COMT 抑制药或 MAO-B 抑制药；增加服用左旋多巴的次数，减少每次服药剂量；改用控释片（注意服药剂量需要增加 20%～30%）；减少全天蛋白摄入量或重新分配蛋白饮食；在严重"关期"——皮下注射阿扑吗啡；也可以手术治疗。

②延迟"开"或无"开"反应的处理：加用 COMT 抑制药；增加左旋多巴剂量（易诱导运动障碍）；空腹服用、减少蛋白摄入；提前半小时服用多潘立酮（吗丁啉）或西沙必利。

③冻结：冻结步态是帕金森患者运动不能的一个重要表现。部分患者对 MAO-B 抑制药或去甲肾上腺素能药物屈昔多巴有一定改善作用，吡贝地尔由于也有去甲肾上腺素 α-2 受体的拮抗作用，文献中对部分患者也有改善。同时给予非药物（包括视觉引导、步态训练等方法）和抗焦虑药物可以有一定改善。

（2）异动症的治疗：异动症包括有剂峰异动、双相异动、关期肌张力障碍和关期痛性痉挛。

①剂峰异动的处理：首先考虑减少左旋多巴剂量，同时增加服用多巴胺的次数；可以合用 DA 受体激动药；有文献提示加用 COMT 抑制药的同时减少左旋多巴的剂量可以减少异动症的发现，但早期帕金森患者的研究却发现 COMT 抑制药有可能增加异动症发生的风险。停用控释片，避免累积效应。氯氮平由于其对多巴胺受体 D_1 受体的拮抗作用，也可用于异动症的治疗，但需要注意其对粒细胞的影响。

②双向异动症的处理：部分患者可以采取增加左旋多巴的服药次数或剂量（发病之初可能有效）；最好停用控释片；左旋多巴水溶性制剂（剂初异动症）；手术治疗包括 DBS 的治疗可以改善患者的双相异动症状。

③关期肌张力障碍的处理：晨起肌张力障碍可以在睡前加用控释片或长效 DA 受体激动药；也可以起床前服用左旋多巴标准片或水溶制剂。

4.非运动症状的治疗

帕金森病的非运动症状主要包括感觉障碍、精神障碍、自主神经功能障碍和睡眠障碍等。

（1）抑郁与焦虑的治疗：目前帕金森病伴发抑郁的患者首选多巴胺激动药，如普拉克索。常有的抗抑郁药物中，三环类药物起效迅速，对睡眠改善明显，但有认知功能下降、体位性低血压以及心律失常等不良反应。SSRI 类药物中的西酞普兰、舍曲林、帕罗西汀有一定的证据可改善帕金森抑郁，但仍缺乏足够的证据。SNRI 药物中，文拉法辛可以改善帕金森病抑郁症状，同时不加重帕金森的运动症状。司来吉兰可以改善帕金森病抑郁症状，但注意该药带来的精神病性症状，同时司来吉兰不能与 SSRI 类药物合用。焦虑症状目前缺乏足够的循证医学证据，但一般伴随抑郁出现，因此抗抑郁药物治疗可以改善焦虑症状。对于中度焦虑，可以使用苯二氮䓬类药物，但要注意对认知功能的影响和平衡障碍增加跌倒的风险。

（2）精神障碍的治疗：首先需要甄别精神障碍是由抗帕金森药物诱发还是疾病本身导致。因此出现精神障碍后，首先进行药物的调整，根据诱发精神障碍的概率而调整的顺序如下：抗胆碱能药物＞金刚烷胺＞MAO-I（司来吉兰、雷沙吉兰）＞多巴胺受体激动药（普拉克索，罗匹尼罗）＞左旋多巴。如果采取上述方法后，效果不理想。则需要考虑疾病本身导致。针对幻觉与妄想，推荐使用氯氮平和喹硫平，前者作用较后者强，而且锥体外系不良反应出现概率更低，但需要注意粒细胞缺乏的出现，因此需要监测血常规。帕金森病伴发精神障碍，不推荐使用奥氮平以及经典的抗精神病药物。同时精神障碍往往提示认知功能的下降，因此可以予以改善认知药物治疗，具体治疗可以参照痴呆与认知功能减退的治疗。

（3）痴呆与认知减退的治疗：出现 PDD 的患者应停用抗胆碱能药物和金刚烷胺。调整药物方案可以参照精神障碍的药物调整顺序。药物治疗方面，抗胆碱酯酶抑制药的疗效较该类药物治疗 AD 的效果更佳，目前卡巴拉汀在多个临床研究中均有明显疗效，多奈哌齐也有研究认为可以用于 PDD 的治疗。胆碱酯酶抑制药可能会轻至中等程度增加震颤症状，但其他锥体外系症状无明显加重。另外一类改善认知的药物美金刚，目前也认为可以用于 PDD 的治疗。

（4）便秘的治疗：摄入足够的液体，纤维素以及适当的运动对减轻便秘有改善。同时使用乳果糖和大便软化剂有一定的作用。也可以使用番泻叶等中药制剂与多潘立酮、莫沙必利等胃肠蠕动药物。

（5）排尿障碍的治疗：治疗前要完善尿动力学检查，老年男性患者注意常被误诊为前列腺增生而行手术治疗。对于排尿障碍，首先应让患者形成定期排尿的习惯，同时尿频、尿急和急迫性尿失禁可以选用：外周抗胆碱能药：奥昔布宁、托特罗定、溴丙胺太林和莨菪碱等，其中前两个药物较少出现中枢抗胆碱作用；而逼尿肌无反射者可以选用胆碱能制剂但需要注意其会加重 PD 运动症状。另外有米拉贝隆-β_3 肾上腺素受体激动药也有报道可以使用。尿潴留可以选择间歇性清洁导尿。夜尿的增多主要和体位性低血压有关，因此改善 PD 患者睡眠以及睡前予以去氨加压素可以有效缓解 PD 患者夜尿，后者需要监测血钠。

（6）体位性低血压：首先确定和去除可能引起低血压的药物。同时增加盐和水的摄入，睡眠时采用头高足低位、弹力袜等。注意左旋多巴以及多巴胺激动药增加剂量的速度应足够的缓慢。不增加卧位血压的药物：多潘立酮、嗅吡斯的明。增加卧位高血压的药物：盐酸米多君、氟氢可的松、屈昔多巴。

（7）睡眠障碍：帕金森病的睡眠障碍类型非常多，患病率也非常高，需要根据不同类型进行针对性治疗。

①首先需要选择可逆的原因：与夜间 PD 运动症状相关：加用左旋多巴控释片、长效 DA 受体激动药、COMT 抑制药。若由异动症引起：睡前服用抗 PD 药减量；影响睡眠的药物：司

来吉兰或金刚烷胺、胆碱能药物的用药时间、减量或停用。

②不宁腿的患者可以首选普拉克索、罗匹尼罗或普瑞巴林、加巴喷丁。另外复方左旋多巴、文拉法辛等抗抑郁药物均有一定疗效,但长期的复方左旋多巴可能会使不宁腿的症状恶化。

③客观性失眠的 PD 患者,夜间复方左旋多巴证明可以有一定的改善,同时认知行为疗法是目前针对失眠的标准疗法;褪黑素和艾司佐匹克隆可以有一定程度的改善;低剂量的多塞平可以利用其抗组胺能的作用,在小型研究中有效,同时无抗胆碱能作用,对认知影响小。

④日间嗜睡与睡眠发作,要排除多巴胺能尤其多巴胺激动药引起的,但相对部分是疾病本身所致,而且与夜间睡眠质量无关;光线疗法、哌甲酯等药物并无明显作用;组胺 H_3 拮抗药替罗利特可以降低 Epworth 嗜睡量表评分 4 分;莫达非尼可以明显改善患者日间嗜睡,但其药物成本限制了进一步的使用;目前最安全和有效的方法是日间服用咖啡因。

⑤梦魇往往需要减少或停用睡前的抗 PD 药物,也可以小剂量予以氯氮平。

⑥快动眼期睡眠障碍目前最有效的药物是小剂量氯硝西泮,改善率可以达到 90%,但需要注意嗜睡、摔倒和认知功能影响等不良反应;褪黑素有一些小规模研究也提示可以改善 PD 患者的 RBD 症状。

5.PD 的手术治疗

目前手术主要选择 DBS 手术,神经核毁损手术仅能进行单侧的手术。

6.康复治疗

PD 的康复治疗是重要的辅助治疗手段,包括特殊的训练和指导(语言、进食、行走等)、辅助工具的运用。根据患者不同的功能障碍进行健身操、太极拳、慢跑等运动;步态、平衡训练等长期坚持,可以改善运动功能,提高患者生活能力,延长药物的有效性。

第二节　肝豆状核变性

一、流行病学

肝豆状核变性亦称 Wilson 病(WD),是一种常染色体隐性遗传性铜代谢病,在世界各地广泛存在。世界范围发病率约为 1/30000,致病基因携带者频率为 1/90,在亚洲一些国家,如中国、日本和韩国,发病率可能更高。该病起病隐匿,进行性发展,临床表现复杂多样,常易误诊。

二、病因与发病机制

1993 年,WD 致病基因 ATP7B 被定位于 13q14.3,共有 21 个外显子,编码 P 型 ATP 酶,N 末端有 6 个铜结合位点,此酶参与铜跨膜转运的代谢过程。近年来,随着国内外学者对不同种族的 WD 患者进行广泛的基因突变研究,截止 2010 年底,已发现了 370 多种突变形式,以点突变为主,除了极少数的高频突变热点,大部分为低频散在分布;以复合杂合突变为主,纯合突变少见。不同种族人群的基因突变热点不同,His1069Gln 突变是高加索人群的热点突变,频率高达 10%~70%;Arg778Leu 突变是东亚人群的热点突变,频率达到 13%~38%。

由于 ATP7B 基因突变,其编码的 ATP7B 蛋白功能发生改变,导致血清铜蓝蛋白合成减少以及胆道排铜障碍,蓄积体内的铜离子在肝、脑、肾、骨关节及角膜等部位沉积,引发进行性加重的肝硬化、锥体外系症状和精神症状、肾功能损害、骨关节病及角膜色素环(K-F 环)等。铜蓝蛋白(CP)的前体并不结合铜,它在肝细胞内经内质网运输到高尔基体并与 ATP7B 的 6 个铜结合成为完整铜蓝蛋白,没有结合铜的前体蛋白分泌入血后即被迅速降解。ATP7B 基因突变导致 ATP7B 蛋白缺陷时,大量铜蓝蛋白前体无法与铜结合成为铜蓝蛋白。因此,绝大多数 WD 患者出现血清铜蓝蛋白降低。

三、病理

神经系统的主要病理变化在豆状核与尾状核,大脑皮质、黑质、齿状核等处亦可累及。神经元变性和数目减少,星形胶质细胞显著增生,局部发生软化甚至形成空洞。肝通常缩小、质地坚硬、表面有结节,属大结节性肝硬化,红氨酸染色可见黑褐色铜颗粒沉着。脾可肿大充血。角膜后弹力层切片镜检可见到细小的金黄色铜颗粒。

四、临床表现

1.肝症状

以肝病作为首发症状者占 40%~50%,儿童患者约 80%发生肝脏症状。肝脏受累程度和临床表现存在较大差异,部分患者表现为肝炎症状,如倦怠、乏力、食欲不振,或无症状的转氨酶持续增高;大多数患者表现为进行性肝肿大,继而进展为肝硬化、脾肿大、脾功能亢进,出现黄疸、腹水、食管静脉曲张及上消化道出血等;一些患儿表现为暴发性肝衰竭伴有肝铜释放入血而继发的 Coomb 阴性溶血性贫血。也有不少患者并无肝肿大,甚至肝缩小。

2.神经系统症状

以神经系统症状为首发的患者占 40%~59%,其平均发病年龄比以肝病首发者晚 10 年左右。铜在脑内的沉积部位主要是基底节区,故神经系统症状突出表现为锥体外系症状。最常见的症状是以单侧肢体为主的震颤,逐渐进展至四肢,震颤可为意向性、姿位性或几种形式的混合,震幅可细小或较粗大,也有不少患者出现扑翼样震颤。肌张力障碍常见,累及咽喉部肌肉导致言语不清、语音低沉、吞咽困难和流涎;累及面部、颈、背部和四肢肌肉引起动作缓慢僵硬。起步困难、肢体强直,甚至引起肢体或(和)躯干变形。部分患者出现舞蹈样动作或指划动作。WD 患者的少见症状是周围神经损害、括约肌功能障碍、感觉症状。

3.精神症状

精神症状的发生率为 10%~51%。最常见为注意力分散,导致学习成绩下降、失学。其余还有:情感障碍,如暴躁、欣快、兴奋、淡漠、抑郁等;行为异常,如生活懒散、动作幼稚、偏执等,少数患者甚至自杀;还有幻觉、妄想等。极易被误诊为精神分裂症、躁狂抑郁症等精神疾病。

4.眼部症状

具有诊断价值的是铜沉积于角膜后弹力层而形成的 Kayser-Fleischer(K-F)环,呈黄棕色或黄绿色,以角膜上、下缘最为明显,宽1.3mm左右,严重时呈完整的环形。应行裂隙灯检查予以肯定和早期发现。7岁以下患儿此环少见。

5.肾症状

肾功能损害主要表现为肾小管重吸收障碍,出现血尿(或镜下血尿)、蛋白尿、肾性糖尿。氨基酸尿、磷酸盐尿、尿酸尿、高钙尿。部分患者还会发生肾钙质沉积症和肾小管性酸中毒。持续性氨基酸尿可见于无症状患者。

6.血液系统症状

主要表现为急性溶血性贫血,推测可能与肝细胞破坏致铜离子大量释放入血,引起红细胞破裂有关。还有继发于脾功能亢进所致的血小板、粒细胞、红细胞减少,以鼻、齿龈出血、皮下出血为临床表现。

7.骨骼肌肉症状

2/3的患者出现骨质疏松,还有较常见的是骨及软骨变性、关节畸形、X形腿或O形腿、病理性骨折、肾性佝偻病等。少数患者发生肌肉症状,主要表现为肌无力、肌痛、肌萎缩。

8.其他

其他病变包括:皮肤色素沉着、皮肤黝黑,以面部和四肢伸侧较为明显;鱼鳞癣、指甲变形。内分泌紊乱如葡萄糖耐量异常、甲状腺功能低下、月经异常、流产等。少数患者可发生急性心律失常。

五、实验室及辅助检查

1.铜代谢相关生化检查

(1)血清铜蓝蛋白(CP):正常为200～500mg/L,患者＜200mg/L。血清CP＜80mg/L是诊断WD的强烈证据。WD患者在妊娠期、接受雌激素治疗、同时患有类风湿关节炎等时,血清CP可能大于200mg/L。而出生后至2岁的婴幼儿,20％的WD基因携带者以及慢性肝炎、重症肝炎、慢性严重消耗性疾病患者的血清CP亦可小于200mg/L,在临床上需注意鉴别。

(2)24小时尿铜:正常＜100μg,患者≥100μg。

(3)肝铜量:正常＜40～55μg/g(肝干重),患者＞250μg/g(肝干重)。

2.血尿常规

肝硬化伴脾功能亢进时其血常规可出现血小板、白细胞和(或)红细胞减少;尿常规镜下可见血尿、微量蛋白尿等。

3.肝检查

(1)肝功能:血清转氨酶、胆红素升高和(或)白蛋白降低。

(2)肝脏B超:常显示肝实质光点增粗甚至结节状改变。

(3)肝穿刺活检:早期表现为脂肪增生和炎症,后期为肝硬化改变。

4.脑影像学检查

MRI 比 CT 特异性高。颅脑 MRI 主要表现为豆状核（尤其壳核）、尾状核、中脑、脑桥、丘脑、小脑及额叶皮质 T_1 加权像低信号和 T_2 加权像高信号,壳核和尾状核在 T_2 加权像显示高低混杂信号,还可有不同程度的脑沟增宽、脑室扩大等。

六、诊断

1.临床诊断要点

儿童青少年出现 X 形腿或 O 形腿以及突发的精神异常,体检发现不明原因的肝肾功能异常和脾功能亢进者,均应高度疑诊 WD,避免漏诊。临床诊断要点如下:①神经精神症状;②肝病史或肝病症状;③血清铜蓝蛋白显著降低和(或)肝铜增高;24 小时尿铜增高;④角膜 K-F 环阳性;⑤阳性家族史。

符合①或②+③+④或⑤时均可确诊 WD;符合③+④或⑤时可考虑症状前 WD。符合 5 条中任何 2 条,诊断为"可能 WD",需进一步追踪观察,建议进行下列基因检测,进一步明确诊断。

2.基因诊断

(1)间接基因诊断:在有先证者的情况下,可采用多态标记连锁分析对家系中其他成员进行间接基因诊断。

(2)直接基因诊断:对临床可疑但家系中无先证者的患者,应直接检测 ATP7B 基因突变进行基因诊断。我国 WD 患者的 ATP7B 基因有 3 个突变热点,即 R778L、P992L 和 T935M,占所有突变的 60% 左右,根据这 3 个热点可建立 PCR-限制性酶切分析和等位基因特异性 PCR 等简便快速的基因诊断方法。对未检出热点突变的可疑 WD 患者需进行 ATP7B 基因全长编码区及其侧翼序列的突变筛查。

3.症状前诊断

对 WD 的亲属尤其是同胞最好进行筛查,包括病史、体检、实验室检查,有条件者应尽可能进行基因诊断。如检查发现有类似 WD 的铜生化异常或角膜 K-F 环,即使没有明显的临床症状,也应进行症状前随访和相应的治疗。

七、鉴别诊断

主要与下列疾病相鉴别:急慢性肝炎和肝硬化、扭转痉挛、舞蹈症、帕金森病、其他原因的精神异常、血小板减少性紫癜、溶血性贫血、类风湿关节炎、骨关节畸形及肾炎、肾病综合征等。

八、治疗

治疗原则:早期治疗及症状前治疗,终身治疗,按患者的临床亚型及基因型给予个体化治疗,药物治疗过程中需定期检测各项指标。

（一）饮食治疗

低铜饮食对 WD 患者至关重要,需终身给予低铜饮食。

(1)避免进食含铜量高的食物:各种动物的内脏和血;贝壳类(蛤蜊、蛏子、淡菜、河蚌);软体动物(乌贼、鱿鱼、牡蛎);螺类;虾蟹类;坚果类(花生、核桃、芝麻、莲子、板栗);各种豆类及其制品;蕈类(香菇及其他菇类);腊肉、鹅肉;燕麦、荞麦、小米、紫菜、蒜、芋头、山药、百合、猕猴桃;巧克力、可可、咖啡、茶叶;以及龙骨、牡蛎、蜈蚣、全蝎等中药。

(2)尽量少食含铜量较高的食物:鸭肉、马铃薯全麦粉、糙米、黑米、海带、竹笋、芦荟、菠菜、茄子、香蕉、柠檬、荔枝、桂圆等。

(3)适宜的低铜食物:橄榄油、牛奶、鱼类、瓜果类、新鲜青菜、精白米、鸡肉、牛羊肉、苹果、桃子、梨、银耳、葱等。

(4)建议高氨基酸或高蛋白质饮食。

(5)勿用铜制的餐具及用具。

(二)药物治疗

WD的治疗目前仍然主要是药物治疗。药物治疗的目的是促进体内长期蓄积的大量铜离子排出体外,同时尽量减少外源性铜(主要指食物中的铜)吸收。急性病程的患者首次使用驱铜药后大多需要3~6个月,各受累器官的功能障碍才能渐渐恢复。国内治疗WD的药物仍然主要是青霉胺、DMPS、Na-DMS、DMSA等驱铜药物及锌制剂等阻止铜吸收的药物。

1.驱铜药物

(1)D-青霉胺(PCA):PCA是一种强效的带有巯基的金属络合剂,可络合铜、铁、汞、铅、砷等重金属,减少了铜在体内多个器官的沉积,从而减轻对器官的损害。对确诊的WD患者即可开始用青霉胺治疗。

①用法:先行青霉素皮试,阴性才可服用。因大部分患者在服用治疗量PCA的早期经常发生原有症状加重,故大多采用125mg/d甚至更低剂量开始,每4天递增125~250mg,直至24小时尿铜较用药前增高1倍以上,总量一般不超过2000mg/d。小儿剂量为20~30mg/(kg·d)。青霉胺的维持量一般成年人为750~1000mg/d;儿童为600~800mg/d。服药时间至少在餐前1小时或于餐后2小时或睡前服,同时注意不要与锌剂或其他药物混服。急性且症状较重的患者最好持续用药半年甚至1年,待症状好转、24小时尿铜量降至轻度增高(300~400μg),可考虑降低剂量或转为间歇服药,例如服2周停2周,或服10天停10天。

WD患者妊娠期间最好只用锌剂治疗,如必须服用青霉胺量,则其剂量应不大于1000mg/d。若须行剖宫产,应在妊娠最后6周到伤口完全愈合,青霉胺的用量不能超过250mg/d。一般认为,服用青霉胺的妇女不宜哺乳。

②不良反应:比较大,主要有两方面:a.37%~50%患者在用药早期会发生短暂的神经症状加重,其中约50%的患者加重的神经症状不可逆。因此,对具有严重神经症状的患者,尤其是肢体僵硬、痉挛或畸形的患者慎用或不用PCA。b.服药早期有恶心、纳差、呕吐、皮疹、发热、淋巴结肿大、蛋白尿等;长期服药的不良反应有:类风湿关节炎、红斑狼疮、重症肌无力、多发性肌炎等自身免疫性疾病,以及粒细胞缺乏和再生障碍性贫血等。据统计,10%~30%的患者因各种不良反应而不能耐受青霉胺。最严重的不良反应为过敏反应,多在用药后数日内出现高热和皮疹,应立即停药,偶有皮疹进展为剥脱性皮炎,应紧急处理。症状较轻者可采用抗过敏治疗,过敏症状消除后再从小剂量开始,同时口服小剂量泼尼松,采用这种脱敏治疗处理

后,大多数患者可继续使用 PCA。PCA 的不良反应虽然较多较重,但其排铜效果确切,对 WD 的某些类型疗效好,且药源充足、价廉、使用方便,在我国目前仍作为治疗 WD 的首选药物之一。

(2)二巯丁二钠(Na-DMS)和二巯丁二酸胶囊(DMSA):这两种药物均具有两个-SH 基,在体内能与游离铜结合成毒性较小的硫醇化合物,从尿排泄。推荐用于有轻-中度肝损害症状和神经精神症状的 WD 患者,尤其 DMSA 可替代青霉胺过敏患者作长期口服维持;或与青霉胺交替服用,减轻青霉胺的长期服药不良反应及长期用药后的衰减作用。

①用法:Na-DMS 常规用量为 1g 静脉注射(不宜静脉滴注),每日 2 次,连续注射 6 天为 1 个疗程,轻症患者一般用 8 个疗程;中至重患者多采用大剂量静冲击疗法:第 1 天每次 1g,每 6 小时 1 次;第 2 天每次 1g,每 8 小时 1 次;第 3 天后每次 1g,每日 2 次,6 天为 1 个疗程。两疗程间休息 2～4 天,共注射 8～10 个疗程。儿童用量为每次 20mg/kg。此后可改为 DMSA 口服 0.75～1.0g,每日 2 次,儿童 70mg/(kg·d)分 2 次用,可长期维持治疗。

②不良反应:胃肠道反应,如恶心、呕吐、腹胀、食欲减退、口臭等;过敏反应,主要表现发热、药疹等;牙龈、皮肤黏膜出血,主要为药物引致血小板减少所致。约 55% 的患者治疗早期发生短暂的神经症状加重。

(3)二巯丙磺酸钠(DMPS):本药具有 2 个巯基,能将与酶系统已结合的金属离子夺出,结合成一种稳定和无毒的环状络合物,络合后自肾脏排出,解除金属离子对细胞酶系统的抑制作用。推荐用于有轻、中、重度肝损害症状和神经精神症状的 WD 患者。

①用法:DMPS 1g 或 5mg/kg 溶于 5% 葡萄糖溶液 500mL 中缓慢静脉滴注,每日 1 次,6 天为 1 个疗程,一般连续注射 6～10 个疗程。尿排铜量较高,平均较治疗前增高 3～4 倍以上,临床疗效显著。

②不良反应:不良反应较少,早期可出现食欲减退及轻度恶心、呕吐;少数患者有头晕、头痛、乏力、全身酸痛、面色苍白、心悸等。部分病例发生皮疹、发热、结膜充血,牙龈和鼻黏膜出血、偶见剥脱性皮炎、过敏性休克等过敏反应。少数患者可产生外周血白细胞减少,个别引起粒细胞减少症。约 5% 患者于治疗早期可发生短暂神经症状加重。

2.阻止铜吸收的药物

主要是锌制剂,常用有葡萄糖酸锌、硫酸锌、醋酸锌和甘草锌等。锌剂对 WD 的疗效确切,不良反应少,药源较广且价廉,已成为治疗 WD 的首选药物之一。其缺点是起效较慢,一般 4～6 个月起效,严重病例不宜作为首选。锌制剂治疗 WD 的作用机制主要有:①促进肠黏膜细胞内金属巯蛋白(MT)的合成,MT 对铜的亲和力大于锌,铜与 MT 结合后滞留在肠黏膜细胞内,随细胞的脱落经肠道排出体外;②竞争性抑制铜在肠道的吸收,使粪铜排出增加;③锌剂可以阻止脂质过氧化而增加体内的谷胱甘肽,逆转 WD 患者体内的氧化型与还原型谷胱甘肽的失衡。锌剂主要用于症状前患者、儿童不典型 WD 患者、妊娠患者、不能耐受青霉胺治疗者以及各型 WD 的维持治疗。

(1)用法:成年人的推荐剂量为 150mg/d(以锌元素计),分 3 次服;5 岁以下 50mg/d,分 2 次服;5～15 岁 75mg/d,分 3 次服。葡萄糖酸锌每片 70mg 相当于锌元素 10mg,硫酸锌 50mg 含锌元素 11.4mg。为避免食物影响锌的吸收,最好在餐前 1 小时或餐后 1 小时服药,尽量少食粗纤维以及含多量植物酸的食物,因可干扰锌的吸收。另外,锌制剂与驱铜药物的服药时间需间隔2小时。

(2)不良反应:锌剂不良反应较小,主要有:胃肠道的刺激,如恶心、呕吐、上腹痛、腹泻;口唇及四肢麻木感;免疫功能降低;血清胆固醇紊乱等。硫酸锌口服偶有发生黑粪,血红蛋白及白细胞减少、前列腺增生等。锌剂对妊娠的影响较小,美国FDA对妊娠妇女使用醋酸锌的规定为A级,即已证实无风险。

(三)对症治疗

1.震颤

静止性且幅度较小的震颤,首选苯海索1mg/次,每日2次开始,渐加至2mg/次,每日3次,如症状缓解不明显,可加用复方多巴类制剂。以意向性或姿势性震颤为主、尤其是粗大震颤者,首选氯硝西泮0.5mg/次,每日1次或每日2次,逐渐加量,不超过2mg/次,每日3次。

2.肌张力障碍

轻者可单用苯海索,帕金森综合征者可用复方多巴制剂,从小剂量起,渐加至有效量。也可单用或合用多巴胺受体激动药,如吡贝地尔50mg/次,每日1～2次。以扭转痉挛、强直或痉挛性斜颈为主者,除上述药物外,还可选用氯硝西泮等,也可选用巴氯芬5mg/次,每日2次开始,可逐渐加至10～20mg/次,每日3次;或乙哌立松50mg/次,每日3次,儿童酌减。经上述治疗无效的局限性肌张力障碍并造成肢体畸形者可试用局部注射A型肉毒毒素。

3.舞蹈样动作和手足徐动症

可选用氯硝西泮;对无明显肌张力增高者也可用小剂量氟哌啶醇,逐渐增量,合用苯海索。

4.精神症状

可选用奋乃静或利培酮等,配用苯海索。对严重躁狂者可选用氯氮平或奥氮平。对淡漠、抑郁的患者可用抗抑郁药物。

5.肝脏损害

绝大多数患者需长期护肝治疗。

6.白细胞和血小板减少

给予升白细胞药物,仍不能纠正时应减用或停用PCA,改用其他驱铜药物。如仍无效,可施行脾切除术。

7.暴发性肝衰竭

迅速清除体内沉积的铜(血液透析、新鲜冷冻血浆进行血浆置换),尽快给予肝脏移植手术。

(四)肝移植治疗

肝移植治疗的适应证为:①暴发性肝衰竭;②对络合剂无效的严重肝病者,如肝硬化失代偿期患者。对有严重神经或精神症状的患者因其损害已不可逆,不宜做肝移植治疗。

(五)康复及心理治疗

经治疗后,多数WD患者症状减轻,病情稳定后正常上学或回到工作岗位。部分患者因肢体活动不够灵活,或行走步态异常,或语言障碍,或情绪障碍等,不愿与人交往,终日在家呆坐或看电视和玩电脑,这对疾病的康复非常不利。应鼓励和帮助患者以乐观精神主动积极参加各种活动,下地劳动或做家务,练习写字、朗读、唱歌、做手工等,进而学习用电脑读书和工作。实践证明经过康复锻炼的患者大多数能成为对社会有用的人才。

第三节　小舞蹈病

小舞蹈病又称 Sydenham 舞蹈病、风湿性舞蹈病,是儿童舞蹈样症状最常见的致病原因,是风湿热在神经系统的常见表现。1684 年 Thomas Sydenham 首先对其进行了描述。本病多见于儿童,主要表现为肢体、躯干及面部不规则、无目的地舞蹈样不自主运动、肌张力降低、肌力减退和精神症状。所有种族均可发病。随着抗生素的应用及卫生条件的提高,本病的发病率已有明显下降。北美洲和西欧已很少见到此病的报道。

一、病因及发病机制

小舞蹈病是由 A 型 β-溶血性链球菌感染所致的一种自身免疫性疾病。链球菌感染后产生的抗体与尾状核、丘脑基底核及其他部位神经元上的抗原发生交叉反应,引起免疫炎症反应而致病。几乎所有患者的血液和脑脊液中可检测到抗神经元抗体,且抗体的滴度随着病情的加重而升高,病情的好转而降低。但临床上较少应用此检查。本病为非致死性疾病,因而病理研究很少。

二、临床表现

本病多见于 5～15 岁儿童,5 岁以前和 15 岁以后发病者均少见。男女患病比例约为 1：3。病前常有上呼吸道感染、咽喉炎等 A 型 β-溶血性链球菌感染史。一般在感染后 1～6 个月或更长时间出现舞蹈样症状。大多数为亚急性起病。

1.舞蹈症

主要累及面部和肢体远端。面部可出现挤眉、噘嘴、吐舌等怪异表情。肢体可出现无目的、快速、不规则的舞蹈样运动,动作较飘逸连贯。不自主舞蹈样动作可干扰随意运动,致使持物容易掉落,动作笨拙、步态颠簸。约80%的患者舞蹈样动作累及双侧肢体,约20%仅单侧受累。舞蹈症常在发病2～4周加重,3～6个月自然缓解,应用抗生素可缩短病程。

2.肌无力和肌张力减低

由于肌力和肌张力的减低,患儿可出现特征性的旋前肌征,即嘱其举臂过头时,手掌旋前。当手臂前伸时,呈曲腕,掌指关节过伸,称为舞蹈病手姿。检查者嘱患儿紧握其第2、第3手指时,能感到紧握程度不恒定,时紧时松,变幻无常,称为挤奶状手法或盈亏征。

3.精神症状

患儿可出现情绪不稳、易激惹、注意力下降、性格改变、行为异常、强迫观念和强迫行为,且精神症状可先于舞蹈样症状出现。随舞蹈样动作的逐渐减轻,精神症状也会很快缓解。

4.其他

患儿可在舞蹈样动作的同时或先后出现低热、心瓣膜炎等其他急性风湿热的表现。约20%的患者可合并心脏病,通常为心内膜炎。也有以小舞蹈病作为风湿热的唯一表现。

三、实验室检查

1.血清学检查

白细胞增多,血沉加快,C反应蛋白效价升高,抗链球菌溶血素"O"滴度升高。但由于链球菌前驱感染多发生在病前数月,因此在出现舞蹈样症状时链球菌相关检查可为阴性。

2.影像学检查

一些患儿在急性期头颅CT可显示尾状核区密度减低,MRI显示尾状核、壳核、苍白球增大,呈长T_1、长T_2信号。随病情好转,基底节异常信号可逐渐消退。影像学检查正常并不排除小舞蹈病的诊断。

3.其他检查

脑电图可出现弥漫性慢波,但无特异性。脑脊液检查多无异常。咽拭子链球菌培养对诊断帮助不大,培养阳性仅说明为带菌状态,且小舞蹈病患儿培养常为阴性。

四、诊断及鉴别诊断

1.诊断

小舞蹈病的诊断通常依据临床症状,根据儿童亚急性起病的舞蹈样不自主运动,伴肌力、肌张力减低和(或)精神症状,多可作出诊断。链球菌前驱感染史通常不易获得。实验室检查阴性不能排除小舞蹈病的诊断。

2.鉴别诊断

本病应与青少年型亨廷顿病、胶原血管病、非典型癫痫发作、神经棘红细胞增多症、肝豆状核变性和其他原因引起的症状性舞蹈病鉴别。

五、治疗

临床治疗主要采用三步法治疗方案:治疗潜在感染、预防复发和对症治疗。

1.治疗潜在感染

即使发病过程中无急性风湿热征象的患者亦应卧床休息,镇静、预防性应用抗生素等。目的在于最大限度地防止或减少小舞蹈病复发及避免心肌炎、心瓣膜病的发生。青霉素80万单位肌内注射,每日2次,1～2周为1个疗程。对青霉素过敏者可改用头孢类。

2.预防复发

每28天肌内注射长效青霉素120万单位或口服青霉素V钾250mg(每天2次)。然而,部分患者尽管长期规律应用青霉素,仍复发。

3.对症治疗

舞蹈病通常呈良性自限性病程,无需特殊治疗。对于部分机体功能障碍且病程迁延的患者,需长期治疗。可选用:地西泮 2.5mg,口服,每日 2～3 次;氯硝西泮 1mg,口服,每日 2～3次;丁苯那嗪25mg,口服,每日 2～3 次;或硫必利 50～100mg,口服,每日 2～3 次;氯丙嗪12.5～25mg,口服,每日 2～3 次;氟哌啶醇0.5～1mg,口服,每日 2～3 次。

六、预后

本病为自限性疾病,未经治疗通常 6～7 个月可自愈。无并发症的患儿通常能痊愈。约20％的患儿会在数月或数年后复发。

第四节　肌张力障碍

肌张力障碍是最常见的运动障碍性疾病之一。它是主动肌与拮抗肌收缩不协调或过度收缩引起的以肌张力异常的动作和姿势为特征的运动障碍病。四肢、躯干以及面部肌肉均可受累。情绪激动、紧张时加重,安静、睡眠时减轻或消失。触觉或本体感觉有时可使肌张力障碍减轻,称为"感觉诡计"。如痉挛性斜颈的患者用手轻触下颌可减轻症状,平躺可减轻躯干肌张力障碍等。肌张力障碍常起始于身体的某一部位,进而扩展到身体的其他部位,或是始终局限在某一部位。肌张力障碍可依据发病年龄、发生部位以及病因来分类。根据发病年龄的不同可分为儿童型、少年型和成年型肌张力障碍。根据发生部位可分为局限性、节段性、偏身性和全身性肌张力障碍。根据病因可分为原发性和继发性肌张力障碍。

一、病因和发病机制

1.病因

根据病因可分为原发性、继发性;另外还有肌张力叠加综合征、遗传变性疾病伴发的肌张力障碍。原发性肌张力障碍多为散发,少数有家族史,呈常染色体显性或隐性遗传,目前已发现 DYT1～DYT15 至少 15 种涉及肌张力障碍的基因分型,最多见于 7～15 岁儿童或少年。继发性(症状性)肌张力障碍指有明确病因的肌张力障碍,病变部位包括纹状体、丘脑、蓝斑、脑干网状结构等处,见于感染(脑炎后)、变性病(肝豆状核变性、苍白球黑质红核变性、进行性核上性麻痹、家族性基底节钙化)、中毒、代谢障碍、脑血管病、外伤、肿瘤、药物等。

2.发病机制

肌张力障碍的特征就是主动肌与拮抗肌同时持续收缩。目前其发病机制认为存在两种病理生理学的异常:感觉运动皮质系统的抑制通路中多个环节的兴奋性下降;脑干、脊髓感觉运动回路神经联系的可塑性升高。生化发现脑内多处去甲肾上腺素、多巴胺、5-羟色胺神经递质异常改变,尤其是去甲肾上腺素在基底节区多个核团明显增加,但无法证实这种改变是否与肌张力障碍有关。

二、诊断与鉴别诊断

1.临床表现

依据肌张力障碍的发生部位，可分为局灶型：即单一部位肌群受累，如眼睑痉挛、书写痉挛、痉挛性构音障碍、痉挛性斜颈等；节段型：两个或两个以上相邻部位肌群受累，如 Meige 综合征（眼、口和下颌），一侧上肢加颈部，双侧下肢等；多灶型、偏身型、全身型。

（1）局灶型肌张力障碍

①眼睑痉挛：好发于 45～65 岁中老年人，女性多于男性，主要表现为过度瞬目，双眼轮匝肌不自主收缩造成间歇或持续性瞬目，严重者不能睁眼。疲劳、情绪激动、开车、强光刺激均可加重发作；部分患者可缓解；也有患者发展为节段性肌张力障碍或合并出现其他运动障碍疾病。

②痉挛性斜颈：1652 年由荷兰医生 Tulpius 首先提出，多见于 30～50 岁，也可见于儿童或老年人，男女比例为 1∶2。因以胸锁乳突肌、斜方肌为主的颈部肌群阵发性不自主收缩，引起头向一侧扭转或痉挛性倾斜。早期表现为周期性头向一侧转动或前倾、后仰，后期头部常固定于某一异常姿势。受累肌肉常有痛感，亦可见肌肉肥大，可因情绪激动而加重，手托下颌、面部或枕部时减轻，睡眠时消失。

③书写痉挛和其他职业性痉挛：指在执行书写、弹钢琴、打字等职业动作时手和前臂出现的肌张力障碍和异常姿势，患者常不得不用另一只手替代，而做与此无关的动作时则为正常。表现为书写时手臂僵硬，握笔如握匕首，肘部不自主地向外弓形抬起，腕和手弯曲，手掌面向侧面，笔和纸几乎成平行。

（2）节段型肌张力障碍

Meige 综合征：于 1910 年由法国医生 Henry Meige 首先描述，主要表现为眼睑痉挛和口-下颌肌张力障碍，可分为三型：眼睑痉挛、眼睑痉挛合并口-下颌肌张力障碍、口-下颌肌张力障碍。临床主要累及眼肌和口、下颌部肌肉，眼肌受累表现为眼睑刺激感、瞬目频率增加并出现眼睑痉挛。口-下颌痉挛发作表现口周异常的多动，包括噘嘴、缩唇、口角抽动、张口咬牙等，发作时可伴有发音障碍。

（3）全身型肌张力障碍

①扭转痉挛：于 1911 年由 Oppenheim H 命名，是指全身性扭转性肌张力障碍，又称为畸形性肌张力障碍，临床上以四肢、躯干甚至全身的剧烈而不随意的扭转运动和姿势异常为特征。按病因可分为原发性和继发性两型。各年龄均可发病。儿童期起病者多有阳性家族史，症状常从一侧或两侧下肢开始，逐渐进展至广泛的不自主的扭转运动和姿势异常，导致严重的功能障碍。成年起病者多为散发，症状常从上肢或躯干开始，大约 20％的患者最终可发展成全身性肌张力障碍，一般不会严重致残。

早期表现为一侧或两侧的下肢的轻度运动障碍，足呈内翻趾屈，行走时足跟不能着地，随后躯干和四肢发生不自主的扭转运动。最具特征性的是以躯干为轴的扭转或螺旋样运动。常引起脊柱前凸、侧凸和骨盆倾斜。

常染色体显性遗传者的家族成员中，可有多个同病成员或有多种顿挫型局限性症状，如眼睑痉挛、斜颈、书写痉挛、脊柱侧弯等症状，且多自上肢开始，可长期局限于起病部位，即使进展成全身型，症状亦较轻微。

②手足徐动症：也称指痉症或易变性痉挛，是肢体远端为主的缓慢弯曲的蠕动样不自主运动，极缓慢的手足徐动导致姿势异常颇与扭转痉挛相似，后者主要侵犯肢体近端、颈肌和躯干肌，典型表现为躯干为轴扭转。

（4）肌张力叠加综合征

①多巴反应性肌张力障碍：又称伴有明显昼间波动的遗传性肌张力障碍或称 Segawas 病，由 Segawas 首先报道。本病多于儿童期发病，女性多见，男女之比 1:（2～4）。缓慢起病，常首发于下肢，表现为上肢或下肢的肌张力障碍和异常姿势或步态，步态表现为腿强直、足屈曲或外翻，严重者可累及颈部。

②发作性运动障碍：表现为突然出现且反复发作的运动障碍（可有肌张力障碍型或舞蹈手足徐动型），发作间期正常。Demirkiran 根据病因、诱因因素、临床症状、发作时间将发作性运动障碍分 4 类：a.发作性运动诱发性运动障碍（PKD，DYT9）：突然从静止到运动或改变运动形式诱发。b.发作性过度运动诱发性运动障碍（PED）：在长时间运动后发生，如跑步、游泳等。c.发作性非运动诱发性运动障碍（PNKD，DYT8）：自发发生，或可因饮用酒、茶、咖啡或饥饿、疲劳等诱发。d.睡眠诱发性发作性运动障碍（PHD）：在睡眠中发生。

2.辅助检查

（1）血细胞涂片：排除神经-棘红细胞增多症。

（2）代谢筛查：排除遗传性代谢疾病。

（3）铜代谢测定及裂隙灯检查：排除 Wilson 病。

（4）影像学检查：头颅 CT 或 MRI 以排除脑器质性损害；颈部 MRI 以排除脊髓病变所致的肌张力障碍。

（5）基因检测：有条件的患者可进行基因突变检测。

3.诊断要点

根据病史、不自主运动和（或）异常姿势的特征性表现和部位等，症状诊断通常不难。在明确肌张力障碍诊断后要尽力寻找病因，区别原发性还是继发性。

4.鉴别诊断

（1）迟发性运动障碍：是由抗精神病药物诱发的刻板重复的持久的异常不自主运动，运动障碍发生于患者服药中或停药后 3 个月内，特征为节律性刻板重复的异常不自主运动。

（2）僵人综合征：发作性躯干肌和四肢近端肌紧张、僵硬和强直，而面肌和肢体远端肌常不受累，僵硬可明显限制患者主动运动，且常伴有疼痛。

（3）舞蹈症：舞蹈症的不自主运动速度快、运动模式变幻莫测、无持续性姿势异常，并伴有肌张力降低。扭转痉挛的不自主运动速度慢、运动模式相对固定、有持续性姿势异常，并伴肌张力增高。

（4）先天性斜颈：起病年龄小，可因胸锁乳突肌血肿后纤维化、短颈畸形、颈椎缺如或融合等先天性脊柱异常等所致。

（5）面肌痉挛：表现为一侧面部不自主抽搐，呈阵发性且不规则，程度不等，可因疲劳、精神紧张及自主运动等加重。起病多从眼轮匝肌开始，然后涉及整个面部。

三、治疗

目前治疗分三种：有药物、局部注射 A 型肉毒素和外科治疗。

1.药物治疗

（1）抗胆碱能药：可给予耐受的最大剂量苯海索每日 20～30mg，分 3～4 次口服，可能控制症状。

（2）苯二氮䓬类：地西泮、硝西泮或氯硝西泮，部分患者有效。

（3）对抗多巴胺功能的药物：氟哌啶醇、吩噻嗪类或丁苯那嗪可能有效，但达到有效剂量可能诱发轻度帕金森综合征。

（4）左旋多巴：对一种特发性扭转痉挛变异型有戏剧性效果。

（5）巴氯芬和卡马西平也可能有效。

2.A 型肉毒毒素

局部注射疗效较佳，注射部位选择痉挛最严重的肌肉或肌电图显示明显异常放电的肌群，如痉挛性斜颈可选择胸锁乳突肌、颈夹肌、斜方肌等三对肌肉中的四块作多点注射；眼睑痉挛和口下颌肌张力障碍分别选择眼裂周围皮下和口轮匝肌多点注射；书写痉挛注射受累肌肉有时有帮助。剂量应个体化，疗效维持 3～6 个月，重复注射有效。

3.手术治疗

对严重痉挛性斜颈患者可行副神经和上颈段神经根切断术某部分病例可缓解症状，但可复发。脑深部电刺激术是一种安全、有效的治疗方法，主要用于保守治疗无法获得充分缓解的原发性全身性或节段性肌张力障碍、复杂性颈部肌张力障碍和迟发性肌张力障碍的治疗。

4.重复经颅磁刺激（rTMS）

是近年新兴的一种新型物理治疗方法，研究显示，重复经颅磁刺激可使书写痉挛和部分局灶性肌张力障碍临床症状得以改善。

参考文献

1.王伟,卜碧涛,朱遂强.神经内科疾病诊疗指南(第3版).北京:科学出版社,2019.

2.张素诊,吴子明.眩晕症的诊断与治疗.郑州:河南科学技术出版社,2017.

3.蒋小玲.神经内科疾病诊疗与处方手册.北京:化学工业出版社,2018.

4.程序.神经、精神系统疾病诊疗技术.北京:科学出版社,2018.

5.曾昭龙,陈文明.神经内科常见疾病诊断与治疗.郑州:河南科学技术出版社,2018.

6.梁名吉.临床实用急危重症系列丛书—神经内科急危重症.北京:中国协和医科大学出版社,2018.

7.陈生弟.神经系统疑难病例精选与临床思维.上海:上海科学技术出版社,2018.

8.周衡.北京天坛医院神经内科疑难病例(第2版).北京:北京大学医学出版社,2016.

9.王新高,张在强.神经内科医嘱速查手册(第2版).北京:化学工业出版社,2018.

10.王拥军.神经内科常见病临床思路精解.北京:科学技术文献出版社,2016.

11.蔺慕会,傅峻,刘珂.神经内科速查手册.沈阳:辽宁科学技术出版社,2017.

12.陈晓锋,梁健,唐友明.神经内科医师手册.北京:化学工业出版社,2014.

13.崔丽英.神经内科疾病临床诊疗思维.北京:人民卫生出版社,2011.

14.董为伟.神经系统疾病治疗学(第2版).北京:科学出版社,2013.

15.董翔.新编临床神经内科学.上海:第二军医大学出版社,2013.

16.方燕南.神经内科疾病影像诊断思维(第2版).广州:广东科技出版社,2014.

17.冯东泽,袁民绍,孟宪良,刘振明.临床神经内科学.上海:第二军医大学出版社,2012.

18.贾建平,陈生弟.神经病学(第7版).北京:人民卫生出版社,2013.

19.李德爱,吕良忠,魏筱华.神经内科治疗药物的安全应用.北京:人民卫生出版社,2015.

20.赵钢.西京神经内科临床工作手册.西安:第四军医大学出版社,2012.

21.刘泰,吴林.神经内科中西医结合诊疗手册.北京:化学工业出版社,2015.

22.吕传真,周良辅.实用神经病学.上海:上海科学技术出版社,2014.

23.邵玉玺,杨仁旭.中西医结合神经内科手册.成都:四川科学技术出版社,2014.

24.施瓦普(德).神经重症医学(第2版).武汉:湖北科学技术出版社,2014.

25.李晓红,杜国英,马洪亮.脑卒中.北京:化学工业出版社,2012.

26.林永忠,冯加纯.神经内科处方分析与合理用药.北京:军事医学科学出版社,2014.

27.刘鸣,谢鹏.神经内科学(第2版/研究生).北京:人民卫生出版社,2014.

28.王茂斌.康复医学科诊疗常规.北京:中国医药科技出版社,2012.

29.王维治.神经病学(第2版).北京:人民卫生出版社,2013.

30.王伟.神经内科疾病诊疗指南(第3版).北京:科学出版社,2013.

31.肖波,崔丽英.神经内科常见病用药(第2版).北京:人民卫生出版社,2016.

32.许志强.神经内科临床速查手册.北京:人民军医出版社,2012.

33.杨华.神经系统疾病血管内介入诊疗学.北京:科学出版社,2013.

34.于逢春.脑血管病与睡眠障碍.北京:人民军医出版社,2012.

35.张德华.新编临床神经内科学.上海:上海科学技术文献出版社,2013.

36.张方祥.神经内科疾病基础与临床.上海:上海科学技术文献出版社,2012.

37.张风霞,孙西庆,邱振刚.神经内科中医临床实习手册.北京:中国医药科技出版社,2013.

38.赵振环.神经内科医师门诊决策.上海:上海科学技术文献出版社,2013.

39.张海学,张杰,方齐,马金玉.现代实用神经内科学.上海:第二军医大学出版社,2012.

40.张继振.最新临床实用神经内科学.上海:第二军医大学出版社,2013.